Dr. med. Anneliese Schwenkhagen
Dr. med. Katrin Schaudig

Kompass
Wechseljahre

Dr. med. Anneliese Schwenkhagen
Dr. med. Katrin Schaudig

Kompass
Wechseljahre

Orientierungshilfen und Strategien
bei Beschwerden

Checklisten und Fragebögen
zur Selbsteinschätzung

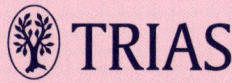

Inhalt

- 8 Vorwort: Das Erlöschen der physischen Weiblichkeit?

12 Die große Veränderung

14 Ende, aus und vorbei?
- 14 Es geht auch anders
- 15 Drei Frauen – drei unterschiedliche Modelle
- 18 Frauen früher – Frauen heute
- 19 Gibt es ein Leben nach dem Eisprung
- 20 Alt werden, wenn alle jung sein wollen
- 20 Kleine Abschiede und Wahrheiten im Badezimmer
- 22 Jung = schön, alt = hässlich?

24 Das Auf und Ab der Hormone
- 24 Wenn das Gleichgewicht ins Wanken kommt …
- 25 Das Zentrum der weiblichen Hormone: der Eierstock
- 26 Die Sache mit den Eibläschen
- 27 Der Eizellvorrat geht zur Neige
- 28 Wenn das Östrogen überhandnimmt …
- 28 Wenn die Östrogenproduktion zusammenbricht
- 29 Wie eine hormonelle Achterbahn
- 32 Wenn die Haut trockener wird …
- 32 Wenn die Gelenke schmerzen …
- 34 Ist der »Wechsel« bei allen Frauen gleich?
- 35 Labordiagnostik in den Wechseljahren
- 35 Belegen Blutwerte den Beginn der Wechseljahre
- 36 Die Bestimmung des FSH-Spiegels

38 Verhütung – wann ist die Luft endlich rein?
- 38 Die Sache mit der Schwangerschaft
- 40 Pille – ja oder nein
- 41 Hormonhaltige Spiralen
- 42 Reine Gestagen-Pille
- 43 Standard-Kombinationspräparate
- 43 Die Dreimonatsspritze

45 Die Last mit der Lust
- 45 Wenn die Lust am Sex ausbleibt …
- 46 Die Lust fällt nicht vom Himmel
- 47 Nicht auf die Lust warten
- 48 Lustmythen machen das Leben schwer
- 49 Östrogene und Sexualität
- 49 Östrogenmangel lokal ausgleichen

51	Androgene und weibliche Lust
52	Lustlosigkeit kann organisch bedingt sein
52	Depression und Libidoverlust
53	Gesundheitliche Probleme des Partners
53	Teufelskreis Lustlosigkeit

54 Gibt es eine Vorbeugung?

56	Die Frage des Zeitpunkts
56	Früher in die Wechseljahre
57	Später in die Wechseljahre
57	Ist eine Prophylaxe der Beschwerden möglich?
59	Mehr Schwung und Lebensqualität
59	Fit durch körperliche Aktivität
60	Der Spaß darf nicht zu kurz kommen
61	Krafttraining stoppt Muskelabbau
62	Optimaler Schutz: Koordination trainieren
63	Hilfe, ich werde immer dicker!
63	Zunehmen durch Hormone
64	Schlank um jeden Preis?
66	Low Fat oder Low Carb
66	Glykämischer Index und glykämische Last
67	Die Täuschung mit den Light-Produkten
68	Gesunde Ernährung in den Wechseljahren
71	Nur in Maßen ein Gewinn: Genussmittel

74 Der Siegeszug der Hormone

76	Wie, wann und wo alles einmal anfing …
77	Weit verbreitet: Pferdeöstrogene
77	»Die überflüssige Menopause«
78	Erste Studien oder: Was bringt beobachten?
79	Goldstandardstudien oder: Sind wir jetzt schlauer?
79	Kontrollierte Doppelblindstudien
80	Die HERS-Studie – kein Schutz fürs kranke Herz
81	Die WHI-Studie – Schutz fürs gesunde Herz?
84	Die Hormontherapie – ein Krankmacher?
84	»Tödliche Therapie« und andere Horrorschlagzeilen
86	Die »Millionen-Frauen-Studie«: keine Klarheit
88	Weniger Brustkrebs durch Östrogene
89	Wo steht das Pendel heute

Inhalt

89	Das Alter spielt eine entscheidende Rolle
90	Das Ergebnis von Subgruppenanalysen

92 Die großen Fragezeichen

94 Brustkrebs: Angstmacher Nr. 1
94	Hormonbehandlung und Brustkrebsrisiko
96	Wirkung von Hormonen auf Brustkrebszellen
97	Verzicht auf Gestagene nicht möglich
99	Das persönliche Brustkrebsrisiko
100	Der Effekt der Hormone
100	Ganz entscheidend: der eigene Lebensstil
101	Und was ist mit den Genen?
102	Was also tun? Schwitzen oder Hormone nehmen?
103	Früherkennung nutzen lohnt sich
104	Sinnvoll: Mammographien und Ultraschall

106 Thrombose: Wenn die Wade wehtut ...
106	Höheres Risiko bei der Kombinationsbehandlung
107	Das persönliche Thromboserisiko
108	Angeborene und ererbte Risikofaktoren
110	Hormontherapie: ja oder nein?

112 Infarkt/Schlaganfall: Schützen Hormone?
113	Frauen und Herzinfarkt
116	Gut oder schlecht für Herz und Gefäße?
118	Das persönliche Herzinfarkt- und Schlaganfallrisiko
118	Risiko Rauchen
119	Risiko erhöhte Blutfette
120	Risiko Bluthochdruck
121	Risiko Übergewicht
122	Gefährlich: das Fett am Bauch
123	Risiko Diabetes
125	Was also tun: Hormone? Diät? Sport?

128 Demenzerkrankungen: Helfen Östrogene?
129	Demenz ist nicht gleich Demenz
129	Können Östrogene eine Demenz verhindern?
132	Risikofaktoren für eine Demenz

134 Hormone gegen Osteoporose?
135	Hormone für die Knochen – was sagen Studien?
136	Andere Medikamente bei Osteoporose
138	Osteoporose oder Osteopenie – was ist das?

139	Osteoporose – eine typische Alterserkrankung
141	Das persönliche Osteoporoserisiko
144	Osteoporose vorbeugen
145	Ganz wichtig: Kalzium!
146	Ausreichende Versorgung mit Vitamin D

148 Individuelle Hormontherapie

150	**Fehlende Hormone ersetzen – aber wie?**
150	Wann braucht der Körper welches Hormon?
151	Die Androgene – die »Männerhormone«
152	Östrogene und östrogenwirksame Substanzen
152	Die Gruppe der Gestagene
154	Darreichungsformen von Östrogenen
155	Darreichungsformen von Gestagenen
157	**Phasengerechte Hormontherapie**
157	Erst zu viel, dann zu wenig Östrogen
158	Örtliche Therapie mit Cremes und Zäpfchen
159	Tabletten oder Pflaster und Gele?
162	Androgene für Frauen
165	**Nicht hormonelle Alternativen**
165	Im Blickpunkt: pflanzliche Therapien
166	Was wirkt, hat auch Nebenwirkungen
167	Hilft bei Hitzewallungen: Traubensilberkerze
168	Östrogenartige Eigenschaften: Phytoöstrogene
170	Antidepressiva gegen Hitzewallungen
170	Das Serotonin-System
172	Antiepileptika oder Clonidin gegen Hitzewallungen?
174	**Top Twenty: Das sollten Sie wissen**

178 Vorbereitung für den Arztbesuch

180	**Richtige Vorbereitung**
181	Der Therapieplan
183	Checkliste Wechseljahrsbeschwerden
184	Checkliste Osteoporose
185	Glossar
190	Zum Weiterlesen
191	Wissenschaftliche Literatur
198	Register
208	Impressum

Vorwort

Das Erlöschen der physischen Weiblichkeit?

> »Denn seit längerem schon ... litt ihr Wohlbefinden unter organisch-kritischen Vorgängen ihrer Jahre, dem stockenden, bei ihr unter seelischen Widerständen sich vollziehenden Erlöschen ihrer physischen Weiblichkeit. Es schuf ihr ängstliche Wallungen, Unruhe des Herzens, Kopfweh, Tage der Schwermut und einer Reizbarkeit, die ihr ... die launigen Herrenreden als unleidlich dumm hatten erscheinen lassen.«

Als Thomas Mann 1953 diese Zeilen in »Die Betrogene« schrieb, war seine Frau Katja, damals 70 Jahre alt, sicher bereits aus dem Gröbsten heraus. Er wusste also, wenn schon nicht aus eigener Anschauung, dann aus sorgfältiger Beobachtung, wovon er schrieb – sollte man zumindest meinen. Und so literarisch hübsch sich die Beschreibung liest, so deutlich wird auch, welche Auswirkung »das Erlöschen der physischen Weiblichkeit« (kann man es ergreifender ausdrücken?) auf eine Frau und ihre Umgebung haben kann. Um es vorwegzunehmen: Die Wechseljahre sind beileibe keine Krankheit, sondern wie Pubertät oder Schwangerschaft auch eine ganz natürliche Phase im Leben einer Frau, die mit gewaltigen körperlichen und hormonellen Veränderungen einhergeht. Und genau, wie man beim einzelnen Jugendlichen den Pubertätsverlauf oder bei einer Schwangerschaft den Verlauf nicht vorhersagen kann, ist dies auch bei den Wechseljahren einer Frau nicht möglich.

Noch vor rund 30 Jahren wussten Jugendliche kaum, wie man das Wort »Pubertät« buchstabiert. Heutzutage gehen die Neun- bis Zehnjährigen mit dem Begriff mit einer Selbstverständlichkeit um, die verblüfft. Und sie nehmen diese Phase in erstaunlich weiser Voraussicht als eine unausweichliche Lebenskrise wahr, die insbesondere das Umfeld aufrütteln wird, die aber mit entsprechender Vorbereitung von allen Beteiligten mehr oder minder mühelos bewältigt werden kann und vor allem neue Horizonte öffnet.

Der jugendlich unbekümmerte Umgang mit dem Hormonumschwung und das Bewusstsein »Es kann danach ja nur besser werden« fehlt den über 40-jährigen Frauen offenbar. Anders als die Pubertät, auf die alle Beteiligten beim Teenager geradezu gespannt warten, werden die irgendwann hereinbrechenden Wechseljahre – wenn überhaupt – nur hinter vorgehaltener Hand erwähnt und gern als etwas betrachtet, das sich möglicherweise vermeiden lassen wird. Dem Begriff »Klimakterium« haftet bei aller Aufklärung eine zum Teil mythische, zum Teil angsterfüllte Unsicherheit an. Auch mit dem Ende der Pubertät ist eine Lebensphase definitiv zu Ende, der Neubeginn wird aber gemeinhin als »Weg nach vorn« betrachtet. Die Wechseljahre markieren ebenfalls ein »Ende«, das Danach als »Weg nach vorn« zu sehen, ist scheinbar ungleich schwieriger.

Wir staunen immer wieder darüber, wie viel Unwissen, Fehlinformation und auch Verdrängung vor und während der Wechseljahre vorherrschen. Um dies zu veranschaulichen, möchten wir Ihnen die Geschichte einer unserer Patientinnen vorstellen, die in ihrem Verlauf so typisch für viele Frauen ist:
Die 46-jährige Ärztin Marina Hansmann, Mutter von drei Kindern, kollabiert in der Schulkantine beim Brötchenschmieren und wird mit Blaulicht in die Notaufnahme des städtischen Krankenhauses gebracht: Verdachtsdiagnose Herzinfarkt. Die Vermutung bestätigt sich nicht. In den folgenden Monaten entwickelt sie eine zunehmende psychische Instabilität und ausgeprägte Schlafstörungen, das Ganze verbunden mit extremer Reizbarkeit und seelischer Dünnhäutigkeit. Marina Hansmann fühlt sich immer kränker und erschöpfter und stellt sich selbst die Diagnose Burnout-Syndrom infolge übermäßigen Stresses (Doppelbelastung durch Familie und Job, ein Kind noch im Kindergartenalter, Schulstress bei den größeren Kindern). Am meisten stört sie die im Vergleich drastisch reduzierte Leistungsfähigkeit bei Bewältigung ihres zugegeben großen Arbeitspensums.
Erst nach sieben bis acht Monaten fällt ihr auf, dass der Zyklus »mal ausfällt« (dies sei aber immer häufiger schon mal so gewesen) und nachts auch Schweißausbrüche auftreten. Erst knapp ein Jahr nach dem Kantinenkollaps dämmert ihr, dass es sich um die Wechseljahre handeln könnte, führt aber ihre gesamte Leistungsschwäche und Erschöpfung nicht hierauf zurück.
Schließlich kommt Marina Hansmann zu uns. Alle Symptome, die oben beschrieben sind, passen zu unserer Diagnose Wechseljahre. Auch der vermeintliche »Herzinfarkt« ist ein absolut typisches Phänomen. Nach ausführlicher Beratung und Abklärung entschließt sich Marina Hansmann zur Hormoneinnahme. Wir vermuten, dass dies möglicherweise nicht nur die Hitzewallungen bessern wird. Ihre bange Frage: »Wie lange wird es nach Beginn der Therapie dauern, bis ich endlich wieder normal funktioniere und nicht mehr dauernd meinen Mann und die Kinder anschreie?«

VORWORT

Zwei Wochen nach Beginn der Therapie ist Marina Hansmann »wieder ein normaler Mensch«, fast alle geschilderten Beschwerden haben sich gelegt.

Marina Hansmann steht stellvertretend für viele Frauen, die zunächst nicht erkennen, dass ihr derzeitiger »Zustand« nicht »selbst verschuldet« oder krankhaft ist, auch wenn sie – wie hier schon aufgrund der beruflichen Tätigkeit als Ärztin – eigentlich mit den Anzeichen und Symptomen der Wechseljahre hätte besser vertraut sein sollen. Klimakterische Beschwerden sind wie ein Chamäleon und häufig nicht auf den ersten Blick als solche zu erkennen. Und: Es geht auch meistens nicht abrupt und schlagartig los, sondern allmählich und schleichend, häufig über den Zeitraum von mehreren Jahren, bevor man wahrnimmt: »Hoppla, das sind ja die Wechseljahre.« Dazu kommt, dass mit Zunahme der Kerzenzahl auf dem Geburtstagskuchen auch andere Veränderungen im Körper vor sich gehen, die keineswegs ausschließlich Folge hormoneller Veränderungen sind, und wir uns mit den sich mehrenden Zeichen vom »Älter-Werden« auseinander setzen müssen, ob wir nun wollen oder nicht.

Das vorliegende Buch soll Frauen eine Hilfe sein, sich in der Lebensphase zwischen 40 und 60 Jahren neu zu orientieren und Wege zu finden, die ein »Durchstarten« in die zweite Lebenshälfte erleichtern und bahnen. Und noch ein weiteres Ziel soll dieses Buch haben: Aufräumen mit vielen Irrtümern, Irrglauben, Irrwahrnehmungen, die um das Thema Wechseljahre herumgeistern.

Sieht man sich die Unmenge der auf dem Markt befindlichen Ratgeber sowie die zum Thema in der Medienlandschaft erschienenen Texte so an, bekommt man gelegentlich den Eindruck, als seien die Wechseljahre ein Spaziergang, der, wenn man sich nur ordentlich viel Mühe gibt und entsprechend vorbeugt, relativ mühelos bewältigt werden kann. Texte wie »Wechseljahre als Chance« oder »Gestärkt in die zweite Lebenshälfte« erwecken den Eindruck, als sei das Thema kaum der Rede wert und mit entsprechender Einstellung ohne Probleme zu überstehen.

Verstärkt wurde dies in Zeiten der »Hormonhetze«, als aufgrund von Studien klar wurde, dass die bis dahin viel gepriesene Hormonersatztherapie so risikolos, wie bis dahin angenommen, nicht ist. Plötzlich wurden in der Öffentlichkeit Wechseljahrsbeschwerden gern als Lappalie dargestellt, und Frauen mussten sich Sätze anhören wie: »Nehmen Sie sich doch immer ein zweites Hemd oder

Handtuch mit, wenn Sie so schwitzen.« Überhaupt kommt in den Darstellungen der Medien aus unserer Sicht eine zu kurz, die Frau nämlich. Immerzu geht es um Risiken der Therapie, um mangelnde Kompetenz der Ärzte, um Gewinnsucht der Pharmaindustrie, selten liest man etwas darüber: »Wie geht's uns Frauen eigentlich dabei?«

Neben der ausführlichen und – wie wir hoffen – unverzerrten Darstellung der Therapiemöglichkeiten und der tatsächlichen Vor- und Nachteile einer Hormontherapie ist es uns ein wesentliches Anliegen, die Symptome, Gefühle und Ängste der einzelnen Frau in den Mittelpunkt zu rücken. Aus diesem Grund ist das Buch gespickt mit unzähligen Fallbeispielen von Frauen, Frauen, die sich mit genau diesen Problemen bei uns in der Sprechstunde vorstellen und eine kompetente und zugewandte Beratung möchten (und verdient haben!).

Vielleicht gehören Sie zu den Glücklichen, die tatsächlich die Wechseljahre ohne jegliche Symptome durchleben (dann gehören sie zu einer kleinen Minderheit von unter fünf Prozent der Frauen!), an denen alle Anzeichen des Älterwerdens abprallen und die es nicht anficht, dass wir nicht jünger und schöner werden. Die sich einfach an die süddeutsche Volksweisheit halten: »Aus einer schönen Birne wird auch eine schöne Hutzel.« Die unbeeindruckt bleiben vom heutigen Jugendwahn. Die froh sind, dass die Kinder endlich aus dem Haus sind und sie endlich alle Zeit der Welt für sich haben. Oder die vielleicht überhaupt gar keine Zeit haben, über all dies nachzudenken. Oder die einfach nur genießen, was geistige Reife und Reifung ihnen gebracht haben.

Wenn all das zutrifft, legen Sie dieses Buch sofort zur Seite oder versteigern Sie es bei ebay oder verschenken es an eine bedürftige Freundin. Falls Sie aber nicht zur (kleinen!) Gruppe der oben beschriebenen Privilegierten gehören oder vielleicht noch (deutlich) unter 50 Jahre sind und nicht wissen, was so auf sie zukommt: Dann finden Sie in diesem Buch sicher die eine oder andere Hilfe, die Sie auf Ihrer Reise durch die Wechseljahre begleitet. Was Sie auf jeden Fall finden werden, ist die Gewissheit: »Ich bin nicht allein mit meinem Problem!« Wir haben uns jedenfalls alle Mühe gegeben, Ihren Wechseljahrshorizont ein wenig zu erweitern. Und wenn uns das gelingt, freut das niemanden mehr als

**Ihre Anneliese Schwenkhagen
und Ihre Katrin Schaudig**

Die große Veränderung

»Na ja, Sie gehen vermutlich jetzt langsam auf die Wechseljahre zu!« Dieser vor einigen Tagen bei einer Routineuntersuchung beiläufig dahingesagte Satz ihrer Frauenärztin hat die 46-jährige Petra Mertens nachdenklich gestimmt und geht ihr seitdem nicht mehr aus dem Kopf. Wechseljahre, was heißt das nun eigentlich?

DIE GROSSE VERÄNDERUNG

Ende, aus und vorbei?

Wechseljahre – dieses Wort hatte sie bislang in den Dunstkreis ihrer Mutter und Großmutter eingeordnet. Und nun ist es so mir nichts, dir nichts rücksichtslos in ihr eigenes Leben gestolpert. Ihr fällt auf, dass sie das Thema bisher behandelt hat, als würde es sich möglicherweise vermeiden lassen.

Sie denkt nach. Was fällt ihr ein, wenn sie an Wechseljahre denkt?
- Hitzewallungen (ihre Mutter wurde bei Tisch häufig feuerrot und verließ fluchtartig das Esszimmer – sie selbst hat noch keine Probleme damit)
- Keine Regelblutung mehr (wäre ja praktisch, bisher blutet sie noch, wenn auch nicht mehr so regelmäßig), aber ein bisschen komisch ist der Gedanke schon, nicht jeden Monat daran erinnert zu werden, eine Frau zu sein
- Stimmungsschwankungen (ist tatsächlich mehr geworden in letzter Zeit …)
- Keine Verhütung mehr (na super! Ihr fällt die Szene aus ihrem Lieblingsfilm »Was das Herz begehrt« ein, wo Diane Keaton auf Jack Nicholsons Frage nach der Empfängnisverhütung nur »Menopause« haucht und er antwortet »Was bin ich für ein Glückspilz!«), die Frauenärztin hat aber gesagt, dass sie derzeit noch verhüten muss
- Aber auch: Keine Fruchtbarkeit mehr – Ende, aus, vorbei!?

Und jede Menge Ängste befallen sie: Gehöre ich jetzt etwa schon zum alten Eisen? Ist das der Übergang zum Greisentum? Kein Sex mehr? Keine Zärtlichkeit? Kann ich noch mit jungen Frauen konkurrieren? Schwindet meine Attraktivität?
Und: Der Verlust der Fruchtbarkeit, bedeutet das etwas für mich oder meine Partnerschaft?

Es geht auch anders!

Sie beginnt über die älteren Frauen in ihrem Umfeld zu sinnieren. Gibt es positive »Role Models« oder kennt sie mehr abschreckende Beispiele?

Sie denkt an ihre beiden Großmütter, die eine, an die sie sich nur schwarz angezogen, mit Dutt und vollkommen der Handarbeit hingegeben in einem Altersheim erinnert, nahezu geschlechtslos. Die andere, eigentlich groß und schlank, dennoch irgendwie matronenhaft vom Habitus, allerdings immer tadellos gekleidet und auf ihre Weise attraktiv, hochgebildet und bis zu ihrem Tod mit 87 Jahren aktiv am Tagesgeschehen teilnehmend. Dennoch lebte die Großmutter, im Vergleich zu dem, was sie selbst vom Leben erwartet, sehr zurückgezogen mit nur kleinem sozialem und wirtschaftlichem Radius. Nein – so hat sie sich das nicht vorgestellt. Auf der Suche nach anderen Modellen – vielleicht zeitgemäßeren – fällt ihr ein:

Eine Freundin in den USA, die Zimmerwirtin bei einem Studentenaustausch vor 20 Jahren, die, damals schon 65, ein komplett unabhängiges und unternehmungslustiges Leben führte. Stetig wohnten Studenten als Logiergäste in ihrem Haus, sie nahm ausgesprochen rege an sozialen Aktivitäten ihrer Umgebung teil, sie führte ein großes, sehr gastfreies Haus. Häufig gab es Einladungen – zu Hause und auswärts, und: Ein- bis zweimal die Woche kam der »Boyfriend«, auch über Nacht …! Sie hat immer noch Kontakt zu ihr, der jetzt über 85-Jährigen, und im Laufe der Jahre hat sich eine enge Freundschaft – trotz des großen Altersunterschieds – entwickelt. Die Telefonate mit der Freundin sind stets weiterführend und aufbauend und geben ihr immer neue Impulse. Erleichtert wird ihr bewusst: Es geht also auch anders!

Die Neugier und die Lust aufs Leben und die Menschen – das war vielleicht das Erfolgsrezept ihrer amerikanischen Freundin.

Drei Frauen – drei unterschiedliche Modelle

Dennoch: Es ist schon ein eigenartiges Gefühl, dass es jetzt mit der Möglichkeit, Kinder zu kriegen, endgültig vorbei sein wird. Diese eindeutige Zäsur gibt es bei den Männern nicht, wie ungerecht. Sie denkt darüber nach, wie unterschiedlich dies wohl für Frauen sein mag, die in die Wechseljahre kommen, und was für jede einzelne Frau diese Endgültigkeit bedeuten mag. Und ihr fällt auf, wie verschieden die Ausgangssituationen in ihrem Freundeskreis sind.

Erst kürzlich traf sie ihre beste Freundin Susanne: »Und jetzt auch noch die Wechseljahre!«, vertraute diese ihr an. Susanne ist Hausfrau und hat drei Kinder. Die jüngste Tochter ist gerade dem elterlichen Nest entfleucht, um ein Studium in einer weit entfernten Universitätsstadt aufzunehmen. Die mittlere Tochter lebt längst mit ihrem Freund zusammen, zwar in der gleichen Stadt, aber man sieht sich nur sporadisch und bei Familienfesten. Der älteste Sohn hat seine Ausbildung bereits abgeschlossen und geht seiner Wege, denkt sogar schon an eine eigene Familiengründung. Der Abschied von der Jüngsten hat Susanne am meisten zu schaffen gemacht. Bei allem Freiraum, den die deutliche Reduktion der hausfraulichen Pflichten nach Auszug des letzten Kindes geschaffen hat: Susanne

leidet enorm unter dem Trennungsschmerz, fühlt sich leer und ausgelaugt. Die täglichen nervenaufreibenden kleinen und großen Konflikte, über die sie sich immer so geärgert hat, fehlen ihr beinahe. »Mensch, endlich hast du mal Zeit für dich, nutz sie doch, du hast doch so viele Interessen!«, sagt Petra Mertens zu ihrer Freundin. Diese versteht sich selbst nicht mehr. Sie erzählt: »*Irgendwie ist alles wie ein Berg vor mir. Die Unternehmungslust und die Zuversicht, die ich sonst immer hatte, sind mir richtiggehend abhandengekommen. Dann kommen diese Hitzewallungen und Schlafstörungen dazu. Mein Frauenarzt hat mir gesagt, dass das die Wechseljahre sind und dass es mir auch deswegen so schlecht geht!*«
Ganz anders sieht es bei ihrer Freundin Ulrike aus, die 49 Jahre alt ist und ihre Kinder relativ spät bekommen hat. Die hat ihr neulich vollkommen entnervt von ihren Problemen mit den großen und kleinen Kindern erzählt: Der Nachzügler Leon, über dessen Geburt sie sich vor drei Jahren so sehr gefreut hat, und der ihr ganzes Glück ist, stellt ihre Geduld mir seiner Trotzphase auf eine harte Probe. Dazu kommen die dauernden Auseinandersetzungen mit ihrem 15-jährigen Sohn Felix. »Stell dir vor, er wirft mir an den Kopf, dass er mich voll ätzend findet und verlässt Türen knallend das Haus!« Ulrike machte einen müden und angestrengten Eindruck: »Klar, hab ich aufbrausend reagiert, ich hätte mich einfach nicht so provozieren lassen sollen, aber muss ich mir eigentlich alles gefallen lassen?«, hat sie ärgerlich gefragt. Gleichzeitig hat sie aber ehrlicherweise eingeräumt, dass auch ihr Mann neulich monierte, sie sei seit einiger Zeit besonders empfindlich und dünnhäutig und gehe bei der geringsten Kleinigkeit in die Luft. Und dass ihr auch selbst diese extreme Reizbarkeit nicht gefällt. Doch es gelingt ihr nicht, irgendetwas daran zu ändern. Beiläufig hat sie dann erzählt, dass seit einiger Zeit die Regelblutungen nur noch sporadisch auftreten und sie auch häufig Hitzewallungen hat. »Mein Sohn in der Pubertät und ich in der Seniorenpubertät. Prima, was?«

Und wie sieht es bei Petra Mertens aus?

Petra Mertens ist erfolgreiche Werbetexterin und sehr glücklich und zufrieden in ihrem Beruf. Die Karriereleiter ist sie stetig und zielbewusst emporgeklettert und sie ist stolz auf das, was sie erreicht hat. Ihren jetzigen Partner kennt sie schon seit über zehn Jahren, er arbeitet in der gleichen Branche wie sie, und sie teilen sich seit acht Jahren eine schöne großzügige Altbauwohnung in Hamburg-Eppendorf. Als kürzlich im Kreis der Freundinnen Resümee über Beziehungen gezogen wurde, gehörte sie zur (kleinen!) Gruppe derer, die sagen konnten, dass eigentlich alles ganz gut klappt in der eigenen Partnerschaft und man – abgesehen von Kleinigkeiten, über die man großzügig hinwegsehen könne – doch sehr zufrieden sei. Bisher ist das Thema »Kinder« nie aktuell gewesen, und ihr Partner und sie waren sich darüber einig, dass ein oder gar mehrere Kinder derzeit nicht in ihr gemeinsames

Lebensbild passen würden. Derzeit – das war immer das Alibi, hinter dem sie sich nur zu gern versteckt hatte, um der konkreten Auseinandersetzung mit dem Thema: »Will ich überhaupt je ein Kind oder nicht?« auszuweichen, und jetzt schien es so, als würde die Natur selbst ihr ein Schnippchen schlagen und durch abrupte Beendigung der Fruchtbarkeit ohne ihr Zutun einen endgültigen Schlussstrich unter dieses Thema ziehen. Drei Frauen – drei unterschiedliche Lebensmodelle. Und wenn Sie die Geschichten der drei Frauen gelesen haben, werden Sie sich vielleicht irgendwo wiedergefunden haben. Was macht für jede einzelne Frau die Situation so besonders schwierig?

Das Empty-Nest-Syndrom

In vielen Lehrbüchern kann man als erschwerenden Umstand fürs Klimakterium den Begriff »empty-nest-syndrome« lesen: Diese Lebensphase fällt häufig mit dem Flüggewerden der Kinder zusammen, und das »Nest« ist plötzlich leer. Bei vielen Müttern löst dies weniger Freude über die neu gewonnene Freiheit (»hurra, endlich ein Arbeitszimmer für MICH!«), sondern eher Trauer darüber aus, dass ein großer raumfüllender Lebensabschnitt nun endgültig vorüber ist. Insbesondere die Frauen, die außerhalb der Familie keiner Tätigkeit nachgehen und in erster Linie Hausfrauen sind, wird eine solche Veränderung besonders hart treffen – es sei denn, sie haben bereits rechtzeitig begonnen, sich neue Betätigungsfelder zu suchen und aufzubauen.

Die körperlichen Unzulänglichkeiten und die häufig berichtete Dünnhäutigkeit, welche die Wechseljahre mit sich bringen, treffen Frau dann in der schwierigen Lebensphase, die einerseits geprägt ist vom Abschiednehmen und andererseits von Umbruch und Neubeginn. Dies gilt für die nicht berufstätigen Mütter ebenso wie für die berufstätigen. Es gibt allerdings interessanterweise Studien, die gezeigt haben, dass berufstätige Frauen weniger unter ihren Wechseljahrsbeschwerden leiden: Sei es, weil das »empty-nest-syndrome« oder das Ende der Fruchtbarkeit sie weniger hart trifft, sei es, weil sie einfach weniger Zeit haben, die Symptome wahrzunehmen, oder sei es, weil sie aus ganz pragmatischen Gründen eher zur Hormontherapie greifen, welche die Symptome wegzaubert.

Auch die Partnerschaft – sofern vorhanden – muss durch den Wegfall der gemeinsamen alltäglichen Sorge für die Kinder in dieser Zeit häufig neu definiert werden. Der Psychologe H. Rosemeier nannte dies die »nachelterliche Gefährtenschaft«. Nicht selten führt der Auszug der Kinder zu einer erheblichen Krise in der Beziehung, die plötzlich einen wesentlichen »Kitt- und Ablenkungsfaktor« verloren hat.

Pubertät trifft Wechseljahre

Durch die zunehmende Verschiebung der Familiengründung ins vierte oder gar fünfte Lebensjahrzehnt trifft das obige »klassische« Modell bei vielen Frauen heute nicht mehr zu: Die Kinder sind, wenn die Mutter ins Klimakterium kommt, zum »Aus-dem-Haus-Gehen« noch zu jung. Im Gegenteil: Möglicherweise ist das betreuungsintensive (und schlafraubende!) Kleinkindalter noch nicht vorüber oder die Pubertät der Kinder prallt in voller Breitseite auf die »Seniorenpubertät« der Mütter. Wer aus eigener Erfahrung weiß, wie anstrengend pubertierende Jugendliche sein können, kann ermessen, wie notwendig hierfür ein stabiles mütterliches Nervenkostüm ist.

Der Point of no return

Anders wieder sieht die Situation bei den Frauen aus, die keine Kinder haben, sei es aus voller Überzeugung, sei es, weil es bisher »einfach nicht gepasst hat« oder sei es, weil bisher nie der richtige Partner zum richtigen Zeitpunkt da war. Selbst diejenigen, die sich schon zuvor ganz aktiv mit der Frage »Kind: ja oder nein?« auseinander gesetzt haben, werden in dem Moment, wenn die weibliche Fruchtbarkeit definitiv ihrem Ende entgegengeht, den »Point of no return« vermutlich nochmals durchdenken und die Kinderfrage neu aufrollen, möglicherweise mit dem Eingeständnis, doch vielleicht etwas verpasst zu haben.

Frauen früher – Frauen heute

Dass unsere Lebenserwartung langsam, aber stetig steigt, ist bekannt. Die daraus folgenden Konsequenzen für die Phase der Wechseljahre und die Zeit danach ist vielen jedoch noch gar nicht bewusst: Bei nur gering angestiegenem mittlerem Menopausenalter hat sich die Lebenserwartung in den vergangenen 150 Jahren dramatisch verändert. 1850 erlebte mehr als die Hälfte der Frauen die Wechseljahre gar nicht mehr, da sie zum Teil bereits lange vorher starben, oft im Zusammenhang mit Schwangerschaft und Geburt. Heute hingegen haben die meisten Frauen nach den Wechseljahren noch ein Drittel ihres Lebens vor sich (siehe Abbildung)!

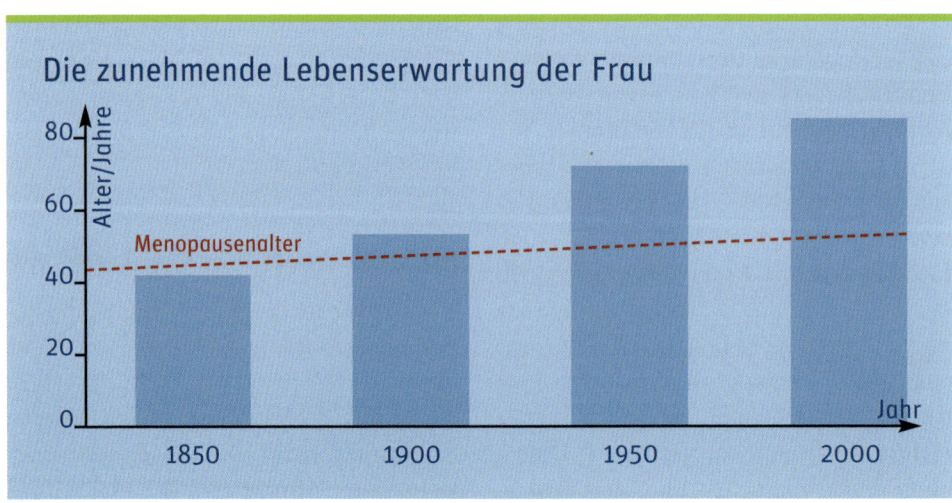

Auch wenn vor 150 Jahren die mittlere Lebenserwartung noch sehr viel geringer war als heute, gab es natürlich auch damals schon Frauen, welche die Wechseljahre erreichten bzw. deutlich überschritten. Lebensbild und -perspektive waren allerdings damals für die Frauen andere als heute. Blättern Sie einmal in alten Fotoalben und sehen Sie sich die Gesichter an. Unsere Ururgroßmütter wirken im Kreis ihrer Familie wie Greisinnen – auch wenn sie gerade erst die 50 überschritten hatten!

Die Frauen heute haben völlig andere Vorstellungen von ihrem Leben. Viele stehen zum Zeitpunkt der Wechseljahre noch voll im Beruf und müssen im täglichen Leben ihre Frau stehen, für viele ist die Lebensphase um die 50 auch häufig Anlass für einen »Durchstart«, sei es in Hinblick auf eine berufliche Neu-Orientierung, sei es durch einen neuen Partner im privaten Bereich.

Auch die Ansprüche an die Freizeit (Sport, Kultur, Urlaub) haben sich gewaltig verändert. Um mit den Worten einer Patientin zu sprechen: »Jetzt mache ich es mir richtig nett.«

Gibt es ein Leben nach dem Eisprung?

»Gibt es ein Leben nach dem Eisprung?« Diese rhetorische Frage stellte die Autorin Ildiko von Kürthy in einem Dossier der Zeitschrift Brigitte im Juli 2006. Und weiter schreibt sie: »Wir werden nämlich alle viel länger leben, als die Evolution es ursprünglich mal vorgesehen hat. Rein praktisch gesehen, verlieren die Menschen ihren Nutzwert, sobald sie nicht mehr fortpflanzungsfähig oder in der Lage sind, ihren Nachwuchs anständig groß zu ziehen.« Dies betrifft allerdings im Wesentlichen die Frauen, denn auch wenn Männer genauso altern: Formell zeugungsfähig sind sie nun mal bis ins Greisenalter.

Definiert sich ein Frauenleben über den Eisprung? Biologisch betrachtet, ist die zentrale Aufgabe eines Frauenlebens

Angesehen oder belächelt – die Matrone

In diesem Zusammenhang ist es interessant, dass der Begriff »Matrone«, der früher eine »alte würdige Frau, Mutter der Großfamilie« bezeichnete, heute zu einer »meist abwertenden Bezeichnung für eine dicke, nicht mehr ganz junge Frau« geworden ist. In österreichischen Websites findet man aber auch Definitionen wie »starke selbstbewusste Frau«. Mit aller Vorsicht lässt sich durchaus der Rückschluss ziehen, dass man der älteren, nachklimakterischen Frau neben dem Zuwachs an Körperumfang auch mehr Wissen und Lebensweisheit sowie Selbstbewusstsein einräumt. (Matrone, aus dem Lat. »Matrona« = eine angesehene, verheyrathete oder doch verheyrathet gewesene Frau von einem reifen Alter, Quelle: Oekonomische Encyklopädie von J. G. Krünitz 1773–1858).

DIE GROSSE VERÄNDERUNG

Geburt und Aufzucht der Nachkommen, das Ende der Fruchtbarkeit bedeutet damit zwangsläufig einen gewaltigen Einschnitt.

Andererseits wurden in fast allen Kulturen und Gesellschaften die Erfahrung und die Weisheit älterer Frauen besonders hoch geschätzt – gelegentlich kann man sich jedoch des Eindrucks nicht erwehren, dass diese Wertschätzung gerade in unserer schnelllebigen Gesellschaft deutlich abgenommen hat.

Schon in früheren Zeiten hatten sowohl die kinderlosen als auch die Frauen, deren Kinder schon erwachsen waren, nach den Wechseljahren eine klare Rolle in Gesellschaft und Großfamilie, und auch schon vor 100 und mehr Jahren wurde »die Zeit danach« von einigen wenigen zum »Durchstarten« genutzt, dies blieben aber wohl die Ausnahmen. Der »Normalfall« war eher der Rückzug in die Familie, mit sehr reduzierten Ansprüchen an die verbleibende Lebenszeit (auch wenn dies unter Umständen noch 30 Jahre waren).

Die Situation heute ist eine ganz andere: 23,3 Prozent der 1960 in der BRD geborenen Frauen (also die Frauen, die derzeit in den Startlöchern für die Wechseljahre stehen) sind kinderlos im Vergleich zu 10,1 Prozent der Frauen des Jahrganges 1940 (Quelle: Bundesministerium für Familie).

Dies ist sicher ein Pilleneffekt, aber auch Zeichen dessen, dass »Frau-Sein« nicht mehr zwangsläufig mit Fruchtbarkeit und Mutterschaft verknüpft sein muss, welchen Rückschluss man hieraus auch immer ziehen mag.

Alt werden, wenn alle jung sein wollen

Die provokante Frage Kürthys im bereits erwähnten Dossier nach der »Puschen-Oma oder iPod-Rentnerin?« kann nur als rhetorisch gesehen werden: Die Puschen-Ära ist sicher lange schon vorbei. Die Frage zeigt aber einen weiteren gesellschaftlichen Wandel auf, nämlich den Wunsch, nicht als alt zu gelten. Haben Sie schon einmal den Begriff »gefühltes Alter« gehört – im Vergleich zum wirklichen Alter? Wie alt fühlen **Sie** sich? Befragungen haben ergeben, dass Menschen ihr gefühltes Alter im Allgemeinen mit zehn Jahren jünger angeben als ihr biologisches Alter!

Wechseljahre als endgültiges Ende der Fruchtbarkeit: In Zeiten vor der Pille sicher von manchen Frauen hoffnungsvoll herbeigesehnt – heute, da Verhütung kein wirkliches Problem mehr ist, rücken andere Gedanken in den Vordergrund: Der Körper gibt das erste eindeutige Signal seiner eigenen Endlichkeit. Die vorher bereits schleichend einsetzenden und ungern bemerkten Anzeichen vom Älterwerden, die keineswegs Folge eines Hormonmangels sind, wiegen nun auf einmal doppelt schwer.

Kleine Abschiede und Wahrheiten im Badezimmer

Ulrike Schwarz, 45 Jahre, schaut verschlafen in den Spiegel. »Ganz schön spät geworden, gestern Abend!«, denkt sie. Und: »Hab ich früher besser weggesteckt!« Sie beginnt mit der täglichen

Schminkprozedur. Plötzlich bleibt ihr Blick an der rechten Augenbraue hängen. Was ist das? Eines der Haare ihrer ansonsten pechschwarzen Augenbrauen ist schlohweiß! Sie schaut genauer hin, auch rechts bemerkt sie jetzt zwei weiße Haare in den Augenbrauen, die ihr bisher entgangen waren. Beherzt und irgendwie verärgert greift sie zur Pinzette und reißt die drei Haare aus ihren Augenbrauen heraus. Mit wenig Erfolg, schon einige Wochen später sind diese widerspenstigen weißen Borsten nachgewachsen … Und ihr fällt ein, dass sie auch in der Achsel und an den Schamhaaren vor Kurzem das ein oder andere weiße Haar entdeckt hat. Spontan muss sie an das Lied von Reinhard Mey denken:

> Mein erstes graues Haar
> Links überm Ohr habe ich eben
> mein erstes graues Haar ertappt
> mir ist, als wär in meinem Leben
> eine Tür lautlos zugeschnappt
> hinter der helle Räume liegen
> die mir ab heut verschlossen sind
> da gibt es gar nichts dran zu biegen
> jetzt bin ich doch ein altes Kind

Und sie erinnert sich, dass die zweite Strophe mit der Zeile endet:

> … ich ahne nur, dass mit der Farbe
> auch ein Stück meiner Jugend geht.

Sie wird ein bisschen wehmütig. »Ach egal«, denkt sie und verdrängt Augenbrauen und Reinhard Mey wieder aus ihrem Kopf. Einige Wochen später inspiziert Ulrike ihren Kleiderschrank. Heute ist der erste richtig warme Tag nach dem langen Winter, und voll Freude greift sie zum Top mit den Spaghettiträgern, das sie letztes Jahr im Sommerschlussverkauf erstanden hat. Vorm Spiegel dann ein Stirnrunzeln: Sie dreht sich hin und her, hebt die Arme, aber die schlaffe Haut an der Rückseite ihrer Oberarme wird dadurch auch nicht straffer …

Soll sie das Top ihrer fünf Jahre jüngeren Schwester schenken? Oder sich mit ihren Oberarmen abfinden und das Top trotzdem tragen? »Trotzdem« – und ein wenig trotzig ist ihr jetzt auch zumute. Sie bemerkt, dass ihr der Trotz guttut. »Jetzt erst recht!«, fällt ihr ein. Erst recht was? Eigentlich stehen ihr Oberteile mit Ärmeln doch sehr viel besser, und wenn sie es recht bedenkt, findet sie es auch nicht so gut, dass das Top dauernd hochrutscht und man ihren Nabel sieht (den kein Piercing ziert!). Sie erinnert sich daran, wie albern sie es als junges Mädchen fand, dass eine Freundin der Familie immer darauf aus war, den neuesten Teenager-Trend mitzumachen, und sich auch entsprechend kleidete. Sie zieht das Top wieder aus und faltet es nachdenklich zusammen. »Ist eigentlich nicht wirklich schlimm!«, findet sie mit einem Mal. Alles zu seiner Zeit. Und genau wie sie schon als junges Mädchen das Tragen allzu kurzer Röcke vermieden hat, weil sie ihre Knie nicht hübsch genug fand, wird sie eben jetzt keine ärmellosen Tops mehr tragen, zumindest dann nicht, wenn sie besonders gut gekleidet sein möchte. Im Urlaub ist es ja egal, denkt sie schmunzelnd, da sieht mich ja keiner von zu Hause. Und Augenbrauen kann man auch färben. »Muss ich das eigentlich? Ich könnte es ja auch einfach nur so hinnehmen.« Sie denkt darüber nach, ob sie sich in erster Linie selbst schön finden will oder ob sie ihrer Umgebung gefallen will. »Letztlich ja beides«, gesteht sie sich ein. Und: Was bedeutet das »der Umgebung gefallen«? Will ich, dass die Umgebung mich schön findet? Oder dass sie mich jung findet? Oder lieber, dass sie mich nett und klug findet? »Schönheit ist soziale Macht«, hat sie einmal gehört. Und davon können wir uns ja wohl alle nicht ganz frei machen. Ihr fällt der alte Kalauer ein: Frauen wollen lieber schön als intelligent sein, weil Männer besser sehen als denken können … Und wieder muss sie grinsen.

Jung = schön, alt = hässlich?

Letztlich transportieren wir mit unserem Äußeren eine Botschaft nach außen. Die Botschaft kann heißen: Ich bin korrekt gekleidet, entspreche den Konventionen, ich halte mich an die Spielregeln. Die Botschaft kann aber auch heißen: Ich kleide mich unkonventionell und salopp, mir sind die Spielregeln nicht so wichtig, ich bin ein kleiner Revoluzzer. Das signalisiert irgendwie: Ich bin jung geblieben. Aha! Da haben wir's wieder, das Thema Jugend! Das Beispiel zeigt: Jugend wird mit Frische assoziiert, mit Unverbrauchtheit, auch mit Neugier und Mut zum Abenteuer, mit Spontaneität, mit Lockerheit, mit guter Laune – alles Dinge, die in unserer Gesellschaft mit Attraktivität assoziiert werden und erstrebenswert sind.

Dies suggerieren auch sämtliche Medien, und erst in der allerjüngsten Zeit macht sich (Gott sei Dank!) ein Gegentrend bemerkbar. Nämlich, dass all diese Eigenschaften beileibe nicht nur der Jugend vorbehalten sein müssen. Und dass auch ein Körper und ein Gesicht mit »kleinen Macken« schön sein können. Besonders lobend erwähnt sei hier die Kosmetikfirma, die in ihren Werbungen mit vielen Vorurteilen aufräumt und damit die Wahrnehmung von Schönheit und Schönheitsidealen in der Gesellschaft verändert: Sei es, indem sie keine spindeldürren Models in Unterwäsche zeigt, sondern junge Frauen »mit etwas Fleisch auf den Rippen«, oder sei es, dass sie eine über 90-jährige strahlende Frau für ihre Produkte werben lässt. Das Bild dieser Frau transportierte eine wichtige Botschaft: weder Altersflecken noch Falten konnten der Schönheit etwas anhaben, es war das zufriedene glückliche Lächeln, das besonders gefiel. Mit anderen Worten: Jugend ist nicht gleichzusetzen mit Schönheit, und umgekehrt Schönheit nicht mit Jugend. Es braucht vielleicht ein bisschen Einsicht, und wenn man 45 Jahre lang von einer Gesellschaft geprägt wurde, die genau dies suggerierte, fällt es doppelt schwer, sich mit gewissen Unzulänglichkeiten abzufinden. Und ob die Einsicht immer im Badezimmer kommt, muss offen bleiben … Letztlich tut es auch nicht weh, mehr Zeit im Bad zu verbringen, um kleine Korrekturen vorzunehmen.

Die deutlich gewandelte Altersstruktur unserer Gesellschaft wird in Zukunft weiter an der Gleichung jung = schön, alt = hässlich rütteln müssen!

»Mit 40 wird ma g'scheit!«

Ein weiterer Aspekt des Älterwerdens hat nichts mit Schönheit zu tun und nichts mit dem Badezimmer. Er hat damit etwas zu tun, dass man plötzlich das Kleingedruckte auf der Thunfischdose im Supermarkt nicht mehr lesen kann oder nur, wenn man die Dose ganz weit weg hält! Oder damit, dass Ulrike Schwarz am Anfang des Kapitels beiläufig bemerkt, dass sie früher durchzechte Nächte lockerer wegstecken konnte. Und damit, dass sie einfach mit den jungen Frauen in ihrem Tennisclub nicht mehr so gut mithalten kann.

Hier geht es also nicht um die Unzulänglichkeit der körperlichen Ästhetik, sondern der körperlichen Funktionalität! Manches geht eben einfach nicht mehr so gut und funktioniert nicht mehr so gut wie früher. Vielleicht kann man sich damit trösten, dass dafür anderes besser geht als vorher. Der Schwabe sagt: »Mit 40 wird ma g'scheit!« Die stetig gewachsene Lebenserfahrung, vielleicht kann man es auch Weisheit nennen, macht vieles im Leben leichter, und es gelingt, manche Dinge lockerer zu sehen und auf sich zukommen zu lassen. Trösten Sie sich damit, das eine gegen das andere einzutauschen!

Eine unserer Patientinnen hat einmal gesagt: »Seit ich 40 bin, habe ich das Gefühl, dass ich mehr Schaltungen im Gehirn habe und besser durchblicke!« Das geht vielleicht nicht allen so, aber es ist lohnenswert, sich darüber einmal Gedanken zu machen. Kritische Momente sind es auch, wenn uns bewusst wird, dass die Menschen der Generation über uns, die immer so weit weg schienen, sich in unserer Erinnerung in einem Alter befanden, das wir jetzt selbst erreicht haben. Es macht nicht unbedingt fröhlicher, sich einzugestehen, wie uralt man damals diese Menschen fand!

Räume, die nun verschlossen sind

Und vielleicht noch ein letzter Aspekt. Irgendwann wird jedem von uns schmerzhaft bewusst, dass bestimmte Lebensziele, die man sich gesetzt hat, und bestimmte Träume, die man hatte, nicht mehr erreicht oder verwirklicht werden können, weil es dafür einfach zu spät ist. Oder weil körperliche Voraussetzungen dafür einfach nicht mehr vorhanden sind. Vielleicht sind es auch die Allmachts-Fantasien, welche die Lektüre von Karl-May-Romanen in der Kindheit geschürt hat und die man nun mit Wehmut aufgeben muss – nämlich der unerschütterliche Glaube, dass alles möglich ist und dass man mit entsprechendem Willen alles erreichen kann!

Irgendwann muss man sich klarmachen: Auch mit noch so viel Training wird man keine olympische Goldmedaille mehr gewinnen, und auch die alleinige Atlantiküberquerung im Einmaster wird zunehmend unwahrscheinlicher. Aber das sind vielleicht doch Dinge, mit denen man lernen kann zu leben, auch wenn es erneut ein bisschen wehmütig macht, dass auch Reinhard Mey schon den Eindruck hatte, dass bestimmte »Räume ab nun verschlossen sind«.

DIE GROSSE VERÄNDERUNG

Das Auf und Ab der Hormone

Bei jeder Frau macht sich der Beginn der Wechseljahre auf individuelle Weise bemerkbar, und auch ihr weiterer Verlauf kann ganz unterschiedlich sein. Einige Frauen haben noch mit Mitte 50 regelmäßige Regelblutungen. Bei anderen kommt es schon mit 45 Jahren zu Schwankungen bis hin zum Ausbleiben der Menstruation.

Wenn das Gleichgewicht ins Wanken kommt ...

Die 47-jährige Regina Müller sitzt im Sprechzimmer. Sie berichtet, dass ihre Regelblutung bis vor einem halben Jahr immer wie ein Uhrwerk funktioniert habe: Alle 28 Tage kam eine Blutung, die zwei bis drei Tage relativ stark war und dann über mehrere Tage ausklang. Seit etwas sechs Monaten setze die Blutung zum Teil unvorhergesehen früh ein (manchmal schon 14 Tage nach Ende der letzten Blutung), manchmal gäbe es aber auch Pausen von bis zu sechs Wochen. Die Blutungen seien häufig sehr viel stärker als früher und dauerten bis zu zwei Wochen. Manchmal habe sie aber auch nur leichte Schmierblutungen. Immer wieder habe sie starkes Brustspannen, zeitweilig so ausgeprägt, dass sie nicht mehr auf dem Bauch schlafen könne und bei jeder Bewegung ihre Brust wehtue. Beim Aufstehen morgens seien die Augenlider häufig so geschwollen, dass sie diese kaum öffnen könne. Ihre Ringe passten plötzlich nicht mehr. Das lange Stehen in ihrem Beruf (sie ist Friseurin) habe ihr nie etwas ausgemacht, aber neuerdings habe sie oft so geschwollene Beine und Füße, dass kein Schuh mehr passe. *»Was ist bloß los mit mir? Die Wechseljahre können das doch noch gar nicht sein, ich hab doch überhaupt gar keine Hitzewallungen?«*

Mit großer Wahrscheinlichkeit steht Frau Müller doch an der Schwelle zu den Wechseljahren. Die Symptome, die sie schildert, sind aber eher Zeichen von zu einem Zuviel an Hormonen als einem Zuwenig. »Was soll das denn nun wieder heißen«, fragt sie, »ich dachte immer, in

den Wechseljahren hat man immer einen Mangel an Hormonen?«
Um diese scheinbar widersprüchliche Situation zu verstehen, müssen wir ein wenig ausholen und uns vor Augen führen, was im weiblichen Körper eigentlich Zyklus für Zyklus abläuft und was passiert, wenn das alles in Unordnung gerät bzw. eine Frau in die Wechseljahre kommt (erinnern Sie sich noch an den Biologieunterricht?).

Das Zentrum der weiblichen Hormone: der Eierstock

Zuallererst muss man wissen, dass die Quelle aller Geschlechtshormone, die unseren weiblichen Zyklus bestimmen, fast ausschließlich der Eierstock ist und dass es im Wesentlichen zwei Hormone sind, die unseren Zyklus bestimmen: zum einen das Östrogen und zum anderen das Progesteron oder Gelbkörperhormon (wird häufig auch als Gestagen bezeichnet). Beide haben spezielle Aufgaben im Zyklus, die sich zum Teil ergänzen und zum Teil einander entgegenwirken. Ihre eigentliche biologische Aufgabe besteht darin, eine Schwangerschaft vorzubereiten und aufrecht zu erhalten. Natürlich spielen auch männliche Hormone (vor allem das Testosteron) im weiblichen Körper eine Rolle, für den Zyklus selbst sind diese aber nicht von nennenswerter Bedeutung, sodass wir an dieser Stelle nicht näher darauf eingehen wollen.
Im Eierstock sind es nicht einfach alle Zellen, die die beiden Haupt-Hormone Östrogen und Progesteron produzieren, sondern es sind fast ausschließlich die Zellen, welche die Eizellen direkt umgeben. Alle Eizellen sind im Eierstock bereits bei unserer Geburt vorhanden und werden im Laufe des Lebens verbraucht. Nur der kleinste Teil davon (das sind in westlichen Zivilisationen ca. 300 bis 500 Eizellen) gelangt zum Eisprung, die restlichen bleiben auf der Strecke. Dieser Vorrat an Eizellen wird uns quasi als Gesamtpaket bei der Geburt »mitgegeben« und erscheint zunächst unendlich groß (1,4 Millionen Eizellen). Bis zur Pubertät geht bereits ein großer Anteil dieser Eizellen zugrunde, bei Pubertätsbeginn sind im Mittel noch 300.000 bis 400.000 Eizellen im Eierstock vorhanden.

Das »Vorratspäckchen«

Anders als bei Männern, die bis ins hohe Alter immer wieder neue Samenzellen produzieren können, sind wir Frauen auf dieses »Vorratspäckchen« angewiesen. Irgendwann sind die Eizellen aufgebraucht (die Ärzte nennen das »Eierstockserschöpfung«!), es gibt dann keine entwicklungsfähigen Eizellen (und damit auch keine Schwangerschaften) mehr, aber auch keine Zellen mehr, welche die Eizellen umgeben. Somit bleibt auch die Hormonproduktion dieser Zellen aus: Die Frau kommt in die Wechseljahre.
Jeden Monat reift genau eine Eizelle heran (parallel dazu geht immer eine ganze Kohorte von Eizellen, die quasi mit in den Startlöchern standen, zugrunde). Den genauen Mechanismus, warum immer genau diese eine Eizelle »das Rennen macht« und die anderen absterben, kennen wir noch nicht.

Die Sache mit den Eibläschen

Die Eizelle ist immer von einem Eibläschen umgeben, in der Fachsprache wird dies als Follikel bezeichnet. Dieser Follikel wächst in den ersten 14 Zyklustagen von etwa 3 bis 5 auf 25 bis 30 Millimeter an. Kurz vor dem Eisprung, der sich im normalen Zyklus etwa um den 14. Zyklustag herum ereignet, hat das Eibläschen also fast das Zehnfache seiner anfänglichen Größe erreicht.

Macht Ihre Frauenärztin oder Ihr Frauenarzt zu diesem Zeitpunkt eine Ultraschalluntersuchung, kann man dieses Eibläschen am Eierstock als zwei bis drei Zentimeter große Zyste (flüssigkeitsgefüllter Hohlraum) erkennen.

Die Zellen, welche die Wand des Eibläschens bilden, sind die eigentlichen Östrogenproduzenten des Eierstocks. Und es ist relativ einfach sich vorzustellen, dass folglich auch die Hormonmenge, die produziert wird, gewaltig ansteigt: Kleines Eibläschen = wenige Zellen = wenig Hormon, großes Eibläschen = viele Zellen = viel Hormon. Zu Beginn des Zyklus (zum Zeitpunkt der Blutung also) misst man im Blut einen Östrogenspiegel von ca. 30 pg/ml. Unmittelbar vor dem Eisprung (also innerhalb von 14 Tagen) ist der Wert auf das etwa Zehnfache angestiegen und liegt im Durchschnitt bei 250 bis 300 pg/ml.

Um den Eisprung herbeizuführen, wird von der Hirnanhangdrüse (Hypophyse) ein Signal ausgesendet: Es wird LH, das luteinisierende Hormon, ausgeschüttet. Das Eibläschen (Follikel) platzt und gibt das Ei (bzw. die Eizelle) frei, das nun vom Eileiter aufgenommen wird und durch diesen in Richtung Gebärmutterhöhle wandert. Auf dem Weg dorthin kann – sofern möglich – die Befruchtung durch die aufgenommenen Spermien stattfinden, das befruchtete Ei kommt dann etwa vier bis fünf Tage nach dem Eisprung als Mini-Embryo in der Gebärmutter an, um sich dort einzunisten.

Wenn das Eibläschen platzt ...

Was passiert nun mit dem »geplatzten« Eibläschen? Es wandelt sich um in den sogenannten »Gelbkörper«, der deswegen so heißt, weil er tatsächlich gelb aussieht, wenn man ihn aufschneidet. Und jetzt passiert etwas Spannendes: Die Zellen, die bislang das Eibläschen gebildet haben und ausschließlich Östrogen produziert haben, bilden von nun an auch Progesteron, das sogenannte Gelbkörperhormon. Östrogen wird weiterhin produziert, nach kurzem Abfall zum Zeitpunkt des Eisprungs pendelt sich der Spiegel im Blut auf ca. 120 bis 180 pg/ml ein. Progesteron wird in deutlich größeren Mengen gebildet (man misst es in Nanogramm, d. h. eine Zehnerpotenz mehr!), nämlich ca. 10 bis 12 ng/ml Blut. Und zwar für die Dauer der nächsten 12 bis 14 Tage. Ist es zum Eintritt einer Schwangerschaft gekommen, werden die Spiegel beider Hormone weiter ansteigen, ist keine Schwangerschaft eingetreten (was eher der Fall ist), bricht etwa 14 Tage nach erfolgtem Eisprung die Produktion von Östrogen und Progesteron zusammen, und beide Werte fallen gegen Null ab!

Dies löst die Abbruchblutung (Menstruation) aus.

Von Maurern und Klempnern

Was ist die Aufgabe der beiden Hormone? Östrogen ist in der Gebärmutter im Wesentlichen dafür da, die Schleimhaut aufzubauen. Progesteron hat die Aufgabe, die aufgebaute Schleimhaut so umzubauen, dass sich das befruchtete Ei darin einnisten und dort ernährt werden kann! Bildlich gesprochen und mit dem Hausbau verglichen sind die Östrogene die Maurer, die Gestagene die Klempner für die Schleimhaut: Je höher der Östrogenspiegel, desto höher die Schleimhaut (die Mauer des Hauses), wenn aber erst einmal die Gestagene auftauchen (also die Klempner kommen), wird nicht mehr weiter aufgebaut, sondern es werden »Leitungen« gelegt, d.h., es wird die Grundlage für Ernährung und Versorgung des Embryos gelegt.

Fassen wir zusammen: In den ersten 14 Tagen des Zyklus gibt es ausschließlich Östrogen, und zwar in massiv ansteigender Menge, in den kommenden 14 Tagen gibt es etwas weniger Östrogen, aber dafür zusätzlich das Progesteron! Unter dem Einfluss der reinen Östrogenwirkung wächst die Gebärmutterschleimhaut heran – von unter einem auf etwa fünf bis sechs Millimeter (im Ultraschall sind es zehn bis zwölf Millimeter, da man beide gegenüberliegenden Schichten misst). Nach dem Eisprung, unter dem zusätzlichen Einfluss des Progesterons, kommt es zu keinem weiteren Schleimhautwachstum mehr, sondern zur Konsolidierung der Schleimhaut.

Der Eizellvorrat geht zur Neige

Nur in Kenntnis der genauen Abläufe während eines ganz normalen Zyklus begreift man die Veränderungen im weiblichen Körper, die ablaufen, wenn wir uns dem Klimakterium nähern. Entscheidend hierfür ist der zur Neige gehende Vorrat von Eizellen im Eierstock. Das heißt: Es steht nicht mehr an jedem ersten Zyklustag eine ganze Kohorte von eifrigen Eizellen samt Eibläschen zur Verfügung, die allesamt zur zyklischen Hormonproduktion beitragen, sondern die Kohorte wird allmählich kleiner. Nicht zu vergessen: Nicht nur die Frau ist zu diesem Zeitpunkt nicht mehr 20 oder 25 Jahre alt. Auch die Eizellen sind mit gealtert und nunmehr 40, 45 oder 50 Jahre alt und auch deshalb in ihrer Funktion eingeschränkt.

Das Nachlassen der Eierstocksfunktion geschieht in den wenigsten Fällen so abrupt, wie wenn man einen Lichtschalter ausknipst, sondern in den meisten Fällen vollzieht sich der Wandel ganz allmählich. Erstes Anzeichen ist ein verzögertes bzw. gestörtes Heranreifen des Eibläschens, das in der Regel auch eine nicht ausreichende Bildung von Progesteron zur Folge hat. Der Östrogenanstieg zu Zyklusbeginn erfolgt nicht rasch und nicht hoch genug. Dies führt häufig zu Symptomen eines relativen Östrogenmangels wie Kopfschmerzen, Abgeschlagenheit, Schlafstörungen sowie gelegentlich auch schon Hitzewallungen in dieser Zyklusphase. Auch kann die Blutungsdauer verlängert sein, im Sinne von »Nachschmieren« noch deutlich über die eigentliche Menstruation hinaus. Nach dem Eisprung ist die Progesteronproduktion vermindert, der Mediziner spricht dann von Gelbkörperschwäche (eine Diagnose, die durchaus auch bei jüngeren Frauen vorliegen kann, ohne dass man gleich ans Klimakterium denken muss!). Folge ist, dass zwar zu Beginn des Zyklus eher zu wenig Östrogen vorhanden ist, im weiteren Zyklusverlauf aber eine relative Östrogendominanz vorliegt, d. h., das Verhältnis zwischen Östrogen und Progesteron ist nicht ausgewogen, sondern zugunsten von Östrogen verschoben. Symptome hierbei sind häufig Brustspannen oder Wassereinlagerungen.

Wenn das Östrogen überhandnimmt ...

Immer häufiger bleibt der Eisprung ganz aus. Folge davon ist ein absoluter Progesteronmangel. Aber nicht genug, dass dann einfach das Progesteron fehlt, nein, das nicht geplatzte Eibläschen wächst einfach weiter und produziert immer mehr Östrogen, und zwar in einer Menge, wie es im natürlichen Zyklus gar nicht vorkommt. Östrogenspiegel von 500 oder 600 pg/ml oder mehr sind dann keine Seltenheit. Unter dem zunehmenden Östrogeneinfluss ohne Gegenwirkung der Gestagene (erinnern Sie sich an die Maurer und Klempner? Jetzt haben wir plötzlich nur noch Maurer, und die bauen die Schleimhaut immer weiter auf!) wird die Gebärmutterschleimhaut immer höher, und Ihre Ärztin oder Ihr Arzt runzeln beim Ultraschall bedenklich die Stirn, weil sie statt der gewohnten zehn bis zwölf Millimeter die Dicke der Schleimhaut mit 20 Millimeter oder mehr messen!

Wenn Sie dies jetzt begriffen haben, wundert es Sie kein bisschen, dass Regina Müller (siehe Anfang des Kapitels) so starke Blutungen hat, die zum Teil zwei bis drei Wochen anhalten: Diese hoch aufgebaute Schleimhaut muss einfach abbluten. Die leichten Blutungen, die schon nach zwei bis drei Wochen auftreten, sind sogenannte »Durchbruchsblutungen«, in denen nur die oberen Schichten der Gebärmutterschleimhaut abbluten.

Und wenn jetzt die Ärztin zu Frau Müller sagt: »Sie haben zurzeit einen zu hohen Östrogenspiegel!«, dann klingt es durchaus nicht mehr paradox (weil man doch im Klimakterium niedrige Östrogenspiegel haben soll ...), sondern ist ein Zeichen von beginnender nachlassender Eierstocksfunktion. Der hohe Östrogenspiegel ist es übrigens auch, der für das häufige starke Brustspannen und die Wassereinlagerungen bei Regina Müller verantwortlich sind.

Wenn die Östrogenproduktion zusammenbricht

Mit fortschreitenden Wechseljahren verändert sich die Situation dahingehend, dass nun zunehmend Phasen des Östrogenmangels auftreten. So überrascht es nicht, dass Regina Müller einige Monate später wieder zu uns kommt mit den

Worten: »*Ich habe immer wieder mal nachts Hitzewallungen und kann sehr schlecht schlafen. Außerdem bin ich so gereizt und kriege mich dauernd wegen Nichtigkeiten mit meinem Mann in die Haare. Hinterher tut es mir immer leid, aber irgendwie kann ich gar nichts dagegen machen.*« Auf unsere Nachfrage, ob in Phasen der nächtlichen Hitzewallungen dafür kein Brustspannen vorhanden sei, antwortet sie überrascht: »*Ja, wenn ich mir es so recht überlege, stimmt das, letzte Nacht musste ich mich zweimal umziehen wegen der Schwitzerei, aber die Brust ist zurzeit ganz weich und schlaff. Das war aber vor einem Monat mal eine Zeit lang ganz anders: Da konnte ich mal wieder nicht auf dem Bauch liegen! Dafür habe ich da aber nicht geschwitzt.*«

Nach der Phase der zu hohen Östrogenspiegel bei immerzu wachsendem Eibläschen bricht irgendwann die Östrogenproduktion zusammen, und das nicht geplatzte Eibläschen bildet sich zurück: Eine Phase des Östrogenmangels beginnt, die so lange andauert, bis (aus dem nun fast aufgebrauchten Eizellvorrat in der Tiefe des Eierstockes) ein neues Eibläschen heranreift, entweder in oben beschriebener Weise (Ausbleiben des Eisprungs, vermehrte Östrogenbildung mit entsprechenden Symptomen) oder auch durchaus wieder ein »normaler Zyklus« – mit allem, was dazugehört (Eisprung, Gelbkörperhormonbildung etc.). Dies beinhaltet auch nach wie vor die theoretische Möglichkeit einer Schwangerschaft: Solange noch einzelne Eizellen plus Eibläschen im Eierstock vorhanden sind, ist eine Schwangerschaft nicht ausgeschlossen, sodass auch nach wie vor Verhütung eine Rolle spielt.

Wie eine hormonelle Achterbahn

In diesem Zeitraum der Wechseljahre reifen die Eibläschen relativ normal und bilden Hormone in angemessener Menge. Zeitweilig reifen Eibläschen ohne Eisprung und produzieren zu viele Östrogene, andererseits findet zeitweilig wochen- bzw. monatelang gar keine Hormonbildung statt. Die Frauen sind in dieser Phase, die durchaus Jahre anhalten kann, einer hormonellen Achterbahn ausgesetzt. Besonders schwierig wird die Angelegenheit dadurch, dass weder Arzt noch die betroffene Frau vorhersagen kann, in welchem Stadium man sich gerade befindet, und die Sym-

Zysten

Die nicht geplatzten Eibläschen, die eine ganze Zeit munter weiterwachsen und immer mehr Östrogen produzieren (bis sie schließlich nach einigen Wochen doch schlappmachen), kann man im Ultraschall als bis zu fünf oder sechs Zentimeter große Zysten erkennen, die keinen Anlass zur Beunruhigung geben müssen, sondern in aller Regel von allein verschwinden. (Vorsicht: Kontrollieren sollte man das allerdings trotzdem, um nichts Schlimmeres zu übersehen.)

ptome und Beschwerden und damit auch die Behandlungsmöglichkeiten stark schwanken. Es ist auch vermutlich dieses stetige »Auf und Ab«, das die Frauen so besonders empfindlich und dünnhäutig macht und ganz wesentlich für die Stimmungsprobleme verantwortlich ist. Nicht selten kommt es vor, dass schon banale Kleinigkeiten die Betroffenen aus der Bahn werfen. So wie bei Angelika Mangold:

Angelika Mangold, 48 Jahre

»Ich blute noch mehr oder minder regelmäßig, der Zyklus hat aber schon mal einen Monat ausgesetzt, es gibt aber auch Monate, in denen ich zweimal blute. Mein Hauptproblem ist, dass ich seit etwa einem Jahr meinen Alltag nicht mehr wie gewohnt bewältigen kann. Ich wache morgens auf und mag nicht aufstehen. Bei der kleinsten Belastung ziehe ich mich in mich selbst zurück und mag erst gar nicht anfangen, das Problem zu lösen. Als neulich beim Bäcker mein Lieblingsbrot ausverkauft war, bin ich im Laden in Tränen ausgebrochen. Dass alle in meiner Umgebung mein Verhalten völlig verrückt finden, macht die Sache nur noch schlimmer. Seit drei Monaten nehme ich jetzt Antidepressiva und habe mit einer Psychotherapie angefangen, aber von den Tabletten werde ich noch müder und meine Stimmung und meine Antriebslosigkeit sind auch nicht besser geworden.«

Die Abstände zwischen den Blutungen werden nun häufig immer länger. Solange eine Frau noch (sporadisch) blutet, muss man allerdings davon ausgehen, dass noch einzelne funktionsfähige Eizellen bzw. Eibläschen im Eierstock vorhanden sind. Wechselnde Befindlichkeit geht damit Hand in Hand (heißt es vielleicht auch deshalb »Wechseljahre«?). Wie bei Ulrike Hansen:

Ulrike Hansen, 50 Jahre

»Vor einem Vierteljahr hatte ich mal drei Monate lang gar keine Blutungen. Nachts wachte ich schweißgebadet auf. Beim U-Bahn-Fahren bekam ich plötzlich Angstattacken und war insgesamt vollkommen erschöpft. Seit einigen Wochen haben sich die Beschwerden wieder gelegt, und es geht mir gut. Vorgestern hatte ich übrigens auch mal wieder eine Blutung, die aber nur kurz anhielt. Meinen Sie, damit habe ich die Wechseljahre überstanden?«

Antwort: Vermutlich nicht, denn es werden auch wieder Hormonmangel-Phasen kommen, die erneut Symptome auslösen können.

Das Ende der Achterbahn

Irgendwann ist der Eizellvorrat endgültig erschöpft, und die Östrogenproduktion ist zum weitgehenden Erliegen gekommen. Die letzte spontane Blutung, welche die eigentliche »Menopause« bezeichnet, lässt sich natürlich nur rückblickend als solche bezeichnen. Die hormonelle Berg-und-Tal-Fahrt ist vorüber: ein echter Vorteil! Bei vielen Frauen ist aber erst jetzt der Höhepunkt der Beschwerden erreicht. Wie bei Sabine Lüdenscheidt:

Sabine Lüdenscheidt, 49 Jahre

»Ich hatte vor sechs Monaten die letzte Blutung, seitdem bin ich deutlich weniger leistungsfähig, fühle mich antriebslos und schlapp und kann mich nicht mehr konzentrieren. Regelmäßig werde ich in der Mitte der Nacht oder in den frühen Morgenstunden schweißgebadet wach und kann nicht mehr einschlafen. Tagsüber bin ich dann wie zerschlagen und todmüde!«

Oder Katrin Hämmerle, 53 Jahre

»Ich hatte meine letzte Blutung vor acht Monaten. Bis vor einem halben Jahr ging es mir eigentlich gut, und ich habe mich über Kolleginnen lustig gemacht, die über ihre Wechseljahrsbeschwerden klagten. Jetzt hat es mich selbst erwischt: Ich muss jede Nacht ein- bis zweimal das Nachthemd wechseln und das Bett neu beziehen. Aber damit nicht genug: Auch tagsüber bricht mir alle ein bis zwei Stunden der Schweiß aus, ohne jede Vorwarnung sehe ich aus wie eine Tomate und bekomme rote Flecken im Gesicht. Zu Hause finde ich das nicht so schlimm, aber wenn die Hitzewallung mitten im Unterricht losgeht, weiß ich häufig nicht mehr, was ich tun soll, und glauben Sie mir eins: Achtklässler können ganz schön gnadenlos sein …!«

Dies zeigt, dass es nicht nur um die Beschwerden selbst geht, sondern auch darum, wie man im beruflichen Umfeld damit umgehen kann. Wer häufig mit anderen Menschen zu tun hat, wird stärker unter den Beschwerden leiden. Bei Melanie Kerschbaum ist dies kein Problem:

Melanie Kerschbaum, 52 Jahre

»Wissen Sie, Frau Doktor, ich bin an meinem Arbeitsplatz allein im Raum, wenn die ›fliegende Hitze‹ kommt, mache ich das Fenster auf und mache ein paar Entspannungsübungen, nach einigen Minuten ist alles vorüber. Damit kann ich eigentlich ganz gut umgehen, zumal es mir ansonsten gut geht.«

Anders Sybille Naujoks, 53 Jahre

»Ich habe stündlich ausgeprägte Hitzewallungen, der Schweiß tropft auf die Computertastatur, und im Großraumbüro fühle ich mich ständig von den Kollegen beobachtet.«

Oder Sabine Obermeier, 51 Jahre

»Wissen Sie, wenn mir in meinem Job als Dessous-Verkäuferin mitten im Gespräch der Schweiß auf den BH tropft, den ich gerade der Kundin zeigen will, dann wäre ich am liebsten plötzlich unsichtbar!«

Besonders eindrucksvoll hat dies eine unserer Patientinnen, die als Journalistin arbeitet, formuliert:

A.R., 54 Jahre

»Mit den Hitzewallungen komme ich gut klar. Unerträglich sind die Schweißausbrüche. Das Gefühl von Hilflosigkeit, wenn man als einzige Frau vor zehn Männern steht, alle schauen einen an – und dann läuft der Schweiß die Schläfen runter und tropft auf die Bluse. Das Unvorhersehbare, der Kontrollverlust ist am allerschlimmsten und führt zu Vermeidungsverhalten und zu sozialer Isolierung.«

Wenn die Haut trockener wird ...

Studien haben gezeigt, dass der Höhepunkt der Stimmungsprobleme in der Regel vorm endgültigen Versiegen der Eierstocksfunktion liegt, das Symptom der Hitzewallungen hingegen hat seinen Zenit im Jahr nach der Menopause.
Wenn der Östrogenmangel schon längerer Zeit besteht und sich die klassischen klimakterischen Symptome möglicherweise schon gelegt haben, treten andere Beschwerden in den Vordergrund.
Die 54-jährige Kathrin Laas hat seit zwei Jahren keine Blutungen mehr. Sie hat noch sporadisch Hitzewallungen, die sie aber nicht sehr stören. Sie kommt mit folgendem Problem in unsere Sprechstunde:

Kathrin Laas, 54 Jahre

»Immer wieder habe ich Scheideninfektionen, insbesondere wenn ich mit meinem Mann geschlafen habe. Häufig tritt auch gleichzeitig eine Blasenentzündung auf. Obwohl wir Gleitgel verwenden, ist der Geschlechtsverkehr zunehmend schmerzhaft für mich, und das verdirbt mir jeden Spaß daran. Ich mag schon gar nicht mehr mit meinem Mann zusammen sein, obwohl die Sexualität immer schon einen wichtigen Stellenwert in unserer Beziehung hatte.«

Der längerfristige Östrogenmangel zeigt sich sichtbar an der Haut, die überall schlaffer und trockener wird. Östrogene bewirken Wassereinlagerungen im Gewebe, und der Wegfall ihrer Wirkung führt zu einer verminderten Hautspannung. Auch an den Schleimhäuten spüren dies viele Frauen äußerst unangenehm. Unter Östrogeneinfluss herrscht in der Scheide ein saures Milieu, das durch Milchsäurebakterien aufrechterhalten wird. Entfällt die Östrogenwirkung, verschwinden diese Milchsäurebakterien, der pH-Wert steigt, und die Keimbesiedelung der Scheide verändert sich. Eine verstärkte Infektanfälligkeit ist die Folge. Darüber hinaus wird die Scheide durch den fehlenden Östrogeneinfluss wesentlich trockener, die Aktivität der Drüsen lässt nach. Beides zusammen hat zur Folge, dass zum einen viele Frauen Schmerzen beim Verkehr haben, weil die »Schmierflüssigkeit« fehlt. Zum anderen birgt jeder sexuelle Kontakt die Möglichkeit einer Infektion, die sich bei verändertem Scheidenmilieu leichter ausbreiten kann. Dies betrifft nicht nur die Scheide selbst, sondern auch die Harnröhre und deren Öffnung. Neben vermehrten Scheideninfektionen werden auch deutlich häufiger Blaseninfektionen beobachtet. Das Symptom des plötzlichen Harndrangs kann ebenfalls die Folge des Östrogenmangels sein.

Wenn die Gelenke schmerzen ...

Ein Symptom haben wir bislang ausgespart: Gelenkschmerzen. Es gibt Frauen, die dies als ihr Hauptproblem in den Wechseljahren und danach sehen, so wie Christine Behre:

Christine Behre, 54 Jahre

»Ich hatte vor zwei Jahren meine letzte Blutung. Im Großen und Ganzen ging es mir in der gesamten Phase des Wechsels besser als den meisten meiner Freundinnen. Ich hatte nur ganz wenige Hitzewallungen, Schweißausbrüche kamen so gut wie gar nicht vor, und auch psychisch habe ich das alles gut weggesteckt! Was mir aber seit etwa anderthalb Jahren zu schaffen macht, sind zunehmend Schmerzen in fast allen Gelenken. Es gibt Tage, an denen ich mich kaum bewegen kann. Ich war mittlerweile schon bei mehreren Spezialisten. Rheuma und andere Krankheiten wurden komplett ausgeschlossen. Es fühlt sich an, als ob den Gelenken das Schmieröl fehlte. Kann das etwas mit dem Hormonmangel zu tun haben?«

Christine Behre ist beileibe keine Ausnahme, wobei die von ihr geschilderte ausgeprägte Symptomatik Gott sei Dank nicht allzu häufig auftritt. Ursache ist die Veränderung der Gelenkoberfläche. Diese ist wesentlich durch sogenannte kollagene Fasern aufgebaut. Fehlt diesen Fasern der Östrogeneinfluss, werden sie spröder, auch die Gleitflüssigkeit in den Gelenken wird vermutlich geringer. Schmerzen bei Bewegung der Gelenke sind die Folge davon.

Die Abbildung unten zeigt Ihnen auf einen Blick, welche Beschwerden in welcher Phase der Wechseljahre am häufigsten auftreten. Das heißt aber nicht, dass alle Begleiterscheinungen auftretenmüssen. Die Jahre verlaufen individuell unterschiedlich.

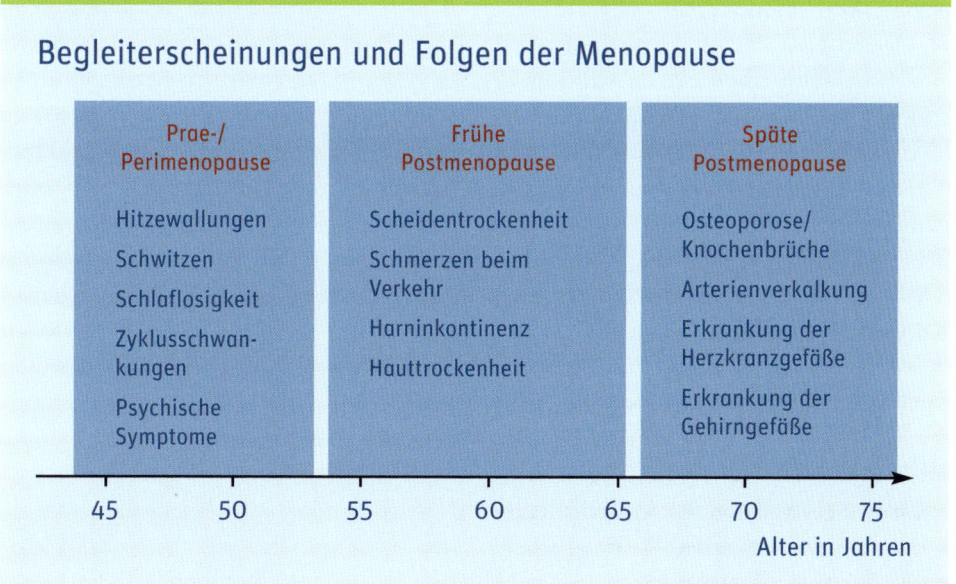

Ist der »Wechsel« bei allen Frauen gleich?

Natürlich verlaufen die Wechseljahre nicht bei allen Frauen nach dem selben Muster. Generell kann man sagen, dass bei einem (kleinen) Teil der Frauen tatsächlich der Eierstock abrupt aufhört zu arbeiten, wie bei einem Lichtschalter, den man ausknipst. Bei der Mehrzahl der Frauen vollzieht sich »der Wechsel« aber allmählich in den auf Seite 33 beschriebenen Phasen, die ganz verschieden lange anhalten und ausgeprägt sein können. Sie werden sich sicher im einen oder anderen Symptom wiedererkannt haben (sofern Sie bereits die Wechseljahre erreicht haben). Und es wird jede Menge andere Phänomene geben, wo Sie sich sagen werden: »Nö, trifft auf mich überhaupt nicht zu!« Das kann im Einzelfall sehr unterschiedlich aussehen. Die Symptome von Östrogenüberschuss, wie bei Regina Müller, sind keineswegs bei allen Frauen so ausgeprägt. Manche Frauen klagen ausschließlich über Hitzewallungen, anderen machen die psychische Dünnhäutigkeit und Unausgeglichenheit am meisten zu schaffen. Bei anderen wiederum stehen die Blutungsstörungen, die Schlafstörungen oder die Gelenkbeschwerden im Vordergrund, oder eine Kombination mehrerer Symptome.

Die Wechseljahre sind nicht an allem schuld

Bei der Schilderung der verschiedenen Frauenschicksale hatten Sie möglicherweise das eine oder andere »Aha-Erlebnis«: »Mensch, genau so geht's mir auch, ich wusste nur nicht, dass es mit den Wechseljahren zusammenhängt!«
Dass Frauen in den Wechseljahren mit »Herzkasper«-Symptomen (wie man in Süddeutschland sagt) in die Notaufnahmen der Krankenhäuser eingeliefert werden, ist beispielsweise ein solches Phänomen. Das passiert reihenweise, und kaum jemand denkt in diesen Augenblicken an die einfachste aller Erklärungen: Die Frau befindet sich in den Wechseljahren! Im Gegenteil läuft in der Regel Folgendes ab: Es wird eine ausgiebige Herz-Diagnostik durchgeführt, die dann meist überhaupt kein Ergebnis bringt! Die Ärztin oder der Arzt sagt: »Ihr Herz ist kerngesund, Sie haben nichts!«, was umgekehrt der »Patientin« das Gefühl vermittelt: »Der denkt, ich spinne!«, und sie selbst denkt es schlimmstenfalls auch! Ein möglicherweise fataler Teufelskreis, der doch eigentlich so einfach zu erklären wäre.
Andererseits muss man vorsichtig sein, alle Symptome, die auftreten, den Wechseljahren zuzuschreiben: Starke Blutungen können auch die Folge ausgeprägter Myome (das sind gutartige Muskelgeschwulste) der Gebärmutter sein oder Folge von Polypen der Gebärmutterschleimhaut. Das kann und muss der Arzt – sofern möglich – untersuchen und/oder ausschließen. Auch die oben beschriebenen Zysten an den Eierstöcken können im Einzelfall echte Neubildungen sein und müssen auf jeden Fall im Verlauf kontrolliert werden.
Natürlich muss man bei Herzbeschwerden ein organisches Herzleiden ausschließen, bevor man Herzklopfen oder Herz-

schmerzen leichtfertig »nur« den Wechseljahren zuschreibt.

Vorsicht ist auch geboten, eine echte Depression nicht mit »Wechseljahrsbeschwerden« zu verwechseln und möglicherweise zu verniedlichen. Im Zweifelsfall muss ein Neurologe oder Psychiater zur Beurteilung mit hinzugezogen werden. Eine generelle Depressionsneigung kann sich allerdings in den Wechseljahren verstärken.

Labordiagnostik in den Wechseljahren

Ein kleiner Ausflug in die Welt der Hormone: Immer wieder kommen Frauen zu uns mit den vorwurfsvollen Worten: »Ich glaube, ich bin in den Wechseljahren, aber mein Frauenarzt will einfach keinen Hormonstatus machen! Ich finde das nicht in Ordnung!« Um es klar zu sagen: Im Allgemeinen bringt eine Hormondiagnostik im Blut nicht viel (mit einigen Ausnahmen!). Die Symptome der Patientin sind sehr viel aussagekräftiger.

Außerdem: Sie erinnern sich an die oben beschriebenen starken Schwankungen der Hormonspiegel. Letztlich haben Sie durch einen Laborwert immer nur eine Momentaufnahme vom Tag X, wie ein Schnappschuss vom Fotografen, der kann – zufällig – ganz normal sein oder – ebenso zufällig – ganz »unnormal«. Überhaupt: Was heißt »unnormal«? Gibt es denn einen »normalen« Östrogenspiegel? Sie ahnen die Antwort: Nein, den gibt es nicht. Da die Östrogenkonzentration im Verlauf des Zyklus sehr stark schwankt, kann man den Wert isoliert für sich kaum betrachten, selbst wenn man ganz exakte Daten zum Zyklustag und zu den Beschwerden betroffenen Frau hat.

Natürlich gibt es Situationen, in denen eine Laboranalytik weiterhelfen kann. Beispielsweise ist es in einigen Fällen hilfreich, durch Bestimmung des Progesteronwerts in der zweiten Zyklushälfte zu klären, ob die Betroffene eine Gelbkörperschwäche hat bzw. ob sie überhaupt einen Eisprung hatte. Und es kann auch weiterhelfen, wenn man weiß, ob die Frau in ganz bestimmten Zyklusphasen einen ungewöhnlich hohen oder niedrigen Östrogenspiegel hat. Aber das wiederum nur in Zusammenhang mit ganz genauen Informationen zu Symptomen und Untersuchungsbefunden bei einer Patientin.

Belegen Blutwerten den Beginn der Wechseljahre?

Ja und nein. Der entscheidende Parameter, der etwas darüber aussagt, ob der Eizellvorrat einer Frau zur Neige geht (dies bestimmt nämlich den Zeitpunkt für das Einsetzen der Wechseljahre), ist der FSH-Spiegel im Blut, das ist das Follikel stimulierende Hormon. Dieses Hormon wird von der Hirnanhangdrüse (Hypophyse) ausgeschüttet, um im Eierstock die Eizellreifung in Gang zu bringen. Dies geschieht in erster Linie am Zyklusbeginn. Um diese Vorgänge zu begreifen, muss man sich klarmachen, dass die hormonellen Steuerungen im Körper ganz schlichten und logisch nachvollziehbaren Regelkreisen unterliegen.

Beispiel Schilddrüse

Am besten lässt sich das am Beispiel der Schilddrüse erklären: In den Regelkreisen der Hormone gibt es neben dem Erfolgsorgan, das das eigentliche Hormon produziert, meist ein bis zwei wichtige übergeordnete Schaltstellen. Für die Schilddrüse ist dies zum einen die Hirnanhangdrüse (Hypophyse), die in einer Ausbuchtung der Schädelgrube als Aussackung des Gehirns liegt (ziemlich genau hinter der Nasenwurzel). Aber auch die Hirnanhangdrüse hat einen übergeordneten »Chef«, das ist der sogenannte Hypothalamus, eine wichtige Schaltstelle im Gehirn. Bildlich gesprochen ist die Hypophyse die Kommandobrücke der Schilddrüsenachse, der Hypothalamus ist so eine Art Reederei. Die Reederei gibt die Richtung vor, der Kapitän auf der Brücke setzt dies in Befehle an die ausführenden Organe um. Die Schilddrüse, die das lebenswichtige Thyroxin (Schilddrüsenhormon) produziert, liegt im Bereich des vorderen Halses, vor der Luftröhre. Um Thyroxin zu produzieren, braucht die Schilddrüse einen »Anschub«. Damit immer genau die richtige Menge Hormon im Blut zirkuliert und nicht zu viel oder zu wenig produziert wird, gibt es ein ausgeklügeltes System:

Sowohl Hyptohalamus als auch Hypophyse messen mit speziellen Fühlern unablässig im Blut, wie viel Schilddrüsenhormon herumschwimmt. Ist zu wenig da, schüttet der Hypothalamus unverzüglich TRH aus (Thyrosin Releasing Hormon). Dies gelangt zur Hypophyse, die hierdurch angeregt wird, TSH (Thyreoidea stimulierendes Hormon) zu produzieren. Dies wiederum schwimmt über das Blut zur Schilddrüse und gibt dieser das Signal: »Los, produziere Hormon! (Trijodthyronin = T3 und Thyroxin = T4)«. Das tut die Schilddrüse, sofern sie gesund ist, auch unverzüglich und unverdrossen, woraufhin der Thyroxinspiegel im Blut ansteigt. Dies wiederum wird in kürzester Zeit vom Hypothalamus registriert, der mit seiner »Antriebs-Aktion« wieder etwas zurückfährt und damit auch die Hypophyse in ihrer Kommandofunktion drosselt.

Auf diese Weise wird ständig gemeldet, rückgemeldet und angetrieben oder gedrosselt, sodass rund um die Uhr die Schilddrüsenhormonmenge, die zur Verfügung steht, den aktuellen Bedürfnissen angepasst ist.

Die Bestimmung des FSH-Spiegels

Ähnlich funktioniert dies mit der Achse: Hypothalamus – Hypophyse – Eierstock. Die Regelkreise sind hier nur sehr viel komplizierter, weil es auf allen Ebenen mehr Mitspieler gibt. Hypothalamus und Hypophyse messen jedenfalls permanent die Konzentrationen der Geschlechtshormone, die von den Eibläschen produziert werden. Das »Antriebshormon« für den Eierstock aus der Hypophyse ist das FSH (Follikel stimulierendes Hormon), entscheidendes Hormon zur Auslösung des Eisprungs ist das LH (Luteinisierendes Hormon), das ebenfalls von der Hypophyse gebildet wird.

In dem Moment, wo die Eibläschenreifung am Zyklusbeginn »angesprungen« ist, wird weniger FSH ausgeschüttet. Der FSH-Wert liegt bei Frauen vor den Wechseljahren bei unter 10 mIE/ml. In dem Moment allerdings, wo der Eizellvorrat schwindet und es auch schon mal ein bisschen dauert, bis ein Eibläschen endlich »in die Hufe kommt«, steigt der FSH-Spiegel wieder an – im Bestreben, den Eierstock maximal anzutreiben. Das heißt, je höher der FSH-Spiegel steigt, desto höher ist die Wahrscheinlichkeit, dass im Eierstock kein (großer) Eizellenvorrat mehr lagert und die Frau sich dem Klimakterium bzw. der Eierstockserschöpfung nähert.

Mal hoch, mal niedrig

Die FSH-Bestimmung in der Übergangsphase der Wechseljahre, in denen die Eierstocksfunktion stark schwankt, kann tückisch sein:
Hat man einen Augenblick der weitgehenden Eierstocksruhe erwischt, ist der FSH-Spiegel hoch, und man teilt der Frau mit: Ihre Eierstocksfunktion ist weitgehend erschöpft!
Und dann kann es aber trotzdem sein, dass sich mal wieder ein paar Eibläschen aufraffen und vorübergehend alles wieder (fast) normal arbeitet – und schon ist der FSH-Spiegel bei der Messung wieder im Normbereich. Hat man zu diesem Zeitpunkt erstmals Blut abgenommen, ist es wiederum falsch, der Patientin zu sagen: » Sie sind noch gar nicht in den Wechseljahren!«, denn alles, was Sie auf den vorherigen Seiten über den Verlauf der Wechseljahre gelesen haben, zeigt Ihnen – in dieser Phase geht es gern auf und ab: mit Ihren Symptomen, mit der Aktivität Ihres Eierstocks und eben auch mit den Spiegeln von Östrogen und FSH!

Erst im weit fortgeschrittenen Klimakterium wird man permanent einen erhöhten FSH-Spiegel messen. Wenn dann die Eibläschenreifung endgültig versiegt ist, hat der FSH-Spiegel seinen Höhepunkt erreicht, den er übrigens interessanterweise über viele Jahre beibehält: Ihre Hypophyse wird bis an Ihr Lebensende nicht kapieren, dass aus diesem Eierstock nichts mehr rauszuholen ist, und versucht einfach immer weiter, den Eierstock mit Maximalmengen an FSH anzutreiben! Erst im hohen Alter fällt der FSH-Spiegel etwas ab, erreicht aber nie mehr seinen ursprünglichen Tiefstand.

LH-Gipfel

Vorsicht bei der Interpretation der Werte ist insofern geboten, als der FSH-Spiegel auch immer um den Eisprung herum ansteigt und den sogenannten »LH-Gipfel«, der dem Eisprung unmittelbar vorangeht, begleitet. Will sagen: Bei einem einmalig gemessenen hohen FSH-Spiegel muss die Ärztin oder der Arzt auch sorgfältig bedenken, ob sich die Patientin bei der Blutentnahme zufällig gerade in Eisprungnähe befunden hat und dies den hohen Spiegel erklärt.

DIE GROSSE VERÄNDERUNG

Verhütung – wann ist die Luft endlich rein?

Ein unbestreitbarer Vorteil der Wechseljahre ist, dass das Thema »Empfängnisschutz« keines mehr ist und die Frage nach der Verhütung keine Rolle mehr spielt! Viele Frauen wiegen sich allerdings zu früh in Sicherheit und riskieren womöglich eine ungewollte Schwangerschaft.

Die 47-jährige Rebecca Lohmann ist zur Routineuntersuchung bei der Frauenärztin. Frau Lohmann hat noch bis vor einem halben Jahr ganz regelmäßig geblutet, die Blutungen waren in den letzten Jahren immer sehr heftig und dauerten häufig sieben bis acht Tage. Jetzt hat sie nur noch ganz sporadisch Blutungen, die auch nicht mehr stark sind. Frau Lohmann hat leichte Schlafstörungen und ab und zu Hitzewallungen, ansonsten aber, sagt sie, gehe es ihr prima. Vor allem aber sei sie froh, dass die lästige Bluterei allmählich ein Ende zu haben scheint. Der Eisenspiegel, den sie vor Kurzem habe kontrollieren lassen, sei endlich wieder gut, was sie gleich an besserer Haut und festeren Nägeln bemerkt habe. Kurz vorm Verlassen des Sprechzimmers hält sie allerdings inne mit den Worten: »*Ach, noch eine Frage: Mit Verhütung ist doch jetzt Schluss, oder? Da kann doch jetzt nichts mehr passieren, nicht wahr?*«

Ein Seufzen aufseiten der Ärztin: »Tja, so einfach ist das nicht, Frau Lohmann, setzen Sie sich nochmal, da müssen wir ein wenig ausholen!«

Die Sache mit der Schwangerschaft

Wenn Frau Lohmann in ihrer jetzigen Situation mit den Worten »Ich möchte noch ein Kind« ins Sprechzimmer käme, würde man ihr rasch die weitgehende Hoffnungslosigkeit dieses Wunsches klarmachen und sagen: »Frau Lohmann, das wird nichts mehr!« Umso paradoxer erscheint es nun, wenn man ihr angesichts der Lage sagen muss: »Liebe Frau Lohmann, leider ist das Thema Verhütung noch nicht vom Tisch. Es ist zwar, zugegeben, wenig wahrscheinlich, dass Sie noch schwanger werden. Aber solange Sie noch bluten, auch wenn es nur ab und zu ist, bedeutet das, dass noch Eizellen und Eibläschen im Eierstock zur Reife gelangen können, und es genügt ja, wenn nur eins durchkommt!«

Wenn wir bei Fortbildungen erfahrene niedergelassene Frauenärzte und -ärztinnen zum Thema Schwangerschaft über 50 Jahre befragen, dann hat ca. jeder/jede Zweite schon eine Schwangere von über 50 Jahren in seiner/ihrer Praxis gehabt. Der »Spitzenreiter« war eine 57-jährige Frau. In unserer Sprechstunde gibt es eine Reihe von über 55-Jährigen, bei denen wir noch einen Eisprung nachgewiesen haben. Klar ist dies die Ausnahme, aber man muss wissen, dass theoretisch der Eintritt einer Schwangerschaft möglich ist, solange noch – auch sporadisch – Blutungen auftreten, denn Blutungen sind ein untrügliches Zeichen für eine noch vorhandene Östrogenproduktion, und wo soll die herkommen, wenn nicht aus noch vorhandenen Eizellen bzw. Eibläschen? Selbst wenn jemand schon sechs Monate nicht mehr geblutet hat: Es reicht, wenn aus der Tiefe des Eierstockes doch noch einmal ein Eibläschen mit Eizelle zur Reife und zum Eisprung gelangt! Man muss allerdings dazusagen, dass die Rate von Fehlgeburten in dieser Altersklasse sicher bei über 50 Prozent angesiedelt ist (genaue Statistiken liegen nicht vor, aufgrund dann doch zu geringer Fallzahlen).

Grob gilt bei uns die Faustregel: Auf Verhütung kann dann verzichtet werden, wenn eine unter 50-Jährige zwei (!!) Jahre keine Blutung mehr hatte, bei den über 50-Jährigen reicht ein Jahr Blutungsfreiheit. Diese Aussage wird dadurch erschwert, dass gerade in dieser Altersgruppe viele Frauen Hormone nehmen und man dann nicht sagen kann, ob es sich um eine spontane Blutung handelt oder um eine durch die eingenommenen Hormone ausgelöste. Leider hilft auch eine Hormonbestimmung im Blut hier nicht weiter.

Schwanger mit 45 +?

Viele Frauen glauben, ab 45 nicht mehr verhüten zu müssen. Dass dies ein Irrglaube ist, beweist die Hamburger und schleswig-holsteinische Geburtenstatistik: Von insgesamt 16.179 in der Hansestadt im Jahr 2005 geborenen Babys hatten 35 Mütter, die über 45 Jahre alt waren, in Schleswig-Holstein waren es 27 von 23.027 Babys. Auf der anderen Seite zeigen die Daten des statistischen Bundesamtes von 2005, dass es in der Altersgruppe der 45- bis 55-Jährigen bundesweit insgesamt 678 Abtreibungen gab (bei rund 124.000 Abtreibungen im Jahr 2005 insgesamt), in den Vorjahren lagen die Abtreibungszahlen für über 45-Jährige in der gleichen Größenordnung. Mit anderen Worten: Für Frauen über 45 Jahre ist die Chance einer Schwangerschaft sehr gering (< 0,2 %), aber dennoch vorhanden.

Pille – ja oder nein?

Nach diesem Exkurs fragt Frau Lohmann: »*Und was sind in meinem Alter die Möglichkeiten der Empfängnisverhütung – neben dem Kondom?*«

Früher wurde im Allgemeinen bei Frauen jenseits der 40 empfohlen, die Antibabypille abzusetzen. Heute sieht man dies weniger streng, sofern bestimmte Voraussetzungen vorliegen. Es gibt durchaus Frauen, für die die Einnahme der Antibabypille nicht nur möglich ist, sondern eine Reihe von Vorteilen mit sich bringt. Das betrifft Frauen, die weder Risiken für eine Thrombose noch für einen Herzinfarkt oder einen Schlaganfall mitbringen (noch eine solche Erkrankung schon gehabt haben).

Mit anderen Worten: Frauen, die nicht übergewichtig sind, keinen Bluthochdruck haben, nicht rauchen, keinen erhöhten Cholesterinspiegel haben und bei denen es in der engeren Familie keine Fälle von Herzinfarkten, Thrombosen oder Schlaganfällen bei unter 60-Jährigen gibt. Zugegeben: Bei den über 40-Jährigen trifft dieses Profil vielleicht auf 20 Prozent der Frauen zu (reine Schätzung der Autorinnen! Es gibt hierzu keine Daten.).

Viele Vorteile

Für diese Gruppe ergibt sich aber bei Anwendung der Antibabypille eine Reihe von Vorteilen, die nicht zu unterschätzen sind: Neben der absolut sicheren Empfängnisverhütung ist die Blutungskontrolle mit der Antibabypille ausgezeichnet, Hitzewallungen (wenn schon vorhanden) werden meist günstig beeinflusst, und bei schon vorhandenem Östrogenmangel besteht auch ein Osteoporoseschutz. Außerdem ist eine Pilleneinnahme bei Frauen, die zu Haarausfall oder Akne neigen, meist hilfreich.

Wann muss die Pille endgültig abgesetzt werden?

Eine strenge Altersgrenze hierfür gibt es nicht. Nach dem 50. Lebensjahr setzt man die Pille meist ab, zumal dann irgendwann eine Verhütung nicht mehr notwendig ist und Gefäß- und Herzkreislauf-Risiken altersbedingt stetig zunehmen. Dennoch: Ganz strikt ist diese Altergrenze nicht, bei guter Verträglichkeit der Pille und keinerlei Risikofaktoren kommt es auf ein oder zwei Jahre mehr vermutlich nicht an.

All dies gilt auch für den seit einigen Jahren erhältlichen Vaginalring (Nuvaring®), der im Prinzip genau wie eine klassische Antibabypille funktioniert. Der Ring gibt kontinuierlich in der Vagina die Pillenhormone ab, bleibt dort über den Zeitraum von drei Wochen liegen, eine Woche ist dann ringfrei, bevor man den nächsten Ring legt. Auch wenn der Ring die Pillenhormone etwas niedriger dosiert enthält als die geschluckte Antibabypille, gelten die gleichen Regeln und Gegenanzeigen für ihn wie für die klassische Antibabypille, d. h. er ist insbesondere bei Frauen über 40 nicht zu empfehlen, wenn Thrombose und Herz-Kreislauf-Risiken vorliegen.

Hormonhaltige Spiralen

Nun ist die Gruppe der Frauen, die entweder die Pille nicht nehmen wollen, nicht (mehr) vertragen oder wegen der genannten Risikofaktoren schlicht nicht nehmen dürfen, sehr viel größer als die oben beschriebene Gruppe. Und es gibt durchaus eine Reihe von anderen Möglichkeiten zur sicheren Empfängnisverhütung, die sehr effektiv sind und ebenfalls zusätzliche Nutzen aufweisen.

Sehr beliebt ist die Verwendung einer hormonhaltigen Spirale (Mirena®), die gerade für Frauen mit Blutungsstörungen sehr geeignet ist. Die Hormonspirale gibt permanent geringe Mengen eines synthetischen Gestagens (hier: Levonorgestrel) in die Gebärmutterhöhle ab. Der empfängnisverhütende Schutz beruht auf den lokalen Wirkungen des Gestagens: Der Schleimpfropf im Gebärmutterhals wird zäher, und Spermien können nur noch schwer in die Gebärmutterhöhle vordringen.

Geringe und kurze Blutungen

Wesentlicher ist aber, dass der monatliche Aufbau der Gebärmutterschleimhaut durch die durchgehende lokale Gestagenwirkung (denken Sie an die Maurer und Klempner) stark vermindert wird. Hierdurch wird die monatliche Blutung nach und nach kürzer, schwächer und weniger schmerzhaft, wobei in den ersten Monaten nach Einsetzen der Spirale auch häufig Zwischenblutungen oder verlängerte Blutungen auftreten können. Nach drei bis sechs Monaten kommt es dann meist zum völligen Erliegen der Blutungen, oder es treten nur noch ganz geringe und kurze Blutungen auf. Ein weiterer Vorteil der Methode ist, dass man bei beginnenden Wechseljahresbeschwerden wie Hitzewallungen zusätzlich Östrogen (als Pflaster, Gel oder Tabletten) verwenden kann, ohne gleichzeitig ein Gestagen nehmen zu müssen, der Schutz der Gebärmutterschleimhaut ist ja bereits durch das Gestagen in der Spirale gewährleistet. Die Hormonspirale ist also gerade in der Phase des klimakterischen Übergangs eine durchaus empfehlenswerte Verhütungsmethode.

Nachteile der Spirale

»Gibt es Nachteile der Hormonspirale?«, fragt Frau Lohmann. »Wenn das alles so prima ist, warum nehmen dann nicht alle Frauen, die verhüten wollen, die Hormonspirale?«

Kupferspirale

Natürlich ist auch die herkömmliche Kupferspirale zur Verhütung in dieser Lebensphase möglich. Erfahrungsgemäß haben die Frauen hiermit aber eher stärkere, längere und schmerzhaftere Blutungen, sodass gerade bei Blutungsproblemen die Kupferspirale nicht ideal ist. Frauen, die schon lange problemlos mit dieser Methode verhüten, können so lange damit fortfahren, bis »die Luft rein ist«.

DIE GROSSE VERÄNDERUNG

Na ja, immerhin gibt es schon einmal eine Reihe von Frauen, denen prinzipiell der Gedanke an einen »Fremdkörper« im Bauch unangenehm ist. Bei einigen (wenigen) Frauen kommt die Blutung auch leider nicht zum Stehen, sondern es gibt wider Erwarten auch nach einem halben Jahr mehr Blutungen als vorher (dies ist aber die Ausnahme).

Bei einigen (ganz wenigen) machen sich systemische Wirkungen der Spirale bemerkbar (auch wenn die Spiegel des Gestagens im Blut ca. zehnmal niedriger sind als bei geschluckten oder geklebten Gestagenen): z. B. in Form von vermehrten Pickeln oder Haarausfall.

Frauen, die besonders unter der hormonellen Berg-und-Tal-Fahrt im Klimakterium leiden, lösen dieses Problem durch die Hormonspirale nicht (bei manchen wird es sogar schlimmer), sodass dann zusätzlich Hormone zum Einsatz kommen müssen.

Nicht gerade billig

Der vielleicht größte Nachteil der Hormonspirale ist der Preis: Das Legen einer solchen Spirale kostet in der Regel einige hundert Euro, und es gibt ja nie die Garantie, dass die Frau die Spirale verträgt und möglicherweise umsonst investiert hat.

Andererseits kann die Spirale fünf Jahre liegen bleiben, ehe sie ersetzt werden sollte, sodass sich der Preis dann deutlich relativiert. Die empfängnisverhütende Sicherheit entspricht derselben, die auch für eine Sterilisation gilt, und ist damit extrem hoch.

Reine Gestagen-Pille

»Gibt es denn in meiner Situation noch andere hormonelle Methoden zur Verhütung?«, fragt Frau Lohmann. Gibt es, in der Tat. Gerade bei Frauen, die möglichst keine Östrogene nehmen sollen (z. B. bei hohem Gefäß- oder Herz-Kreislauf-Risiko), gibt es die Möglichkeit einer reinen Gestagen-Pille (Cerazette®). Diese ist eine Weiterentwicklung der altbekannten Minipille, ist aber deutlich sicherer im Empfängnisschutz und muss auch nicht wie diese auf die Stunde genau eingenommen werden. Anders als die klassische Minipille unterdrückt die Cerazette® fast sicher den Eisprung, bietet aber zusätzlichen Schutz durch Verdickung des Muttermundschleims (Spermien können nicht mehr oder nur sehr schlecht in die Gebärmutterhöhle eindringen). Außerdem baut sich die Gebärmutterschleimhaut nicht mehr so hoch auf (ähnlich wie bei der Hormonspirale), und die Einnistung des befruchteten Eies wird gestört. Alles in allem ist der Empfängnisschutz so hoch wie bei der herkömmlichen Antibabypille.

Vorteile

Man nimmt das Präparat durchgehend ohne Pause ein. Hormonelle Schwankungen werden durch Drosselung der Eierstocksaktivität abgeschwächt. Im günstigsten Fall kommt es hierbei zum kompletten Ausbleiben der Regelblutung oder zu lediglich sporadischen Blutungen, die einige Tage dauern. Migränepatientinnen berichten häufig über eine

Besserung ihrer Beschwerden (seltenere und schwächere Attacken). Auch hier kann die betroffene Frau bei zwischenzeitlich auftretenden klimakterischen Beschwerden zusätzlich ein Östrogen nehmen.

Nachteile

Was sind die Nachteile? Zehn bis 20 Prozent der Frauen klagen über häufige Schmierblutungen bis hin zu Dauerblutungen, bei fünf bis zehn Prozent der Frauen kommt es zu vermehrten Pickeln oder auch zu Haarausfall, seltener jedoch zu einer Gewichtszunahme oder zu Libidostörungen.

Alles in allem ist diese Methode eine echte Alternative, z. B. für Frauen, die eine hohe Thrombosegefährdung haben. Frauen, die zu sogenannten Androgenisierungssymptomen neigen (das sind Auswirkungen einer verstärkten männlichen Hormonwirkung) wie Akne und Haarausfall, kommen häufig mit der Cerazette® nicht so gut zurecht.

Standard-Kombinationspräparate

Gelegentlich ist eine ganz maßgeschneiderte Kombination von einzelnen auf dem Markt befindlichen Gestagen- und Östrogenpräparaten notwendig, um einerseits eine sichere Empfängnisverhütung sicherzustellen und andererseits klinische Symptome, seien es Blutungsstörungen oder unerwünschte Nebenwirkungen der zuvor beschriebenen Methoden, in den Griff zu bekommen.

Dies setzt allerdings in der Regel große Erfahrung mit dem differenzierten Einsatz von Hormontherapien voraus und kann möglicherweise nur vom Spezialisten bewerkstelligt werden.

Eine Reihe von auf dem Markt erhältlichen Standard-Kombinationspräparaten, wie sie bei der Therapie von Wechseljahrsbeschwerden eingesetzt werden, ist zur Empfängnisverhütung durchaus geeignet, wenn auch hierfür nicht explizit zugelassen.

Es gibt von den Herstellern keine entsprechenden Studien, welche die Sicherheit in puncto Empfängnisverhütung untersucht haben. Wenn man aber andererseits die geringe Chance, überhaupt schwanger zu werden, mit einberechnet, hat auch ein solches Vorgehen durchaus seines Berechtigung, auch wenn Ihre Ärztin oder Ihr Arzt Ihnen sagen muss: Eine Restunsicherheit bleibt, auch wenn dies eher ein juristisches Problem darstellt.

Die Dreimonatsspritze

»Was ist eigentlich mit der Dreimonatsspritze«, fragt Frau Lohmann, »von der haben Sie noch gar nicht gesprochen! Meine Freundin nimmt die schon seit Jahren und wie sie mir erzählt hat, ist sie damit sehr zufrieden!«

Sie erntet ein Stirnrunzeln. Der Einsatz der Dreimonatsspritze birgt insbesondere bei der schon (leicht) klimakterischen Frau eine Reihe von Problemen, sodass der Einsatz gut überlegt sein muss. Die Dreimonatsspritze enthält ein reines Gestagen, das als Depot alle drei Monate tief intramuskulär, d.h. in der Regel in den Gesäßmuskel gespritzt wird. Kurz nach der Injektion hat man vorübergehend im Blut erst einmal sehr hohe Gestagenspiegel, die dann später wieder abfallen. Aus dem Depot wird dann kontinuierlich der Wirkstoff ins Blut abgegeben. Die relativ hohe kontinuierliche Gestagenwirkung unterdrückt die Eierstockfunktion weitgehend, sodass einerseits kein Eisprung stattfindet, andererseits auch kaum noch oder gar kein Östrogen mehr produziert wird.

Gibt es Risiken?

Was ist das Problem? Zum einen ist gerade bei Frauen, die ein Risiko für Infarkt, Thrombose oder Schlaganfall besitzen, dieses Risiko durch den hohen Gestagenspiegel gleich nach der Injektion sicher erhöht. Das heißt: Für eine Frau, die beispielsweise die klassische Antibabypille nicht nehmen darf, ist auch die Dreimonatsspritze ungeeignet.

Zum anderen befinden sich die Betroffenen mit der Dreimonatsspritze meist in einem Östrogenmangelzustand (durch Unterdrückung der eigenen Östrogene), dies führt zu einem vermehrten Abbau der Knochenmasse (was sich in einer Osteoporose manifestieren kann), von dem Frauen während und nach dem Klimakterium ohnehin verstärkt gefährdet sind. Gerade bei den Wechseljahrspatientinnen (oder denen, die sich kurz davor befinden), raten wir daher im Allgemeinen von der Dreimonatsspritze ab.

Frau Lohmann ist durch die vielfältigen Möglichkeiten einer sicheren Verhütung zunächst einmal verwirrt, und um die für sie geeignete Methode herauszufinden, ist es nötig, mit ihr ganz genau Risikoprofil, Beschwerden, bisherige Verhütungsmethoden und deren Verträglichkeit zu besprechen. Erst mal will sie sich alles durch den Kopf gehen lassen (oder doch der Einfachheit halber weiter mit Kondom verhüten) – immerhin sagt sie beim Rausgehen: *»Ist ja enorm, wie vielfältig die Möglichkeiten heute sind, es scheint ja wirklich möglich zu sein, geradezu eine maßgeschneiderte Methode für mich zu finden!«*

Recht hat sie, denn glücklicherweise haben wir heute eine Fülle von Ansätzen, die es uns ermöglichen, den meisten Frauen in der Wahl einer passenden Methode gerecht zu werden.

Sterilisation

In Einzelfällen kann man auch über eine Sterilisation nachdenken, vielleicht besonders dann, wenn alle anderen Methoden nicht funktionieren oder zu riskant sind. Andererseits ist eine Sterilisation immer mit einem (wenn auch kleinen) OP-Risiko verknüpft, das man vielleicht nicht eingehen möchte, wenn es ohnehin nur noch um einen überschaubaren Zeitrahmen geht, für den man die Empfängnisverhütung braucht. Im Übrigen wissen viele Frauen nicht, dass auch eine Sterilisation keinen hundertprozentigen Empfängnisschutz bietet!

Die Last mit der Lust

Sexualität in den Wechseljahren ist für Männer und Frauen oft ein Tabu-Thema. Nicht nur das: Viele Frauen leiden an ihrer Lustlosigkeit. Sie fragen sich, ob diese vielleicht etwas mit den hormonellen Veränderungen der Wechseljahre zu tun haben könnte. Könnte sie!

Wenn die Lust am Sex ausbleibt ...

So auch Gertrud Möller, 53 Jahre. Sie war zur allgemeinen Krebsvorsorgeuntersuchung bei ihrer Frauenärztin angemeldet. Die Untersuchung ist fertig, alles ist in Ordnung. Frau Möller ist schon fast wieder aus dem Sprechzimmer heraus, da dreht sie sich noch einmal um und fragt »*Sagen Sie mal, ist das eigentlich normal, dass man in meinem Alter keine Lust mehr auf Sex hat?*«

Auch Sabine Zaum, 48 Jahre, ist ganz unglücklich über ihre sexuelle Lustlosigkeit. »*Mein Mann und ich hatten früher immer ein schönes, erfülltes Sexleben. Wir haben oft miteinander geschlafen. Jetzt habe ich einfach keine Lust mehr auf Sex mit meinem Mann. Ich weiß nicht, woran es liegt, denn eigentlich liebe ich ihn doch.*

Früher kam die Lust auf Sex immer ganz spontan. Sind daran vielleicht die Wechseljahre schuld?«

Oder es geht so wie bei Elisabeth Zeppelin, 51 Jahre. Sie hat schon seit sechs Monaten keine Regelblutung mehr. Unter Hitzewallungen leidet sie nicht, und gesundheitlich geht es ihr eigentlich auch ganz gut, aber es gibt trotzdem Probleme: »*Jedes Mal, wenn ich mit meinem Mann Sex habe, tut es weh.*«

In den letzten Jahren hat die Zahl der Frauen, die über sexuelle Lustlosigkeit klagen, deutlich zugenommen. In den Medien ist das Thema »sexuelle Unlust« ein Dauerbrenner. Man kann sich gar nicht retten vor Tipps und Tricks, wie der »Lustlosigkeitsfalle« zu entkommen sei. Auch wenn die Medien den Eindruck erwecken möchten: So einfach ist die Sache offensichtlich oft nicht.

DIE GROSSE VERÄNDERUNG

Umfragen malen ein düsteres Bild. Fast jede zweite deutsche Frau gibt an, dass ihre sexuellen Erlebnisse und die Qualität ihrer Sexualität nur teilweise, kaum oder gar nicht ihren sexuellen Bedürfnissen entsprechen. Sex findet mit dem Alter immer weniger häufig statt, angeblich lässt auch der Wunsch nach sexuellen Kontakten nach. Die Wechseljahre scheinen sich ganz besonders ungünstig auszuwirken: Manche Studien sagen, dass jede zweite Frau in und nach den Wechseljahren keine Lust mehr auf Sex hat.

Woran liegt es bloß, dass sich die Sexualität mit den Wechseljahren so verändert? Am Alter? An den Hormonen? Am Partner? An der Lebenssituation?

Vermutlich ist es ein bisschen von allem. Mit den Wechseljahren ändert sich vieles: Die hormonellen Turbulenzen verursachen eine Reihe von Beschwerden. Der Zeiger auf der Waage rutscht nach und nach immer weiter nach rechts (unabhängig davon, ob man Hormone nimmt oder nicht), die Figur ändert sich, unerwünschte Falten und die allmählich dünner werdenden Haare tun ein Übriges. Vielen Frauen bereitet das (vermeintliche) Nachlassen ihrer körperlichen Attraktivität im Hinblick auf ihre Sexualität Probleme. Viele stellen sich die Frage: »Bin ich so überhaupt noch begehrenswert?«

Die Lust fällt nicht vom Himmel

Sexuelle Probleme können viele Ursachen haben, die sich auch gegenseitig beeinflussen. Hierzu gehören unbewältigte Konflikte, wie z. B. ein nicht erfüllter Kinderwunsch, eine rigide Sexualerziehung, religiös motivierte Schuldgefühle, eine schiefgegangene Ehe oder Konflikte in der Partnerschaft, ein Partner, der vielleicht nicht mehr den eigenen Ansprüchen an Attraktivität genügt, der sich »gehen lässt« oder der plötzlich schwer krank wird.

Auch ein Verlust des Arbeitsplatzes, Existenzängste oder finanzielle Sorgen können an der Entstehung sexueller Probleme beteiligt sein. In vielen Fällen lässt sich allerdings kein so eindeutiger Aufhänger für die Entstehung eines sexuellen Problems finden.

Auf leisen Pfoten schleicht sich die sexuelle Lustlosigkeit in eine an sich gut funktionierende liebevolle Partnerschaft: Am Anfang sind es möglicherweise die Kinder, die Sie fordern, oder die Arbeit, die Spaß macht und Zeit und Einsatz braucht.

Abends sind beide oft kaputt, es gibt viele Termine, vielleicht auch Sorgen, alltägliche Dinge, die geplant und besprochen werden wollen. Hier und da wird der andere einmal in den Arm genommen und vielleicht abends noch ein bisschen gekuschelt.

Unversehens in der Lustfalle

Sex findet immer seltener statt, und irgendwann fällt Ihnen auf, dass »das letzte Mal« ja schon Wochen her ist. Und ehe man sich versieht, steckt man mittendrin in der Spirale: Man müsste doch mal wieder Sex haben … aber – wo ist denn bloß die Lust hin? Und schon sitzt man und wartet, dass die Lust doch kommen – gleichsam vom Himmel fallen – möge. Und je angestrengter man wartet, umso mehr verschwindet das letzte Fitzelchen Lust. Voller Stress fragt man sich, woran es denn nur liegen könne und was denn nun zu tun sei.

Ein mittelschwerer Albtraum

Und schon tut sich die nächste Falle auf: Zu der herbeigesehnten (und somit höchst effektiv vertriebenen) Lust gesellt sich die Sorge, dass vielleicht etwas mit der Beziehung nicht stimme. Denn, so die weit verbreitete Meinung: Wenn man sich man sich liebt, hat man auch ganz spontan Lust auf Sex (am besten zur selben Zeit wie der Partner und dann auch noch auf dasselbe!).

Daraus wird dann im Umkehrschluss gefolgert, dass wohl mit der Partnerschaft etwas verkehrt sein müsse, wenn sich sexuelle Lustlosigkeit immer stärker breitgemacht hat. In einer solchen Situation ist das Risiko hoch, dass spätestens jetzt der intime Kontakt zum Partner völlig verloren geht.

Vielleicht versucht man es noch mal, begleitet von der bangen Frage: »Mach ich es ihm oder ihr auch recht?«, und lässt es dann irgendwann ganz bleiben oder man tut es nur ihm zuliebe, nach dem Motto: »Hoffentlich nicht so schnell wieder« oder »Ist er bald fertig?« Und schon ist aus dem vormals für die Partnerschaft so guten Sex ein mittelschwerer Albtraum geworden mit Lustlosigkeit, Angst und Unsicherheit …

Nicht auf die Lust warten!

Die alten Konzepte von Kaplan, Masters & Johnson sind in vielen Köpfen fest verankert: Sexuelle Lust gilt in diesem Konzept als Triebfeder sexueller Aktivität. So weit die Theorie. Viele Studien haben jedoch gezeigt, dass sich diese viel beschworene spontane Lust zwar am Anfang einer Liebe noch häufig blicken lässt, sich dann aber zunehmend rar macht. Neuere, viel diskutierte Theorien gehen davon aus, dass in länger andauernden Beziehungen nicht mehr die spontane Lust, sondern oft andere Motive Gründe dafür sind, intime Kontakte zu haben. Dazu gehören z. B. die Suche nach Nähe, gemeinsames Vergnügen, Entspannung etc. Und wo bleibt die Lust? Sie kommt beim Machen! Was kann man daraus lernen? Nicht auf die Lust warten! Je intensiver man wartet, desto weniger wird sie sich blicken lassen. Die Alternative könnte sein, sich aktiv um körperliche Intimität zu kümmern. Wie das gehen kann?

Lust kommt beim Machen!

Dr. Ulrike Brandenburg, Sexualmedizinerin aus Aachen, schlägt Folgendes vor: »Denken Sie doch einmal an die letzte Einladung oder Verabredung, zu der Sie überhaupt keine Lust hatten. Noch kurz vorher hätten Sie unglaubliche Lust dazu gehabt, sich vor den Fernseher zu hängen, Sekt zu schlürfen, Pralinen zu essen usw. Jedenfalls viel mehr Lust, als sich ›aufbrezeln‹ zu müssen, scheinbar gut gestimmt und gestylt ordentlich Kontakte zu machen, auf welchem Fest auch immer. Dennoch. Selbstverständlich haben Sie es gemacht, weil Sie ja verabredet waren. Sie sind hingegangen und haben dann auch dafür gesorgt, dass es nett wurde, haben Spaß gehabt und sind zufrieden nach Hause gefahren. Und das alles nach dem anfänglichen Gefühl ›Ich habe keine Lust‹. Warum ist das so anders, wenn es um sexuelle Lust geht? Steht uns vielleicht die scheinbare Heiligkeit des persönlichen Gefühls beim Thema ›Lust‹ im Weg? Was ist wichtiger, mein persönliches aktuelles Gefühl oder das Wissen darum, dass ein bisschen Sex der Liebe guttun würde. Vielleicht ist es eine gute Idee, die geltenden Lustmythen einmal in Frage zu stellen und die Lust ihrer Heiligkeit zu berauben. Und gleichzeitig mein persönliches Gefühl in Bezug auf sexuelle Lust seiner absoluten Gültigkeit zu berauben.« (aus Ulrike Brandenburg: Von der Heiligkeit entkleiden – Überlegungen zu einem Konzept sexueller Lust. pro familia-Magazin, 34. Jahrgang, Heft 03/2006, Seite 7-8)

Lust-Mythen machen das Leben schwer

Ähnlich wie das (Miss-)Konzept, dass, wer sich liebt, auch immer Lust aufeinander haben muss und dass die Lust auch in länger andauernden Beziehungen immer noch spontan vom Himmel fällt, so gibt es noch eine ganze Reihe anderer Märchen und Mythen, die einem das Leben ganz schön schwermachen können. Da wäre z. B. die Sache mit dem »richtigen Orgasmus«: Nur der »vaginale« Orgasmus ist der richtige, alles andere zählt nicht oder ist »unreif«. Dabei brauchen die meisten Frauen, um zum Orgasmus zu kommen, eine mehr oder weniger direkte Stimulation der Klitoris, weil dort der empfindlichste und sensibelste, am leichtesten erregbare Teil des Genitales lokalisiert ist.

Ein weiteres Märchen ist die Geschichte, dass man im Alter per se keine Lust mehr auf Sex hat. Viele Studien zeigen, dass es nicht das Alter an sich, sondern vielmehr das Alter der Beziehung ist, was die Häufigkeit sexueller Kontakte bestimmt. So wie bei der 63-jährigen Elisabeth Neumeier, die, nachdem sie jahrelang über sexuelle Lustlosigkeit geklagt hatte, ihren desinteressierten, schnarchenden und sie ständig gängelnden Ehemann vor die Tür gesetzt hat und nun das große Glück hatte, noch einmal einen Mann kennenzulernen, mit dem sie ihre Lust auf Sex plötzlich wieder entdeckt hat. Um nicht missverstanden zu werden, es geht hier nicht darum, Lustlosigkeit durch ständigen Partnerwechsel zu kurieren, sondern deutlich zu machen, dass Lust von vielen Dingen abhängt und dass das Alter an sich kein Grund ist, keine Lust zu haben.

Störfaktor Wechseljahre

Oft sind Frauen, die über eine große sexuelle Unlust klagen, gar nicht so lustlos, wie es auf den ersten Blick aussieht. Beim genauen Nachfragen finden sich dann doch erotische Träume oder Lebenssituationen, in denen plötzlich und unerwartet sexuelle Lust auftaucht. Eine australische Untersuchung zeigt, wie sich die Sexualität über die Wechseljahre hinweg verändert und welche Faktoren Einfluss auf die Sexualität der Frauen nehmen. Sieben Jahre lang wurden die Frauen Jahr für Jahr untersucht. Im Verlauf der Wechseljahre nahm die Libido ab, erotische Reize wirkten nicht mehr so wie früher, Schmerzen beim Sex wurden häufiger, Probleme mit dem Partner auch. Bei der Suche nach der Ursache trat Erstaunliches zutage. Für die Frage, wie sich die Sexualität nach den Wechseljahren im Vergleich zu der Situation vor den Wechseljahren entwickeln wird, war nichts so wichtig wie die Partnerschaft: War die Sexualität mit dem Partner schon vor den Wechseljahren gut, waren die Chancen gut, dass dies auch so blieb. Gab es schon vorher sexuelle Probleme, konnte es gut sein, dass sich diese Probleme in und nach den Wechseljahren noch weiter verschärften.

Der Einfluss des Östrogenspiegels spielte in dieser sehr gründlichen australischen Untersuchung dagegen nur eine untergeordnete Rolle.

Östrogene und Sexualität

Aus unserer Praxis-Erfahrung und vielen anderen Untersuchungen geht hervor, dass man die Wirkung der Östrogene auf die Sexualität aber nicht unterschätzen darf.

Dies gilt besonders für das Auftreten von Schmerzen beim Sex. Was ist das Problem? Östrogene sind für die Scheide und das äußere Genitale mit großen und kleinen Schamlippen wichtig. Fehlen sie, so wird aus einer bis dahin noch rosigen, gut durchbluteten, dicken Scheidenhaut ein dünnes, rissiges, empfindliches, trockenes Gewebe, das sich leicht entzündet. Während die Scheidenhaut vorher noch wie ein Stück rosafarbener Samt wirkte, sieht sie bei Östrogenmangel eher wie ein Stück vergilbtes, brüchiges Papier aus. Die Scheide verengt sich, die Schamlippen bilden sich zurück. Dass das beim Sex Probleme machen kann, ist leicht vorstellbar. Alles ist trocken, reibt, tut weh, wird beim Sex nicht richtig feucht und reißt schlimmstenfalls sogar ein. Die Anfälligkeit für Infektionen wächst, weil durch den Östrogenmangel das normale saure Scheidenmilieu gestört ist. Viele haben deshalb ständig Beschwerden mit Blasen- oder Scheidenentzündungen. Darüber hinaus sind Östrogene wichtig für die Empfindlichkeit der Nervenenden in der Klitoris (Kitzler), der Scheide und den Schamlippen.

Anders ausgedrückt: Ein Östrogenmangel kann bewirken, dass sich das Streicheln der Klitoris nicht mehr so anfühlt wie früher, dass ihre Klitoris nicht mehr so empfindlich reagiert wie früher und Sie deshalb auch Schwierigkeiten haben, erregt zu werden.

Östrogenmangel lokal ausgleichen

Diese typischen Folgen des Östrogenmangels in den Wechseljahren lassen sich gut behandeln. Es gibt viele verschiedene östrogenhaltige Cremes, Tabletten, Zäpfchen oder sogar einen Östrogen freisetzenden Ring, der für jeweils drei Monate in die Scheide eingelegt werden kann.

Diese Form der Hormontherapie wirkt in erster Linie vor Ort an Scheide, Schamlippen und Blase, weswegen Sie auch wenig Angst vor den bei einer Hormonbehandlung sonst zur Debatte stehenden Nebenwirkungen haben müssen. Es spricht vieles dafür, dass Sie diese Form der Hormonbehandlung der Scheide über Jahre hinweg durchführen können, ohne dass Sie mit nennenswerten Nebenwirkungen oder Beschwerden rechnen müssen.

Wenn Sie ganz auf Hormone verzichten möchten, können Sie natürlich auch ein Gleitgel anwenden. Zur Pflege der empfindlichen Haut des Genitales gibt es mittlerweile eine große Zahl spezieller Pflegeprodukte, wie z. B. hyaloronsäurehaltige Cremes und Gele für die Scheide, aber auch fetthaltigere Pflegecremes für das äußere Genitale. Es ist generell erstaunlich, wie viel Geld Frauen für Ihre Gesichtspflege ausgeben. Andere Körperbereiche, die ebenfalls eine pflegliche Behandlung verdient haben, wie das äußere Genitale, werden gern vernachlässigt.

Es wäre nicht korrekt, wenn man behaupten würde, dass ein Östrogenmangel bei allen Frauen in den Wechseljahren zu Problemen beim Sex führt, denn es gibt auch eine ganze Reihe von Frauen, die überhaupt keine Probleme haben und dies nicht etwa, weil sie auf Sex verzichten würden. Was ist bei diesen Frauen anders bzw. was machen sie anders? Wenn man weiß, dass ein Östrogenmangel eigentlich immer und unausweichlich zu einer Verengung von Scheide und Rückbildung der Schamlippen führt, ist es auf den ersten Blick schwer vorstellbar, das Sex in so einer Situation schmerzfrei möglich sein soll. Verschiedene Studien sind diesem Phänomen nachgegangen und haben gezeigt, dass es ganz entscheidend ist, ob eine Frau genau die erotische Stimulation ihres Genitales bekommt, die sie braucht, um Erregung zu verspüren und auch die äußeren Zeichen von Erregung zu entwickeln (wie Feuchtwerden und ein Anschwellen von Schamlippen und Klitoris).

Ist eine solche optimale Stimulation gegeben, reagiert eine Frau auch bei einem ausgeprägten Östrogenmangel genauso wie eine Frau, die sich noch vor dem Klimakterium befindet und die noch ausreichend mit Östrogenen versorgt ist. Die Praxis lehrt aber, dass viele Frauen dennoch die Hilfe von Östrogenen benötigen, um keine Probleme beim Sex zu haben.

Hormontherapie verbessert Libido

Da sich natürlich auch die typischen und klassischen Wechseljahrsbeschwerden mit Schweißausbrüchen, Hitzewallungen, schlechtem Schlaf und Stimmungsschwankungen negativ auf die Sexualität einer Frau auswirken können, ist es nicht verwunderlich, dass allein das Verschwinden dieser Beschwerden durch eine Hormontherapie mit dazu beitragen kann, dass sich die Libido verbessert.

Androgene und weibliche Lust

Neben den Östrogenen spielen auch die männlichen Hormone, die sogenannten Androgene, für die sexuelle Lust eine wichtige Rolle. Die beiden wichtigsten Androgene sind das stark wirksame Testosteron und das schwächer wirksame, hauptsächlich aus der Nebennierenrinde stammende Dehydroepiandrosteronsulfat, kurz DHEA, das im Körper in Testosteron umgewandelt werden kann. Vielen Frauen sind die männlichen Hormone jedoch nur als Störenfriede bekannt: Erhöhte Androgenspiegel können Akne, Haarausfall und unerwünschte Haare, z. B. in der Bikiniregion, auf dem Bauch, um die Brustwarzen oder im Gesicht, wachsen lassen. Nach und nach kristallisiert sich aber heraus, dass Androgene nicht nur Probleme bereiten können, sondern bei Frauen auch Gutes bewirken können, z. B. für die Libido, die Knochen, die Haut, die Stimmung und die Lebensqualität. Bei der Frau stammen die im Blut nachweisbaren Androgene aus der Nebennierenrinde, dem Eierstock oder dem Fettgewebe. Im Lauf des Lebens fallen die Androgenspiegel ab. Dies liegt vor allem daran, dass in der Nebennierenrinde immer weniger männliche Hormone gebildet werden.

Mit der Menopause verliert der Eierstock zwar seine Fähigkeit, Östrogene zu bilden, er bleibt aber noch lange dazu in der Lage, Testosteron auszuschütten. Somit trägt der Eierstock auch nach den Wechseljahren noch ganz erheblich zur Androgenversorgung bei. Müssen die Eierstöcke aus irgendwelchen Gründen vorzeitig, also lange bevor sie natürlicherweise erschöpft wären, operativ entfernt werden (sogenannte chirurgische Menopause), so fallen nicht nur die Östrogenspiegel, sondern auch der Testosteronspiegel (um bis zu 50 Prozent) ab.

Testosteron für Frauen

Gerade bei jungen Frauen kann eine Entfernung der Eierstöcke zu ganz erheblichen klimakterischen Beschwerden mit Hitzewallungen, Nachtschweiß, Stimmungsschwankungen etc. führen. Die Beschwerden sind oft viel dramatischer als bei der sich üblicherweise sehr viel langsamer entwickelnden natürlichen Menopause. Östrogene können die Beschwerden bessern. Allerdings gelingt das oft nicht vollständig, so wie bei Sybille Jason. Sie verlor ihre beiden Eierstöcke mit 38 Jahren, da sie auf beiden Seiten große Endometriosezysten hatte. Nach der Operation wurde sie von ausgeprägten klimakterischen Beschwerden heimgesucht. Mit Hilfe einer Östrogen/Gestagentherapie wurden Hitzewallungen und Schweißausbrüche allmählich besser. Geblieben ist allerdings ihre sexuelle Unlust. Auch wenn psychologische Faktoren in einer solchen Situation sicher mit eine Rolle dabei spielen können, dass sich eine sexuelle Lustlosigkeit entwickelt (wie z. B. die Erkenntnis, dass es nun mit der Chance auf eine Schwangerschaft endgültig und unwiederbringlich vorbei ist), so spricht doch einiges dafür, dass diese sexuelle Lustlosigkeit auch mit dem Abfall des Testosteronspiegels nach der

Operation zu tun haben könnte und Frau Jason von einer zusätzlichen Testosteronbehandlung profitieren könnte. Nachdem es über viele Jahre nur Testosteronpräparate für Männer gab, die für Frauen viel zu hoch dosiert sind und deshalb das Risiko starker Nebenwirkungen, wie etwa ein Tieferwerden der Stimme, Akne, Haarausfall etc. in sich bergen, gibt es seit Anfang 2007 ein Testosteronpflaster auf dem Markt (Intrinsa®), das speziell für Frauen entwickelt wurde.

Lustlosigkeit kann organisch bedingt sein

Neben den hormonellen Veränderungen, die mit dem Älterwerden und den Wechseljahren auftreten, gibt es eine Vielzahl organischer Faktoren, die mit dazu beitragen können, dass sich sexuelle Probleme entwickeln. Dazu gehören z. B. Operationen der im Becken gelegenen Organe. Bei den meisten Frauen, bei denen die Gebärmutter entfernt werden muss, ändert sich im Hinblick auf ihre Sexualität nichts. Einige profitieren sogar. Das gilt ganz besonders dann, wenn sie vorher durch ein Erkrankung der Gebärmutter, wie z. B. einer Vergrößerung der Gebärmutter durch Myome (gutartige Muskelknoten) oder starke Blutungsstörungen, sehr in ihrer Sexualität eingeschränkt waren.

Leider gibt es aber immer wieder einige wenige Frauen, die feststellen, dass sich ihre Sexualität nach einer Gebärmutterentfernung oder nach einem anderen Eingriff wie z. B. einer Darmoperation zum Schlechteren verändert hat. »Es fühlt sich anders an« oder »Ich brauche viel länger, um erregt zu werden« oder »Ich spüre meinen Orgasmus nur noch viel schwächer« sind typische Aussagen solcher Patientinnen. Ähnliche Klagen kann man auch von Betroffenen hören, deren Nerven aufgrund von Erkrankungen geschädigt sind, z. B. im Rahmen einer Multiplen Sklerose oder eines Diabetes mellitus. Man vermutet, dass diese Veränderungen durch eine Schädigung der Nervenfasern zustande kommen, die notwendig sind, um zu ermöglichen, dass ein erotischer Reiz überhaupt zu Erregung und letztlich auch zu einem Orgasmus führen kann. Auch bei Brustoperation können solche Probleme auftreten, wenn beispielsweise im Rahmen einer Brustkrebsoperation die Brustwarze entfernt werden muss oder während einer Schönheitsoperation die Brustwarze versetzt wird.

Depression und Libidoverlust

Generell kann jede chronische Erkrankung für die Sexualität zum Problem werden. Ursache kann die Krankheit selbst sein, z. B. positionsabhängige Hüftschmerzen bei einer Arthrose, aber auch eine begleitende Erschöpfung, Depressivität, Angst oder Schmerzen können sich nachhaltig negativ auf die Sexualität auswirken. Eine ganz besondere Rolle spielt in diesem Zusammenhang die Depression: Bei depressiven Frauen finden sich charakteristischerweise nicht nur eine mutlose Stimmung, Schlafstörungen und Müdigkeit, sondern ganz häufig auch eine ausgeprägte Minderung der Libido. Anders als früher gibt es heute eine Vielzahl von hochwirksamen und relativ nebenwirkungsarmen Antidepressiva. Leider haben viele dieser Medikamente, allen voran die Selektiven-Serotonin-Wiederaufnahmehemmer (SSRI), die Nebenwirkung, dass sie die Libido bis zum völligen Libidoverlust senken können. Schlimmstenfalls wird die Depression damit zwar viel besser, aber die Libido ist völlig dahin. Sollten Sie unter einer Depression leiden und mit Antidepressiva behandelt werden und bei sich selbst festgestellt haben, dass Ihre sexuelle Lust auf der Strecke geblieben ist, sollten Sie unbedingt Ihren betreuenden Arzt ansprechen, ob Sie nicht auf ein anderes Medikament umgestellt werden können, das ihre Libido weniger beeinflusst.

Gesundheitliche Probleme des Partners

Auch gesundheitliche Probleme des Partners können zu sexuellen Schwierigkeiten in der Partnerschaft führen. Eine besondere Rolle spielt dabei eine Potenzstörung des Partners. So wie bei Frau Neiser: *»Wissen Sie, mein Mann ist jetzt Anfang 60. Mit der Potenz klappt es auch nicht mehr so. Wie müssen uns immer ganz schön mühen. Wenn er dann endlich eine Erektion hat, muss die auch schnell genutzt werden und ich bleibe dabei dann oft genug auf der Strecke: von Erregung keine Spur, alles ganz trocken, die Schmerzen sind vorhersehbar.«*

Oder es geht so wie bei Frau Luise Degendorf, die mit der Frage in die Praxis kommt, ob man sie »nicht enger operieren könne«, ihr Mann beschwere sich immer, sie »sei zu weit«. Bei der gynäkologischen Untersuchung und im Gespräch zeigt sich, dass bei Frau Degendorf alles völlig in Ordnung ist, aber ihr Mann wohl ein Potenzproblem hat. Eine Operation kann ihre Situation damit natürlich nicht verbessern, stattdessen sollte sich ihr Mann bei seinem Hausarzt oder Urologen vorstellen und sein Potenzproblem ansprechen.

Teufelskreis Lustlosigkeit

Sexuelle Probleme können jeden erwischen. Sexuelle Lustlosigkeit muss nicht heißen, dass die Beziehung schwer gestört ist oder mit Ihnen etwas nicht stimmt. Ist Ihnen die Lust abhanden gekommen, versuchen Sie trotzdem, den körperlichen Kontakt zu halten. Denken Sie daran: Warten Sie nicht zu lange auf die Lust. Wer das tut, läuft Gefahr, bis zum Nimmerleinstag zu warten und schließlich immer tiefer in den Teufelskreis der Unlust hingezogen zu werden.
Schauen Sie sich das Problem an. Wenn Sie es nicht allein schaffen, suchen Sie sich Hilfe. Das kann, je nach Problem, vielleicht eine Freundin, vielleicht aber auch einfach erst mal Ihre Gynäkologin oder Ihr Gynäkologe sein. Dabei geht es nicht nur darum, zu klären, ob es vielleicht eine organische Ursache für ihr Problem gibt, sondern auch darum, dass allein das »Darüber sprechen« manchmal schon ausreichen kann, um neue Perspektiven zu schaffen und Lösungsmöglichkeiten zu entwickeln.

Gibt es eine Vorbeugung?

Um es gleich vorwegzunehmen: Gegen Wechseljahre ist kein Kraut gewachsen. Keine Frau kommt daran vorbei, dass irgendwann der Eierstock seine Funktion aufgibt. Mit anderen Worten: Die Wechseljahre selbst kann man nicht verhindern. Aber Sie können dazu beitragen, dass die Beschwerden nicht Ihren Alltag bestimmen.

GIBT ES EINE VORBEUGUNG?

Die Frage des Zeitpunkts

Der Zeitpunkt der Menopause unterliegt einer Menge von Einflüssen. Führend ist die Vererbung, also der genetische Faktor, aber auch andere Faktoren wirken sich darauf aus. Im Durchschnitt hat eine Frau in Europa ihre letzte Regelblutung zwischen 51 und 52 Jahren. Die Spannbreite hierbei kann enorm groß sein.

Denken Sie daran: Das Klimakterium setzt ein, wenn der Eizellvorrat, den uns Mutter Natur im Eierstock mitgegeben hat, zur Neige geht. Dieser Vorrat wird während der Schwangerschaft angelegt, also bereits beim Embryo bzw. Feten. Das heißt, er ist auch davon abhängig, welchen Einflüssen die eigene Mutter während der Schwangerschaft ausgesetzt war (hat sie schädigende Medikamente erhalten? War sie einer Bestrahlung ausgesetzt? War sie mangelernährt? Hat sie geraucht?). All dies lässt sich im Nachhinein meist schwer herausfinden. In jedem Fall lässt es auch keinen wirklichen Spielraum zum Vorbeugen. Der Menopausezeitpunkt verschiebt sich durch beschleunigtes oder verzögertes Zugrundegehen der Eizellen nach vorn oder nach hinten. Hierfür gibt es eine Reihe von Einflussgrößen.

Früher in die Wechseljahre ...

Es ist eindeutig belegt, dass das Rauchen (vermutlich über eine verminderte Sauerstoffversorgung des Eierstocks) mit einer statistisch signifikant früheren Menopause einhergeht. Auch Frauen, die eine Operation im Bereich der Gebärmutter und der Eierstöcke bzw. der Eileiter hinter sich haben, kommen durchschnittlich etwas früher in die Wechseljahre. Bei Frauen, denen ein ganzer Eierstock entfernt wurde, aber auch bei Frauen, denen die Gebärmutter entfernt wurde oder die eine Sterilisation hatten (also noch beide Eierstöcke haben), ist im Mittel ebenfalls mit einer etwas früheren Menopause zu rechnen. Dies ist vermutlich Folge einer verminderten Durchblutung an den Eierstöcken infolge von operationsbedingten

Gefäßunterbindungen. Keiner der genannten Faktoren wird aber den Beginn der Wechseljahre um mehr als ein bis zwei Jahre vorverlegen.

Eine aggressive Chemotherapie oder eine Bestrahlung im Bereich des Unterbauchs kann die Eierstöcke irreversibel schädigen. Dies betrifft gleichermaßen alle Frauen im fertilen Alter. Je aggressiver die Chemotherapie und je älter die Frau ist, desto höher ist das Risiko einer nachhaltigen Schädigung der Eierstöcke mit der Folge eines kompletten Verlustes der Eierstocksfunktion. Mediziner nennen dies »Climacterium präcox« (= verfrühtes Klimakterium). Junge Mädchen, die vor der Pubertät eine solche Therapie erhalten, haben offenbar eine Art Eierstocksschutz und haben deshalb meist später keine Probleme mit der Eierstocksfunktion. Andere Ursachen für frühzeitige Wechseljahre sind sehr viel seltener, dazu gehören Autoimmunerkrankungen, Virusinfektionen (z. B. Mumps), Stoffwechselerkrankungen und genetische Störungen (z. B. Turner-Syndrom). Alle Experten sind sich darin einig, dass eine Frau mit frühzeitigen Wechseljahren unbedingt eine Hormontherapie erhalten sollte, um den Folgen des frühzeitig einsetzenden Östrogenmangels vorzubeugen.

Später in die Wechseljahre?

Kann man den Menopausenzeitpunkt auch hinauszögern? Es wird spekuliert, dass die langjährige Einnahme der Antibabypille durch Erhalt des Eizellvorrats (der Eisprung wird unterdrückt!) möglicherweise das Eintreten der Wechseljahre verzögert, belegen lässt sich diese Hypothese bisher allerdings nicht. Auch wenn man immer wieder lesen kann, dass durch bestimmte Ernährung oder Lebensweise die Eierstockserschöpfung aufgehalten werden kann, gibt es dafür keine stichhaltigen Hinweise.

Ist eine Prophylaxe der Beschwerden möglich?

Die bange Frage: Wie schlimm wird es werden und wie lange wird es dauern? Auch wenn man es nicht wahrhaben will: Eine echte Prophylaxe gibt es nicht. Die auf den Seiten 59ff. erteilten Ratschläge, wie die Ermunterung zur sportlichen Betätigung, Vermeidung von Genussmitteln wie Kaffee, Nikotin und Alkohol, progressive Muskelentspannung und verhaltenstherapeutische Ansätze mögen alle sinnvoll sein, wenn es so weit ist, aber den Wechseljahrsbeschwerden vorbeu-

Der genetische Einfluss

Der Beginn der Wechseljahre ist laut Angaben in der Fachliteratur zu 40–85 Prozent genetisch bestimmt. Wenn eine Frau mit 40 Jahren aufhört zu bluten, ist die erste Frage des Arztes oder der Ärztin: »Kam Ihre Mutter auch so früh in die Wechseljahre?« Häufig zieht sich das Symptom frühe oder späte Wechseljahre wie ein roter Faden durch die Generationen einer Familie.

GIBT ES EINE VORBEUGUNG?

gen können Sie damit nicht! Auch hier spielen sicher genetische Komponenten eine große Rolle. Wenn die Mutter große Probleme mit den Wechseljahren hatte, ist die Chance auf eigene heftige Beschwerden sicher höher. Die Dauer der Wechseljahre ist schwer vorherzusehen und schwankt zwischen wenigen Monaten und vielen Jahren. Immerhin haben fünf bis zehn Prozent der über 70-jährigen Frauen noch Hitzewallungen oder andere klimakterische Symptome.

Wie viele Frauen sind eigentlich betroffen? Ein Drittel der Frauen kommt ohne viel Federlesens durch die Wechseljahre. Die eine oder andere Unpässlichkeit kommt vor, wird aber kaum wahrgenommen. Das sind die Glücklichen. Ein weiteres Drittel der Frauen hat deutliche bis starke Beschwerden. Und schließlich hat ein Drittel so starke Beschwerden, dass sie im normalen Leben nicht mehr funktionieren und in ihrer Lebensqualität massiv eingeschränkt sind.

Die Chance auf Kinder erhalten

Viele Blutkrebserkrankungen lassen sich heute sehr gut behandeln. Die zu diesem Zweck eingesetzten Chemotherapien sind aber oft sehr aggressiv und können neben dem erwünschten Effekt der Zerstörung der bösartigen Zellen auch die im Eierstock vorhandenen Eizellen vernichten.

Für viele junge Frauen ist dies ein Riesenproblem: Sie haben zwar ihren Krebs überlebt und sind geheilt – Kinder können sie aber keine mehr bekommen, da ihnen die dafür notwendigen Eizellen fehlen.

Erste Studien zeigen aber, dass man diesen Frauen unter bestimmten Umständen helfen kann, indem man ihre Eierstöcke mit Medikamenten künstlich »ruhig stellt«, während sie die Chemotherapie erhalten.

Idealerweise sollte mit dieser Therapie natürlich vor Einleitung der Chemotherapie begonnen werden. Es gibt auch erste Versuche, vor der Chemotherapie ein Stück Eierstocksgewebe durch eine Bauchspiegelung zu entfernen und einzufrieren, um es nach erfolgreich abgeschlossener Therapie wieder einzupflanzen.

Eine weitere Möglichkeit, die Chance auf Kinder zu erhalten, besteht darin, die in dem Eierstocksgewebe enthaltenen Eizellen mithilfe spezieller Techniken im Labor heranreifen zu lassen.

Mehr Schwung und Lebensqualität

Mit Beginn der Wechseljahre stellen viele Frauen fest, dass sich alle möglichen Dinge ändern. Leider nicht immer zu ihrem Vorteil. Kann man denn gar nichts gegen den körperlichen »Verfall« machen?, fragen Sie sich vielleicht nach dem ersten Schreck. Doch – Sie können erheblichen Einfluss auf Ihr Wohlergehen nehmen.

Fit durch körperliche Aktivität

Die folgenden Ausführungen beziehen sich nicht nur auf die Zeit der Wechseljahre, sondern auch und vor allem auf die vielen Jahre, die danach (hoffentlich!) noch vor Ihnen liegen und die Sie möglicht mit hoher Lebensqualität verbringen wollen. Wir mögen den Begriff »Anti-Aging« nicht so gern, weil er so klingt, als sei »Alter« für sich etwas Schlechtes. Aber Älter- bzw. Altwerden ist ein völlig natürlicher Prozess, den niemand verhindern kann. Wir mögen den Begriff »Better Aging« sehr viel lieber: Besser alt werden in voller körperlicher und geistiger Frische, so gut es möglich ist!

Sport und Bewegung – wahre Glücksbringer für Gesundheit, Figur und Stimmung. Die Ergebnisse des Bundesgesundheitssurveys von 1998 zeigen, dass sich 30 Prozent der Erwachsenen kaum bewegen und 45 Prozent gar keinen Sport treiben. Nur 13 Prozent sind an mindestens drei Tagen in der Woche eine halbe Stunde lang körperlich aktiv. Die Folgen des Bewegungsmangels kennen wir zur Genüge: Übergewicht und chronische Krankheiten wie Bluthochdruck und Diabetes, Herzinfarkt und Schlaganfall, einmal ganz abgesehen von den anderen unschönen »figürlichen« Begleiterscheinungen.

Deshalb unser Rat: Werden Sie aktiv. Jeder Schritt zählt, auch Treppensteigen und zu Fuß zum Einkaufen oder zur U-Bahn zu gehen. Noch besser ist es natürlich, wenn Sie zusätzlich mit einem leichten Ausdauertraining anfangen. Ausdauersportarten wie Nordic Walking, Joggen oder Radfahren sind unschlagbar, wenn es ums Abnehmen und um die Gewichtskontrolle geht. Doch es bewirkt noch mehr: Herzinfarkt- und Schlaganfallrisiko sinken, Blutfette und Zuckerstoffwechsel verbessern sich; Ausdauersport reduziert zudem das Krebs-, Demenz- und Osteoporoserisiko und hat nachgewiesenermaßen positive Effekte bei Depressionen und Migräne. Auch wer etwas für eine attraktive Figur tun will, ist bei Sport und Bewegung genau richtig. Und was die Wechseljahre und die damit verbundenen Beschwerden angeht: Die Zahl der Studien mehrt sich, die zeigen, dass Frauen, die sich in den Wechseljahren regelmäßig bewegen und Sport treiben, weniger klimakterische Beschwerden haben als Frauen, die nicht vom Sofa kommen. Sportlich aktive Frauen haben nicht nur weniger Hitzewallungen, sondern sie sind auch generell besserer Stimmung und haben weniger Schwierigkeiten, sich an Dinge zu erinnern. Ganz besonders ausgeprägt scheint dieser positive Effekt von körperlicher Aktivität unmittelbar nach dem Sport zu sein. Dies hat vermutlich etwas mit der durch die sportliche Aktivität gesteigerten Freisetzung körpereigener Endorphine zu tun, von denen bekannt ist, dass sie positive Effekte auf die Stimmung, aber auch auf die Temperaturregulation haben.

Der Spaß darf nicht zu kurz kommen

Grundsätzlich kommt es zuallererst darauf an, dass Ihnen der Sport Spaß macht, denn alles, was keine Freude macht, lässt man meist schnell wieder bleiben. Das Wichtigste ist, in den ersten Wochen nicht gleich wieder hinzuschmeißen. Wenn Sie erst mal eine Weile dabei sind, werden Sie feststellen, dass Ihnen der Sport guttut. Sie fühlen sich besser, sind zufriedener, haben bessere Laune, vielleicht auch weniger Kopfschmerzen, und stellen möglicherweise obendrein auch noch fest, dass die Oberschenkel straffer werden und dass Sie Ihr Gewicht mit dreimal Laufen in der Woche auch ohne irgendwelche Maßnahmen der Selbstkasteiung ganz gut im Griff haben. Wenn Sie so weit sind, werden Sie auf Ihren Sport vermutlich gar nicht mehr verzichten wollen. Obwohl vorher unvorstellbar, ist es Ihnen dann plötzlich nicht mehr so wichtig, ob es draußen stürmt oder schneit oder gerade die Sonne scheint, und erstaunlicherweise finden Sie plötzlich auch immer irgendwie Zeit, Sport zu treiben. Das von Sportmuffeln gern vorgebrachte Argument »Ich habe keine Zeit für Sport« hat ausgedient.

Schritt für Schritt

Zu Beginn reichen 15–20 Minuten an drei bis vier Tagen in der Woche völlig aus, später können Sie die Einheiten gleichsam »Schritt für Schritt« auf 30 Minuten steigern, wenn es Ihnen Spaß macht, auch länger. Wer es nicht schafft, täglich eine halbe Stunde Sport zu treiben, kann auch entsprechend längere Einheiten an drei bis vier Tagen in der Woche einplanen.

Mehr Schwung und Lebensqualität

Nicht von 0 auf 100!

Wer nicht ins Freie will, kann alternativ auf Trimmrad, Crosstrainer oder Laufband ausweichen. Wer lieber Sport in der Gruppe treibt und wer Radfahren, Laufen oder Schwimmen langweilig findet, ist vielleicht in einem Fitness-Studio mit Aerobic-Kursen besser aufgehoben.

Viele Anfänger neigen dazu, sich zu überfordern: Sie sind hoch motiviert losgelaufen, nur um nach fünf Minuten mit hochrotem Kopf und völlig aus der Puste zu beschließen, dass Sport nichts für sie ist. Also, langsam anfangen und sich allmählich steigern. Dabei kann eine Pulsuhr hilfreich sein, die Ihnen genau sagt, wie schnell Sie laufen sollten, um einen optimalen Trainingseffekt zu haben. Wer auf solche technischen Extras verzichten möchte, kann sich an die Regel halten, dass man sich beim Laufen noch gut unterhalten können sollte. Wenn Sie schon nach einem Satz völlig aus der Puste sind, sind Sie zu schnell, können Sie auswendig Gedichte aufsagen oder das Lied, das Sie vielleicht gerade beim Laufen hören, noch bis zur letzten Zeile mitsingen, sind Sie eindeutig zu langsam. Manchen fällt es leichter, gemeinsam mit Gleichgesinnten Sport zu treiben. Verabreden Sie sich zum Sport. Machen Sie feste Termine aus, auch wenn Sie allein durch den Wald laufen oder einige Runden im Schwimmbad drehen möchten. Feste Termine, die Sie auch in Ihrem Terminkalender eintragen, haben eine höhere Gewichtigkeit. Das Argument, keine Zeit zu haben, zieht nicht mehr, denn Sie haben die Zeit ja fest eingeplant!

Vorsicht bei Gelenkbeschwerden

Wenn Sie sehr übergewichtig sind, sollten Sie zum Schutz Ihrer Gelenke mit einem Lauftraining zunächst eher zurückhaltend sein. Als Alternative bietet sich »Power-Walking« (schneller als Spazierengehen oder Wandern, aber langsamer als Joggen) oder »Nordic-Walking« (Walking mit Stöcken, beansprucht den gesamten Muskelapparat und braucht mehr Energie als »Power-Walking«), Schwimmen oder Radfahren an. Bei allen Laufsportarten sollten Sie unbedingt Geld in gute Laufschuhe investieren. Das günstige »Schnäppchen« kann Ihnen den Spaß am Sport schnell verleiden, wenn die Füße und Gelenke weh tun oder Sie dauernd Blasen an den Hacken haben. Lassen Sie sich deshalb in einem Fachgeschäft beraten. Eine Analyse Ihres Laufstils bzw. des Verhaltens Ihrer Füße auf dem Laufband und ein wirklich passender Schuh machen sich mit Sicherheit bezahlt.

Bevor Sie aber mit sportlichen Aktivitäten anfangen, sollten Sie sich gründlich untersuchen lassen, um herauszufinden, wie gesund Ihr Herz-Kreislauf-System tatsächlich ist bzw. wie fit Sie tatsächlich sind und wie stark Sie sich belasten dürfen.

Krafttraining stoppt Muskelabbau

Mit zunehmendem Alter verändert sich die Körperzusammensetzung. Der Fettanteil nimmt zu und die Muskelmasse ab. Um diesem Abbau entgegenzuwirken, empfiehlt es sich, das Ausdauertraining um ein Krafttraining zu erweitern. Auch eine Verbesserung der Knochenstruktur zur Osteoporoseprophylaxe lässt sich durch ein gezieltes Muskeltraining erreichen. Krafttraining können Sie zu Hause oder in einem Fitnessstudio machen. Ähnlich wie beim Ausdauersport können Sie aber auch hier viel falsch machen, was dann zu Frust, Schmerzen und fehlendem Trainingseffekt führt und nicht selten zur Folge hat, dass Sie zwar regelmäßig Geld für das Fitnessstudio bezahlen, aber nicht mehr regelmäßig hingehen. Um diesem Negativ-Erlebnis aus dem Weg zu gehen, ist es sinnvoll, sich die entsprechenden Übungen von einem ausgebildeten Trainer zeigen zu lassen und sich einen individuellen Trainingsplan erstellen zu lassen. Auch hier gilt: langsam anfangen und sich nicht überfordern. Eines ist klar: Man ist nie zu alt zum Training.

Optimaler Schutz: Koordination trainieren

Wer alt und krank ist, wird oft als »hinfällig« beschrieben. Dieses »Hinfallen« stellt vor allem im höheren Alter ein großes Problem dar. Besteht eine Osteoporose, führen solche Stürze schnell zu Knochenbrüchen mit möglicherweise fatalen Folgen. Je besser die Koordination trainiert ist, also das Zusammenspiel von Gehirn, Skelett und Muskeln, desto weniger Probleme gibt es mit Stürzen. Sportarten, welche die dafür erforderliche Kombination von Geschicklichkeit, Beweglichkeit, Schnelligkeit und Kraft fördern können, sind z. B. Yoga, Tanzen, Tennis, Golf oder Skifahren. Wenn Sie neben der Nummer eins, dem Ausdauertraining, und der Nummer zwei, dem Krafttraining, noch Lust auf so etwas haben: großartig! Ganz nebenbei bemerkt berichten viele Frauen auch, dass Yoga oder Entspannungsübungen ihnen helfen, mit den klimakterischen Beschwerden besser zurechtzukommen.

Optimale Herzfrequenz

Formel: Ruhepuls + [(maximale Herzfrequenz – Ruhepuls) x Trainingsfaktor] = optimale Herzfrequenz in Schlägen / Minute

Schritt für Schritt am Beispiel einer mittelgut trainierten (2- bis 3-mal pro Woche Ausdauertraining) 50-jährigen Frau

1. Maximale Herzfrequenz (MH):
   220 – Lebensalter
2. Ruhepuls (RP) bestimmen (morgens vor dem Aufstehen Schläge pro Minute zählen)
3. MH – RP =
   z. B. 170 – 65 = 105
4. (MH – RP) x Trainingsfaktor
   Trainingsfaktor für
   – Gar nicht trainieren: 0,5
   – Durchschnittlich trainieren: 0,6
   – Sehr gut trainieren: 0,7
   z. B. für mittelgut trainierte Frau:
   105 x 0,6 = 63
5. Optimale Herzfrequenz für Ausdauertraining
   z. B. RP + 63 = 128 Schläge/Minute

Hilfe, ich werde immer dicker!

Zunehmen durch Hormone? Für viele Frauen geht es schon in der Pubertät los – die bange Frage, ob die Antibabypille dick macht. Das leidige Problem mit den Pfunden gerät in den Wechseljahren wieder ins Blickfeld. Frauen, die zeitlebens Figurprobleme hatten, haben Angst davor, dass Hormone dick machen könnten.

»Frau Doktor, ich habe schon wieder drei Kilo zugenommen. Das können nur die Hormone sein, denn an meinen Essgewohnheiten hat sich nichts geändert!«

Es ist bedauerlich, aber leider wahr: Mit den Jahren nehmen alle Menschen zu: Männer und Frauen. Grund dafür ist ein langsam sinkender Grundumsatz. Anders ausgedrückt, wir brauchen mit den Jahren einfach weniger Energie, um alle notwendigen Körperfunktionen aufrechtzuerhalten. Ändern wir nichts an unserem Essverhalten, nehmen wir zu.

Die Wechseljahre scheinen diesen Prozess zu beschleunigen. Unsere Patientinnen, die darunter leiden, bekommen gelegentlich Folgendes zu hören: »Wenn Sie weiter essen wie bisher, werden Sie zunehmen, wenn Sie Ihr Gewicht halten wollen, müssen Sie sich disziplinieren, wenn Sie abnehmen wollen, müssen Sie sich kasteien oder Ihre Ernährung umstellen und Sport treiben, was langfristig die bessere Lösung ist!«

Zunehmen durch Hormone?

Viele Frauen haben Angst zuzunehmen, wenn sie mit einer Hormontherapie beginnen. Es kann tatsächlich sein, dass Sie zu Beginn der Behandlung ein bis zwei Kilogramm zulegen. Dabei handelt es sich in der Regel aber nicht um Fett, sondern nur um Wasser, denn Östrogene können Wasser binden (was übrigens auch eine ganze Reihe Vorteile hat, wie z. B. etwas mehr Busen oder ein glatte Haut!). Ist die Therapie zu hoch dosiert, können es auch schon einmal drei bis vier Kilogramm sein. Häufig finden sich dann begleitend auch noch Wassereinlagerungen, z. B. in Form von geschwollenen

Knöcheln, dicken Fingern, auf die die Ringe plötzlich nicht mehr passen, oder Brustspannen. Wird die Dosis reduziert, verschwinden die Beschwerden meist von allein wieder. Einzelne Frauen berichten von einer deutlich stärkeren Gewichtszunahme. Dies lässt sich dann meist auf eine Appetitsteigerung (der nachgegeben wird!) zurückführen. Einzelne Frauen nehmen sogar ab, wenn sie mit der Hormontherapie beginnen.

Schlank um jeden Preis?

Die Figur ist für die meisten Frauen ein echter Dauerbrenner. Die Medien vermitteln leider oft Körpervorstellungen als Messlatte, die für die meisten Menschen, wenn überhaupt, nur durch ein hohes Maß an sicher ungesunder dauerhafter Selbstkasteiung zu erreichen sind. Zum Teil sind die so vorgegebene »Schönheit« und »Schlankheit« auch in der wirklichen Welt gar nicht zu erreichen, weil sie per Nachbearbeitung der Bilder im Computer entstanden sind. Schlank sein um jeden Preis, das sollte nicht Ihr Ziel sein. Haben Sie einen BMI unter 25, besteht medizinisch betrachtet in der Regel gar kein Grund abzunehmen. Auch ein BMI zwischen 25 und 28 ist in dieser Altersgruppe noch tolerabel. Liegt Ihr BMI allerdings deutlich darüber, oder haben Sie zusätzliche Risikofaktoren (z. B. Bluthochdruck oder erhöhte Blutfette), sollten Sie etwas ändern. Auch was die Hitzewallungen angeht, werden Sie möglicherweise davon profitieren. Es gibt nämlich einige Untersuchungen, die darauf hinweisen, dass es einen Zusammenhang zwischen Übergewicht und Hitzewallungen gibt: Je übergewichtiger man ist, desto schlimmer sind die Hitzewallungen. Abhängig davon, wie übergewichtig Sie sind, könnten Sie sich vornehmen, einfach erst mal nicht mehr weiter zuzunehmen oder aber tatsächlich das Gewicht zu reduzieren. Setzen Sie sich dabei realistische Ziele. Wenn Sie nur fünf bis zehn Prozent Ihres Übergewichtes abbauen, haben Sie für Ihren Stoffwechsel und Ihr Herz-Kreislauf-Risiko schon sehr viel getan. Die Frage ist nur: Wie schaffen Sie das, ohne hinterher wieder zuzunehmen?

Die Sache mit dem Jo-Jo-Effekt

Alle »Diät-Profis« kennen es. Abnehmen scheint nicht das Hauptproblem zu sein, aber was dann? Nach wenigen Wochen ist das Gewicht wieder genau da, wo es vorher war, oder schlimmer noch: Die Waage zeigt noch ein paar Pfunde mehr an. Also die nächste Diät ausprobieren: Diesmal vielleicht »Kohlsuppe«, »Atkins« oder ein paar ominöse Schlankheits-Pillen aus dem Internet. Und: wieder die gleiche Erfahrung: Ehe man sich versieht, muss man die schicken, neu gekauften Kleider wieder in den Schrank hängen. Da ist er wieder: der altbekannte, unerwünschte Jo-Jo-Effekt.
Dabei hat dieser Jo-Jo-Effekt auch seine guten Seiten: Bis vor gar nicht langer Zeit war auch in den heutigen Wohlstandsregionen der Welt Hunger ein großes Problem. Irgendwann waren im Winter alle Vorräte aufgegessen, und nun wurde

gehungert. Um das zu überleben, haben sich im Laufe der Jahrtausende Schutzmechanismen herausgebildet, die ein Überleben mit minimalem Energieaufwand sicherstellen. Der Grundumsatz wird heruntergefahren, und der Kalorienverbrauch sinkt. Mit dem Frühjahr und dem Sommer gab es wieder Nahrung. Und welch ein Glück, dass es den Jo-Jo-Effekt gibt, denn, nur wer schnell wieder zunahm, hatte eine Chance, die nächste Hungerphase zu überstehen.

Mit Bewegung gegen überflüssige Pfunde

In Anbetracht der Folgekosten, die Übergewicht auslöst, wird weltweit intensiv daran geforscht, welche Ursachen und Therapien es für dieses, sich in der industrialisierten Welt wie eine Seuche ausbreitende Problem gibt. Neben der viel energiedichteren Ernährung spielt bei der Entwicklung von Übergewicht sicher auch der Bewegungsmangel eine ganz entscheidende Rolle. Bis zur Erfindung von Eisenbahn und Auto waren die meisten Menschen darauf angewiesen, sich von A nach B zu Fuß zu bewegen. Wer Glück oder Geld hatte, konnte sich vielleicht einen Esel oder ein Pferd leisten. Darüber hinaus war die Beschaffung von Nahrungsmitteln in der Regel auch von körperlicher Aktivität begleitet. Das führte oft dazu, dass die Energiebilanz nicht ausgewogen war. Es wurde mehr verbraucht, als zugeführt wurde. Die Menschen blieben schlank, es bestand eher die Gefahr von Krankheit durch Untergewicht und Mangelernährung. Heute ist die Situation umgekehrt. Es wird mehr Energie mit der Nahrung zugeführt, als verbraucht wird. Der Überschuss wird in Form von Fett für schlechte Zeiten gespeichert (doch die haben wir nicht mehr!). Wer sich regelmäßig bewegt, verbraucht mehr Energie als jemand, der das nicht tut. Darüber hinaus »lernt« der Körper, wenn regelmäßig Sport getrieben wird, zur Energiebereitstellung auf seine Fettreserven zurückzugreifen. Gleichzeitig baut er Muskelmasse auf. Dass ein solcher Prozess Zeit braucht, liegt nahe, dennoch: Wenn Sie übergewichtig sind und abnehmen wollen, werden Sie um ein Bewegungsprogramm nicht herumkommen.

Jo-Jo-Effekt – eine »Steinzeitsoftware«

Und schon wird klar, warum die vielen Diäten, die auf einer starken Reduktion der zugeführten Kalorien basieren, von einem Jo-Jo-Effekt begleitet sind.
Ein Programm, das zum Schutz vor dem Verhungern entstand, dürfte in unseren Genen fest verankert sein und wird sich sicherlich nicht so leicht austricksen lassen. Leider kann man in dieser Situation nicht wie bei einem Computer einfach ein anderes Programm laden und diese »Steinzeitsoftware« gegen eine aktuelle »überernährungsadaptierte Neuzeitsoftware« austauschen.

Setzen Sie nur auf Kalorienrestriktion, werden Sie zwar in der Regel auch an Gewicht verlieren, aber sie werden neben Wasser und Fett auch Muskelmasse einbüßen. Und genau die Muskeln sind es, die viel Energie brauchen. Für eine Diät ist aber ein Verlust an Muskelmasse kontraproduktiv. Statt Muskelabbau ist Muskelaufbau gefragt. Jedes Kilo Muskelmasse mehr steigert die Fettverbrennung und das sogar in Ruhe oder im Schlaf.

Low Fat oder Low Carb?

Über kaum ein Thema wird soviel gestritten wie über die Frage, welche Diät wohl die beste sei, um das Gewicht langfristig zu reduzieren: Während jahrelang »Low-Fat«-Diäten, d.h. Abnehmen durch eine Reduktion des Fettgehaltes in der Nahrung, favorisiert wurden, propagiert man heute eher ein »Low-Carb«-Konzept, d.h. Abnehmen durch eine Verringerung des Kohlenhydratanteils. Auch eine Kombination beider Ansätze scheint ein Erfolg versprechendes Modell zu sein. Viele erfolgreiche Diäten, wie z.B. die Brigitte-Diät oder das Weight-Watchers-Programm, arbeiten mit einer Kalorienrestriktion über eine Reduktion des Fettgehaltes. In der Regel wird bei diesen Diäten empfohlen, maximal 30 Prozent der täglichen Energiezufuhr aus Fett zu sich zu nehmen. Dennoch scheint es mit »Low Fat« nicht getan zu sein, denn trotz eines überquellenden Angebots an fettarmen Produkten scheint diese Maßnahme allein langfristig nicht effektiv zu sein, wie auch eine ganze Reihe wissenschaftlicher Studien zeigen konnte.

Der Urvater der »Low-Carb«-Bewegung, Robert C. Atkins, schwor auf eine nahezu kohlenhydratfreie Diät, bei der aber alle Arten von Fetten ohne Begrenzung erlaubt waren. Diese strikte Form kann heute allerdings auch nicht mehr empfohlen werden.

Glykämischer Index und glykämische Last

Kohlenhydrate können zu unterschiedlichen Reaktionen des Blutzuckers und des Insulinspiegels führen. Kohlenhydrate kommen in erster Linie in Getreide, Reis, Kartoffeln, aber auch in Nüssen, Obst und Gemüse vor. Sind Lebensmittel vor allem aus einfachen Zuckern aufgebaut, wie das z.B. in Kartoffeln oder in weißem, fein gemahlenem Mehl oder in hellen Brötchen oder Kuchen der Fall ist, steigt der Zuckerspiegel schnell und stark an. Viel schwieriger ist es für den Körper allerdings, Zucker und Stärke aus wenig zerstörten und naturbelassenen Körnern, Gemüse oder Obst herauszuholen. Solche Nahrungsmittel sind für den Organismus viel schlechter zu knacken und führen zu einem langsameren und geringeren Anstieg des Blutzuckers und des Insulins. Um die Effekte, die ein Nahrungsmittel auf diesen Mechanismus hat, zu beschreiben, werden immer wieder zwei Begriffe verwandt: der glykämische Index (GI) und die glykämische Last (GL).
Der glykämische Index bezieht sich auf den Anstieg des Blutzuckerspiegels nach dem Verzehr von 50 Gramm Kohlenhydraten aus einem bestimmten Nahrungs-

mittel im Vergleich zum Blutzuckeranstieg nach dem Verzehr von 50 Gramm Glukose. Dieser Quotient ist aber nicht wirklich hilfreich, da der Bezugspunkt immer die Menge an Lebensmittel ist, die 50 Gramm Kohlenhydrate enthält. So kommt es dann, dass in Listen, die den glykämischen Index für einzelne Nahrungsmittel angeben, die Effekte von 100 Gramm Weißbrot mit den Effekten von 1250 Gramm Magerquark verglichen werden. Um diesen Nachteil des glykämischen Index wieder auszugleichen, wurde von der Wissenschaft der Begriff glykämische Last eingeführt. Er berücksichtigt zusätzlichen den Kohlenhydratgehalt je 100 Gramm Lebensmittel.

Wie der GI und GL für eine Mahlzeit im Einzelnen aussehen, hängt auch von der Art der Zubereitung und der Zusammensetzung der einzelnen Nahrungsmittel ab. Eine Reihe von Studien haben gezeigt, dass eine Ernährung, die Nahrungsmittel mit einer hohen glykämischen Last (z. B. viel Kuchen, Reis & Co.) bevorzugt, der Entstehung von Insulinresistenz, Typ-2-Diabetes, koronarer Herzkrankheit und Übergewicht Vorschub leistet. Viele der neueren Diäten versuchen heute etwas von beiden Ernährungs- und Diätkonzepten zu vereinbaren: »gute« Kohlenhydrate mit einem hohen Ballaststoffanteil, die wenig verarbeitet sind und einen niedrigen GL haben (z. B. Vollkornprodukte und Gemüse), in Kombination mit guten Fetten, die möglichst wenige gesättigte Fettsäuren enthalten. Zu meiden sind deshalb z. B. Margarine, Kokosfett, Butter, fette Milchprodukte und viele Fertigprodukte.

Die Täuschung mit den Light-Produkten

Zum Schluss noch einige Sätze zu den sogenannten Light-Produkten, die mit Fruchtzucker-Fruktose gesüßt sind. Nur mit Fruchtzucker gesüßt – klingt doch sehr gesund, oder? In der Lebensmittelindustrie wird Fruktose in Form von High Fructose Corn Syrup (HFCS), der aus Maisstärke hergestellt wird, verwandt. In dieser Form ist Fruktose in der Lebensmittelindustrie hervorragend einsetzbar: Fruktose schmeckt sehr viel

»Glyx-Diät« und »Low-Glycemic-Index-Methode«

Interessant sind die neuen »Low-Carb«-Konzepte, z. B. die »Glyx-Diät« oder die »LOGI« = Low-Glycemic-Index-Methode. Diese Diäten basieren auf folgenden Überlegungen: Die Aufnahme von Kohlenhydraten führt zu einem Anstieg des Blutzuckers, was wiederum einen Anstieg des Insulins bewirkt. Das wiederum führt dazu, dass der Zucker aus dem Blut in das Gewebe transportiert wird. Solange der Insulinspiegel aber erhöht ist, werden keine Fette aus den Fettdepots freigesetzt (was ja biologisch auch sinnvoll ist, denn durch den Zucker im Blut steht ja offenkundig gerade auch genug Energie zur Verfügung). Kurz formuliert: Ein hoher Insulinspiegel verhindert die Fettverbrennung.

süßer als Zucker, löst sich gut, beschleunigt den Bräunungsprozess von Backwaren etc. Fruktose findet sich als Süßungsmittel in vielen Nahrungsmitteln, z. B. in Fruchtsäften, Joghurt, Kuchen, Süßwaren. Während Fruktose als Süßungsmittel bislang nur in den USA in großen Mengen eingesetzt wurde, nimmt nun auch in Europa der Anteil der mit Fruktose gesüßten Produkte zu. In der Vergangenheit ging man davon aus, dass Fruktose im Rahmen einer Diät bei der Gewichtsreduktion hilfreich sein könnte, z. B. über den im Vergleich zur Glukose geringeren Insulinanstieg. Mittlerweile wird aber heftig bezweifelt, dass Fruktose, aber auch Saccharose, sich günstig auf das Körpergewicht auswirken können.

Im Gegenteil, im Tierexperiment hat sich gezeigt, dass Fruktose und Saccharose im Vergleich zu Glukose zu einer deutlichen Gewichtszunahme führen. Möglicherweise hat auch die in den USA beobachtete massive Zunahme des Übergewichts in der Bevölkerung etwas mit dem exzessiven Anstieg des Genusses von HFCS gesüßten Lebensmitteln zu tun. Unter Berücksichtigung dieser Überlegungen sollten Sie vermutlich eher einen großen Bogen um mit Fruchtzucker gesüßte Lebensmittel machen. Das heißt aber nicht, dass Sie jetzt auf Obst verzichten sollten. Im Gegenteil. Obst enthält schließlich nur einen gewissen Anteil an Fruchtzucker, aber noch viele andere gesunde Stoffe, wie Vitamine und Ballaststoffe.

Mit Medikamenten gegen Übergewicht

Mittlerweile gibt es eine ganze Reihe von Medikamenten, die beim Abnehmen helfen können. Dazu gehören z. B. Reductil®, ein Appetitzügler, Orlistat®, ein Fettblocker, und das im Herbst 2006 auf den Markt gekommene Acomplia®. Diese Therapien werden in der Regel aber erst ab einem BMI > 30 eingesetzt. Die Medikamente müssen aber in jedem Fall vom Arzt verordnet werden, und die Therapie sollte unbedingt ärztlich überwacht und begleitet werden. Es können nicht unerhebliche Nebenwirkungen unter der Behandlung auftreten.

Gesunde Ernährung in den Wechseljahren

Um in und nach den Wechseljahren nicht über die Maßen zuzunehmen, und um die eigene Leistungsfähigkeit bis ins hohe Alter zu erhalten, ist spätestens jetzt der Zeitpunkt gekommen, sich wieder einmal mit dem Thema gesunde Ernährung auseinander zu setzen. Eigentlich ist das gar nicht so schwierig und lecker obendrein. Nach wie vor gilt, dass die mediterrane, aber auch die asiatische Küche sehr gesund sind. Diese Art der Ernährung entspricht in vielerlei Hinsicht den Empfehlungen der meisten Fachgesellschaften. Wenn sie Ihre neuen Ernährungsgewohnheiten dann auch noch mit ein wenig Ausdauersport kombinieren, haben Sie viel für sich und Ihr Wohlbefinden getan.

Die wichtigsten Punkte sind:

- **Viel trinken:** 1,5–2 Liter Wasser oder Tee (ist auch gut für die Haut!)

- **Vollkornprodukte** mit hohem Ballaststoffanteil und wenig einfachen Kohlenhydraten, z. B. Müsli, Vollkornbrot, Pumpernickel, Roggenbrot, Naturreis, Vollkornnudeln. (20 g Ballaststoffe pro Tag gelten als ideal.) Auch Kartoffeln und Hülsenfrüchte, etwa Erbsen, Bohnen und Linsen können den Speiseplan vervollständigen. Diese Lebensmittel machen satt und enthalten viele Ballaststoffe, Mineralien, Vitamine und sekundäre Pflanzenstoffe. Auf »Zuckriges« sollten Sie verzichten bzw. es nur ganz gelegentlich genießen. Auch ein Stück Schokolade kann köstlich schmecken, es muss nicht immer die ganze Tafel sein. Lassen Sie das eine Stück genüsslich auf der Zunge zergehen.

- **Gemüse und Salat,** so viel Sie möchten. Hier gibt es keine Obergrenze! Gemüse hat den großen Vorteil, dass es pro Volumeneinheit nur wenige Kalorien hat. Es macht satt, enthält Vitamine und eine Vielzahl sogenannter sekundärer Pflanzenstoffe, denen viele schützende Effekte zugeschrieben werden. Ganz besonders wichtig sind dabei die sogenannten Antioxidanzien, die uns vor zellschädigendem Stress schützen. Wer auf Obst und Gemüse verzichtet, kann zwar versuchen, die damit fehlenden Vitamine durch Vitamintabletten ersetzen. An die so wichtigen sekundären Pflanzenstoffen und Antioxidanzien kommt man mit dieser Strategie nicht. Auch wenn generell das Credo »wenig Fett« gilt, darf Gemüse, damit es gut schmeckt, in der Pfanne auch ruhig mit ein bisschen Öl, z. B. Rapsöl, angebraten werden.

- **Obst.** Die gute alte Regel für Obst und Gemüse, nämlich »fünf am Tag«, hat in einer gesunden Ernährung nach wie vor ihren Platz. Fünfmal eine Handvoll Obst oder Gemüse ist gar nicht so schwer (z. B. morgens im Müsli, zwischendurch ein Apfel, mittags Gemüse zum Fisch, zwischendurch vielleicht ein Glas Obstsaft und abends noch einen großen bunten Salat mit etwas Parmesan, frischen Kräutern und ein paar Nüssen).

- **Fette:** Achten Sie auf die Menge. Die tägliche Fettzufuhr sollte 30–35 Prozent der Gesamtenergiezufuhr nicht überschreiten. Möchten Sie abnehmen, sollten Sie unter 30 Prozent bleiben. Genauso wichtig ist die Art der Fette: Vermeiden sollten Sie gesättigte Fettsäuren und Transfette, wie sie in gehärteten Fetten, z. B. in Butter, Margarine und Frittieröl, stecken. Die Cholesterinaufnahme sollte auf etwa 200–300 mg/Tag beschränkt werden. Es kommt meist zusammen mit gesättigten Fetten vor (Ausnahme: Schalentiere). Günstig sind hingegen pflanzliche Fette und Öle, die viele einfach ungesättigte Fettsäuren (Ölsäure) und gesunde Omega-3-Fettsäuren enthalten, wie z. B. Rapsöl, Leinöl (enthält viel Alpha-Linolensäure) und Olivenöl. Neben der Alpha-Linolensäure ist eine weiterer wichtiger Vertreter der Omega-3-Fettsäuren die Eicosapentaensäure (EPA). Diese fin-

GIBT ES EINE VORBEUGUNG?

det sich vor allem in fetten Kaltwasserfischen (z. B. Hering, Makrele oder Lachs), kann aber auch im Körper aus Alpha-Linolensäure (z. B. aus Rapsöl) gebildet werden. Eine ganze Reihe von Studien weist darauf hin, dass ein Ersetzen der gesättigten Fettsäuren durch einfach und mehrfach ungesättigte Fettsäuren, sprich ein Wechsel von einer Ernährung, die reich an tierischen Fetten ist, hin zu einer Ernährung, die reich an Fisch und günstigen Fetten ist, einen positiven Effekt auf das Herz-Kreislauf-System hat. Immer wieder wird gewarnt, dass Fische so stark mit Schwermetallen belastet seien, dass man lieber ganz auf sie verzichten sollte. Aktuelle Untersuchungen weisen aber darauf hin, dass der Nutzen (gute Fette, Jod, Eiweiß), wenn man zweimal in der Woche Fisch isst, auch heute noch eindeutig größer ist als die potenziellen Risiken. Lediglich Raubfische wie Tunfisch, Schwertfisch, Heilbutt oder Hecht aus belasteten Flüssen oder küstennahen Gewässern sollten nicht zu häufig verzehrt werden. Eine weitere wichtige Gruppe von Fettsäuren bilden die Omega-6-Fettsäuren, die sich in fast allen natürlichen Lebensmitteln finden. Ein typischer Vertreter ist die Linolsäure, aber auch die Arachidonsäure. Um einen optimalen positiven Effekt auf die Gesundheit zu haben, sollte das Verhältnis von Omega-6-Fettsäuren zu Omega-3-Fettsäuren unter 5:1 liegen. Tatsächlich liegt es aber in vielen Fällen deutlich darüber. In diesem Zusammenhang sei noch einmal auf das Rapsöl hingewiesen, dass ein besonders günstiges Verhältnis von Omega-6-Fettsäuren zu Omega-3-Fettsäuren aufweist, nämlich 2:1. Nüsse sind ganz hervorragend geeignet, die Ernährung mit ungesättigten Fetten aufzubessern. Dazu gehören etwa Haselnüsse, Erdnüsse und Macadamianüsse. Die wichtigen Omega-3-Fettsäuren findet man besonders in Walnüssen, Mandeln oder Cashewnüssen. Um Kokosnüsse sollten Sie allerdings einen großen Bogen machen, denn diese enthalten viele der besonders ungünstigen gesättigten Fette. Auch wenn Nüsse gute Fette liefern, sollte man natürlich – wenn man gerade versucht, ein paar Kilos abzunehmen – es nicht übertreiben. Gelegentlich reicht! Eine Dose Erdnüsse vor dem Fernseher ist sicher kontraproduktiv.

■ **Ca. 15 Prozent der Energiezufuhr** sollte aus Eiweißen, den Proteinen, stammen. Dabei sollte man immer bedenken, dass die biologische Wertigkeit des in der Nahrung enthaltenen Proteins hoch sein sollte, d. h. dass die darin enthaltenen Proteine gute Lieferanten für die im Körper gebrauchten Aminosäuren sind. Platz 1 auf dieser Liste der biologischen Wertigkeit hat hier das Ei. Gefolgt von Schweinefleisch, Rindfleisch und Geflügel. Aber auch Soja ist nicht schlecht. Wegen des höheren Anteils ungünstiger Fette sollte rotes Fleisch aber nur gelegentlich auf den Speiseplan kommen. Als Protein- und Kalziumspender sind auch fettarme Milchprodukte hilfreich. Es gibt eine ganze Reihe von Hinweisen, dass eine eiweißreiche Ernährung vermutlich auch präventive Effekte hat. So zeigte eine große amerikanische Studie (Nurses Health Studie, auf die auf Seite 78 noch näher eingegangen wird), dass eine hohe Eiweißzufuhr mit einer Verminderung des Herzinfarktrisikos verbunden ist. Im Rahmen von Diäten hat Eiweiß noch einen weiteren Pluspunkt: »Es macht besser satt als eine vergleichbare Menge Fett oder Kohlenhydrate.

Wenn Sie es genauer wissen wollen und praktische Tipps für eine gesunde Ernährung brauchen, gibt es viele Beratungsmöglichkeiten. Mittlerweile bieten auch viele Krankenkassen entsprechende Kurse und Seminare an.

Nur in Maßen ein Gewinn: Genussmittel

Viele Frauen kennen Sie, die typischen Auslöser der Hitzewallungen: Aufregung, Ärger, Alkohol, heiße Speisen und Getränke. Übeltäter Nummer eins ist Kaffee. Manche Frauen vertragen ihn gut, anderen bricht schon nach dem ersten Schluck der Schweiß aus. Hier hilft leider nichts anderes als Verzicht, um diese unangenehmen Folgen des Kaffeegenusses auszuschließen. Sieht man einmal von diesem potenziell ungünstigen Effekt des Kaffees ab, ist er entgegen der vielfach weit verbreiten Meinung (in Maßen genossen) nicht gesundheitsschädlich. Auch die Idee, dass Kaffee nicht zur täglichen Flüssigkeitsbilanz dazu gerechnet werden dürfe, hat sich als falsch erwiesen. Ein paar Tassen Kaffee am Tag sind kein Problem. Dennoch gilt, dass Sie ihren Kaffeegenuss auf drei bis vier Tassen pro Tag begrenzen sollten und Ihren Flüssigkeitsbedarf hauptsächlich über Wasser oder ungesüßte Früchtetees decken sollten. Auch grüner Tee ist eine empfehlenswerte Alternative.

Ein Gläschen in Ehren ...

Wir wissen es alle: Regelmäßiger Alkoholkonsum kann zum Problem werden. Dennoch gibt es viele Hinweise darauf, dass ein moderater Alkoholkonsum, also z. B. ein Glas Wein am Abend, vielleicht doch einen Schutzeffekt für das Herz-Kreislauf-System hat. Dies gilt aber nur für kleine Mengen. 10 Gramm pro Tag sind schon genug (das entspricht ca. 0,1 l Wein oder 0,25 l Bier). Männer vertragen

Abnehmen, aber wie?

Regel Nr. 1:
Nicht hungern!
Weniger als 1000 kcal ist meist zu wenig, und der Jo-Jo-Effekt wird aktiviert
Regel Nr. 2:
Zehn Prozent des Ausgangsgewichts in sechs Monaten abnehmen
Alles andere ist illusorisch und wird schnell mit erneuter Gewichtszunahme belohnt
Regel Nr. 3:
0,5–1 kg weniger auf der Waage (pro Monat) sind genug
Regel Nr. 4:
Ohne Sport und Bewegung geht gar nichts!
Nur wer sich regelmäßig bewegt, wird auch langfristig abnehmen.

etwas mehr, nämlich 20 Gramm pro Tag oder 0,2 l Wein oder einen halben Liter Bier. Wird es mehr, kommen die schädigenden Effekte zum Tragen.

Eines sollte man nicht vergessen: Andere Maßnahmen zur Reduktion des Herz-Kreislauf-Risikos, wie z. B. Ausdauersport, sind mit Sicherheit ungleich effektiver. Und noch etwas sollten Sie im Auge behalten: Das abendliche Bier oder Gläschen Wein trägt nicht unerheblich mit zum täglichen Kalorienberg bei. 1 Gramm reiner Alkohol enthält ca. 7 Kilokalorien (kcal). Zum Vergleich: 1 Gramm Fett hat 9 kcal, 1 Gramm Eiweiß oder Kohlenhydrate je 4 kcal. Ein kleines Glas Wein von 0,1 l (meist sind beim abendlichen Wein sicher eher 0,2 l im Glas) schlägt demzufolge mit ca. 70 kcal zu Buche, was schon ein ganze Menge ist, wenn man sich vor Augen führt, dass 100 Gramm Kartoffeln mit Schale oder 100 Gramm Tofu etwa genauso so viele Kalorien enthalten und dass die meisten Gemüse pro 100 Gramm nur mit einem Drittel bis einem Viertel dieses Energiegehaltes aufwarten. Wenn Sie abnehmen müssen oder wollen, sollten Sie sich darum immer gut überlegen, ob das Glas Wein oder Bier denn nun tatsächlich sein muss. Das alles soll jetzt nicht heißen, dass Sie ganz auf Ihren Wein verzichten sollten. Trinken Sie ihn, aber beschönigen Sie Ihren Alkoholkonsum nicht mit dem Argument, Alkohol sei gut fürs Herz. Belassen Sie es im Durchschnitt bei einem Glas Wein täglich. Auch zwei alkoholfreie Tage in der Woche können helfen, dass das Glas Wein am Abend nicht der Einstieg in ein Alkoholproblem wird.

Die Last mit dem Nikotin

Egal, wie man es dreht und wendet: Rauchen ist ungesund. Im Zigarettenrauch steckt eine überaus große Zahl potenziell gesundheitsschädlicher Stoffe. Die Liste der Erkrankungen, die mit dem Rauchen in Verbindung gebracht werden, ist lang: Lungenkrebs, Kehlkopfkrebs und andere Krebserkrankungen der Mundschleimhaut, aber auch Blasenkrebs und Krebserkrankungen des Muttermundes werden bei Rauchern häufiger beobachtet als bei Nichtrauchern. Nicht genug damit: Die Gefäße leiden, Herzinfarkte und Schlaganfälle treten häufiger auf. Auch die Lunge leidet: Kaum ein Raucher kennt das Problem chronischer Entzündungen der Atemwege nicht. Damit nicht genug: Rauchen macht alt, es zerstört die elastischen Fasern der Haut irreversibel, die Haut wird faltig.

In den Wechseljahren schafft Rauchen besondere Probleme, denn Frauen, die rauchen, haben statistisch gesehen ein größeres Risiko, unter Hitzewallungen zu leiden. Auch die Anzahl der pro Tag gerauchten Zigaretten scheint sich auszuwirken: Je mehr geraucht wird, desto schlimmer sind die Hitzewallungen. Dazu muss man wissen, dass Rauchen nicht nur die körpereigene Bildung von Östrogenen hemmt, sondern darüber hinaus auch den Abbau von Östrogenen fördert. Dies betrifft natürlich nicht nur die körpereigenen Hormone, sondern auch die von außen zugeführten. Anders ausgedrückt: Wer raucht, hat mehr Hitzewallungen, und eine Östrogenbehandlung wirkt schlechter.

Objektiv betrachtet, gibt es keinen Grund, nicht mit dem Rauchen aufzuhören. Leider fällt es aber vielen Frauen schwer, diesen Schritt zu tun. Erschwerend kommt hinzu, dass Rauchen eine Sucht ist. Wer aufhört, kann körperliche Entzugssymptome haben, die es erschweren, dabei zu bleiben. Das Perfide aber ist, dass Rauchen – wie Alkohol auch – trotz der vielen gesundheitlichen Probleme, die es schafft, in weiten Teilen der Gesellschaft immer noch sozial akzeptiert ist und »dazu gehört«. Will jemand in einer solchen Situation aufhören, braucht es manchmal schon einen starken Willen, um das wirklich durchzuhalten. Wer es nicht allein schafft, sollte sich Hilfe suchen. Von Selbsthilfegruppen bis zu Ärzten: Es gibt viele Ansprechpartner.

Die Droge Zigarette

Nikotin gehört zu den Substanzen, die ein hohes Abhängigkeitspotenzial haben. Einige Forscher behaupten sogar, dass bei manchen Menschen eine einzige Zigarette ausreiche, um sie körperlich abhängig zu machen. Nikotin moduliert im Zentralnervensystem eine Vielzahl von Funktionen. So kommt es z. B. zu einer vermehrten Ausschüttung von sogenannten Neurotransmittern (Botenstoffe im Gehirn), etwa Dopamin, Serotonin, Noradrenalin oder Endorphinen. Insbesondere der Einfluss des Nikotins auf das »Dopaminerge Belohnungssystem«, einer überwiegend im basalen Stirnhirn lokalisierten Gruppe von Nervenzellen, die maßgeblich für die Entstehung von Glücks- und Zufriedenheitsgefühlen verantwortlich sind, scheint bei der Entwicklung der körperlichen Abhängigkeit eine große Rolle zu spielen. Dieses System wird auch bei anderen lustbringenden Handlungen wie Sex oder Essen aktiviert. Das Rauchen einer Zigarette wird so mit Glücksgefühlen belohnt. Hört jemand auf zu rauchen, fehlt ihm vorübergehend dieses wohlige Glücksgefühl, was den Abschied von der Zigarette natürlich erschwert. Medikamente wie Zyban® (Wirkstoff Bupropion), die zur Unterstützung der Rauchentwöhnung eingesetzt werden, greifen genau in diese »Glückshormonwelt« der Neurotransmitter ein. Sie sollen dem Neu-Nichtraucher die durch den Nikotinentzug geminderte Aktivierung seines »Dopaminergen Belohnungssystems« etwas erträglicher machen. Darüber hinaus wirkt das Nikotin auch auf das cholinerge System, das mit dem Botenstoff Acetylcholin arbeitet und das u. a. für Hirnfunktionen wie Gedächtnis und Lernen wichtig ist. Das erklärt z. B. auch, warum viele Raucher berichten, sie könnten sich nach einer Zigarette wieder besser konzentrieren und seien insgesamt leistungsfähiger.

Neben der rein körperlichen Abhängigkeit gibt es aber auch eine psychische Abhängigkeit. Rauchen gehört für viele einfach zum Alltag: von der »Zigarette danach« über den viel gepriesenen Stressabbau im Beruf bis zum Pausenfüller. Da Raucher eben oft psychisch und körperlich abhängig sind, basieren viele neue Rauchentwöhnungskonzepte auf einem individuellen Behandlungsansatz, der beide Komponenten berücksichtigt.

Der Siegeszug
der Hormone

Die zur Behandlung von Wechseljahrsbeschwerden jahrelang propagierte und vielfach praktizierte Hormontherapie geriet durch neuere Studien aus den USA in Misskredit. Der positive Nutzen der Hormonpillen wurde plötzlich in Frage gestellt. Gesundheitliche Risiken rückten ins Blickfeld. Was wissen wir heute?

DER SIEGESZUG DER HORMONE

Wie, wann und wo alles einmal anfing ...

Seit den 1960er Jahren kann natürliches Östradiol synthetisch hergestellt werden. Schon einige Jahre später trat die Hormontherapie zur gegen Wechseljahrsbeschwerden ihren Siegeszug an. Ihre Galionsfigur war der Gynäkologe Robert A. Wilson, der Östrogene als Jungbrunnen schlechthin propagierte.

Die ersten Versuche, Wechseljahrsbeschwerden mit Hormonen zu lindern, liegen mehr als 100 Jahre zurück.
1896 wurde über eine erste erfolgreiche Behandlung klimakterischer Beschwerden mit Extrakten bzw. Gewebe aus Rindereierstöcken berichtet. In den 20er Jahren des letzten Jahrhunderts versuchte man, aus der sich in den Eibläschen von Rinder- oder Pferdeeierstöcken befindlichen Flüssigkeit Hormone zu extrahieren, bevor es 1930 schließlich gelang, größere Mengen an Östrogenen aus dem Harn trächtiger Stuten zu gewinnen. In Deutschland probierte man damals mittels sehr aufwendiger Verfahren möglichst reine Östrogenpräparate herzustellen, die nur das bei Frauen auch natürlicherweise vorkommende Östradiol enthielten. So entstanden »Amniotin« und »Progynon« von Schering als erste reine Östradiolpräparate zur Behandlung von Hitzewallungen. In Nordamerika fokussierte man sich auf die Gewinnung von Östrogengemischen aus dem Urin schwangerer Stuten, den sogenannten »konjugierten equinen Östrogenen«, kurz CEE genannt. Diese Präparate sind zwar natürlichen Ursprungs, denn sie stammen aus dem Urin von Pferden, sie sind aber für Frauen »unnatürlich«, denn sie enthalten viele Östrogene, die im menschlichen Organismus gar nicht vorkommen. In Deutschland lag der Forschungsschwerpunkt hingegen weiterhin auf der Entwicklung von Östradiolprodukten. Auch wenn dies zur Hormontherapie in den Wechseljahren eingesetzte Östradiol zwar synthetisch hergestellt wird, entspricht es in seiner Wirkung und seinem Aussehen exakt dem natürlicherweise in Eierstöcken der Frau gebil-

deten Östradiol, weswegen man von natürlichen Hormonen spricht, auch wenn sie eigentlich synthetisch hergestellt werden.

Weit verbreitet: Pferdeöstrogene

Bei den Pferdeöstrogenen nahm die Entwicklung eines stabilen Präparats, das problemlos in großen Mengen hergestellt werden konnte, noch einige Jahre in Anspruch. 1941 hatte man es dann endlich geschafft: Das auch heute noch zur Behandlung von Wechseljahrsbeschwerden eingesetzte »Premarin®« (was bei uns später unter dem Namen »Presomen®« eingeführt wurde) kam zuerst in Kanada und ein Jahr später in den USA auf den Markt. In den 60er Jahren konnte schließlich auch natürliches Östradiol in größeren Mengen synthetisch hergestellt werden. Seit den 70er Jahren stehen eine ganze Reihe verschiedener Hormonpräparate zur Behandlung klimakterischer Beschwerden zur Verfügung, u. a. die heute noch im Handel befindlichen Östradiol-Präparate Progynova® und Progynova mite®. Am weitesten verbreitet waren aber weltweit über Jahrzehnte hinweg die Pferdeöstrogene und sind es manchen Ländern immer noch.

»Die überflüssige Menopause«

Mitte der 60er Jahre trat die Hormontherapie in und nach den Wechseljahren einen einzigartigen Siegeszug an. Robert A. Wilson, ein Gynäkologe aus New York, wurde zu ihrer Galionsfigur. Zusammen mit seiner Frau Thelma, einer überzeugten Hormonanwenderin, veröffentlichte er 1963 in der Zeitschrift der Amerikanischen Geriatrischen Gesellschaft einen Artikel mit dem Titel »Das Schicksal der nicht behandelten postmenopausalen Frauen – ein Plädoyer für den Erhalt angemessener Östrogenspiegel von der Pubertät bis ins Grab«. Etwas später folgte der Bericht »Die überflüssige Menopause«. 1966 schließlich kam sein Buch »Feminine forever« oder »Für immer weiblich« auf den Markt – es wurde ein Bestseller.

»Bedauernswerte Kastrate«

Die Welt – insbesondere die weibliche – war geschockt: Wilson bezeichnete die menopausalen Frauen als bedauernswerte Kastrate, deren Leben von den dramatischen Folgen des Östrogenmangels gekennzeichnet sei. Sie würden sich von sympathischen femininen und vitalen Frauen zu grässlichen, zickigen Alten wandeln – Karikaturen ihres früheren Selbst. Aber er hatte eine Lösung parat: Östrogene – als Jungbrunnen für Jugendlichkeit, Attraktivität, Gesundheit und guten Sex. Es ging ihm also gar nicht mehr nur um die Behandlung von Wechseljahrsbeschwerden, sondern um viel mehr: den Erhalt von Gesundheit, allgemeinem Wohlbefinden und Prävention von Krankheiten. Pikanterweise hat Wilsons Sohn Ron viele Jahre später berichtet, dass sein Vater bei seiner Arbeit intensiv von der amerikanischen Pharmaindustrie unterstützt wurde.

DER SIEGESZUG DER HORMONE

»Healthy User Bias«

Die Ergebnisse von Beobachtungsstudien sind nicht ganz einfach zu interpretieren. Es gibt viele Faktoren, die Einfluss auf das Ergebnis der Untersuchung haben können, aber nichts mit der angewandten Behandlung zu tun haben und damit bei genauer Betrachtung das Ergebnis der Untersuchung verfälschen können. So ist es z. B. auch bei der »Nurses Healthy Study«. Es ist z.B. durchaus denkbar, dass sich die Frauen, die sich damals für eine Hormontherapie entschieden haben, von vornherein deutlich von denen unterschieden, die keine Hormone schlucken wollten. So kann z.B. vermutet werden, dass die Hormonanwenderinnen insgesamt besser über gesundheitliche Fragen informiert waren und sich auch sonst intensiver um ihr Wohlergehen gekümmert haben. Dies allein kann natürlich – völlig unabhängig von der Hormontherapie – dazu geführt haben, dass sie auch insgesamt gesünder waren als die nicht behandelten Frauen. Das positive Ergebnis der Untersuchung, nämlich das seltenere Auftreten von Herzinfarkten, Schlaganfällen, Osteoporose und Demenz, wäre dann nämlich möglicherweise nicht oder nicht nur auf die Hormontherapie zurückzuführen, sondern vor allem auf einen allgemein gesünderen Lebensstil (sogenannter »Healthy User Bias«).

Seitdem wurden – weitgehend unabhängig davon, ob klimakterische Beschwerden vorlagen oder nicht – bis in die 90er Jahre in zunehmendem Maße Hormone verschrieben. Millionen von Frauen schluckten sie. Man glaubte, eine langfristige Anwendung von (nicht zu niedrig dosierten) Hormonen würde in vielerlei Hinsicht einen vorbeugenden Ansatz darstellen und vielen Erkrankungen, wie z.B. Osteoporose, Herzinfarkt und Schlagfall oder Alzheimer-Demenz, verhindern und pauschal dem Erhalt von geistiger und körperlicher Gesundheit nutzen. Dieses Vorgehen wurde auch von vielen Fachgesellschaften empfohlen. Von nennenswerten Nebenwirkungen ging man lange Zeit nicht aus, und Ärzte handelten nach besten Wissen und Gewissen.

Erste Studien oder: Was bringt beobachten?

Unterstützt wurde der »Großeinsatz« der Hormone durch eine Reihe wissenschaftlicher Untersuchungen, von denen mit Abstand die größte die amerikanische Krankenschwesternstudie, die »Nurses Health Study« mit über 100.000 Teilnehmerinnen war. In dieser Studie verglich man Krankenschwestern, die Hormone in den Wechseljahren einnahmen, mit solchen, die sich gegen eine Hormontherapie entschieden hatten. Die Ergebnisse schienen die Vermutung, dass Frauen von einer Hormontherapie nur profitieren können, zu bestätigen. Es zeigte sich, dass die mit Hormonen behandelten Krankenschwestern deutlich weniger Herzinfarkte und Schlaganfälle hatten und durch die Therapie auch einer Osteoporose vorbeugten. Allerdings handelte es sich bei dieser Studie lediglich um eine sogenannte Beobachtungsstudie, d.h., dass man – wie der Name schon sagt – lediglich beobachtete, wie es den Frauen im Verlauf erging. Ob und wie lange die Frauen Hormone einnahmen, konnten sie dabei selbst entscheiden. Auch auf die Präparate und die Dosierung hatten die beobachtenden Forscher keinerlei Einfluss.

Goldstandardstudien oder: Sind wir jetzt schlauer?

Die Ergebnisse fast aller bis zu diesem Zeitpunkt durchgeführten Studien legten den Schluss nahe, dass sich die Häufigkeit von Herz-Kreislauf-Erkrankungen, wie einer Verkalkung und Verengung der Herzkranzgefäße (koronare Herzkrankheit/KHK), Herzinfarkten und Schlaganfällen, durch eine Hormontherapie um etwa 50 Prozent reduzieren lässt. Auch tierexperimentelle Untersuchungen, beispielsweise an Affen, ergaben ähnlich positive Ergebnisse. Darüber hinaus zeigten sich bei Frauen, die Hormone einnahmen, günstige Auswirkungen auf die Blutfette. Das LDL-Cholesterin (»schlechtes Cholesterin«) nahm ab, das HDL (»gutes Cholesterin«) zu. Da Menschen mit erhöhtem LDL-Blutspiegel ein größeres Risiko haben, einen Herzinfarkt oder Schlaganfall zu erleiden, interpretierte man diese Absenkung des LDL-Cholesterins als einen weiteren indirekten Hinweis auf die Schutzwirkung der Hormone.

Um nun definitiv beweisen zu können, dass die vorbeugende Einnahme von Hormonen über viele Jahre, möglicherweise bis zum – hoffentlich späten – Tod, von großem Nutzen für die Frauen sei, wurden in den 90er Jahren sehr große, teure und überaus aufwendige Studien durchgeführt. Da bis dahin keine wirklich schwerwiegenden Nebenwirkungen der Hormontherapie beobachtet wurden, hoffte man, dass auch in den neuen Studien keine nennenswerten Nebenwirkungen auftreten würden. Wenn man bedenkt, dass die Todesursache Nummer eins bei Frauen in Deutschland die Herz-Kreislauf-Erkrankungen sind, wäre eine solche Hormontherapie tatsächlich eine ideale Lösung: großer Effekt, kaum Nebenwirkungen.

Kontrollierte Doppelblindstudien

Um diese positiven Auswirkungen der Hormontherapie zu beweisen, sind Beobachtungsstudien wie die »Nurses Health Study« u.a. wegen des »Healthy User Bias« nicht geeignet. Stattdessen setzte man auf den »Goldstandard«: die prospektiv randomisierte Placebo kontrollierte Doppelblindstudie. Hier wird vorher festgelegt, was untersucht werden soll (etwa, ob sich mit der Hilfe der Hormontherapie Herzinfarkte oder eine Osteoporose verhindern lassen) und welche Medikamente in welcher Dosierung wie lange eingenommen werden sollen. Auch Nebenwirkungen, wie z.B. das Auftreten von Brustkrebs, Thrombosen oder Embolien werden dokumentiert.

Um den Einfluss von Störfaktoren, die das Ergebnis der Untersuchung eventuell entscheidend beeinflussen könnten, die aber mit der eigentlichen Therapie gar nichts zu tun haben, möglichst klein zu halten bzw. sie kontrollieren zu können, werden bei solchen Studien in ihrer einfachsten Form zwei Gruppen gebildet.

Im Blickfeld: zwei Gruppen

Eine Gruppe erhält ein Medikament, das den zu untersuchenden Wirkstoff, z. B. Östrogene, enthält, die andere Gruppe, die Kontrollgruppe, erhält ein Placebo, d. h. ein Scheinmedikament, das genauso aussieht wie das richtige Medikament, aber keinen Wirkstoff enthält (»Placebo kontrolliert«). Um jegliche Einflussnahme auszuschließen, entscheidet der Zufall, ob die Frau das Medikament mit dem Wirkstoff oder das Scheinmedikament erhält (»Randomisation«).

Darüber hinaus weiß weder der Arzt, der die Frauen im Rahmen der Studie betreut, noch die Frauen selbst, ob sie das Medikament oder das Scheinmedikament erhalten (»Doppelblind«).

Typischerweise wird vorher festgelegt, wann die Studie abgebrochen werden muss, weil nicht tolerierbare Nebenwirkungen auftreten, oder weil die Behandlung sich als so effektiv erweist, dass es unethisch wäre, den mit dem Scheinmedikament behandelten Frauen die tatsächlich effektive Behandlung weiter vorzuenthalten.

Die beiden wichtigsten dieser großen Goldstandardstudien sind die HERS- und die WHI-Studie.

Die HERS-Studie – kein Schutz fürs kranke Herz

Mit der ersten großen randomisierten Placebo kontrollierten Doppelblindstudie, der HERS-Studie (Heart and Estrogen/Progestin Replacement), sollte überprüft werden, ob sich Frauen durch die Anwendung von Östrogenen (in diesem Fall durch die in den USA üblichen konjugierten Östrogene (0,625 mg CEE) und einem Gestagen (2,5 mg Medroxyprogesteronacetat, MPA) davor schützen können, erneut einen Herzinfarkt zu erleiden, wenn sie bereits ein vorgeschädigtes Herzkranzgefäßsystem besitzen. Die Frauen, die an dieser Untersuchung teilnahmen, waren im Schnitt 64 Jahre alt. In beiden Gruppen, der Placebogruppe und der tatsächlich mit Hormonen behandelten Gruppe, befanden sich etwa 1.300 Frauen.

Als das Ergebnis dieser Untersuchung 1998 veröffentlicht wurde, überraschte es viele: Die mit Hormonen behandelten Frauen schnitten nicht besser ab als die Frauen, die keine Hormone bekommen hatten.

Im Gegenteil: Im ersten Jahr der Untersuchung erlitten sogar mehr Frauen in der Hormongruppe einen Herzinfarkt als in der nicht mit Hormonen behandelten. Dieses Bild veränderte sich allerdings im Lauf der nächsten Studienjahre und drehte sich in den Jahren vier und fünf sogar wieder um. Nach Abschluss der Studie nach 4,1 Jahren wurde die Untersuchung nach Entblindung (es wurde bekannt gegeben, wer tatsächlich Hormone bekommen hatte und wer nicht) als

HERS II noch über 2,7 Jahre weitergeführt. Auch nachdem die Studie über insgesamt 6,8 Jahre fortgeführt worden war, fand sich kein eindeutiger Unterschied zwischen den beiden Gruppen: Der erhoffte Schutzeffekt der Hormontherapie bei bereits herzkranken Frauen war nicht nachweisbar.

Die WHI-Studie – Schutz fürs gesunde Herz?

Es blieb die Hoffnung, dass zumindest bei bislang herzgesunden Frauen die Hormontherapie einen günstigen Effekt auf das Herz-Kreislauf-System haben würde. Um dies endgültig unter Beweis zu stellen, wurde die WHI-Studie ins Leben gerufen.

Kaum eine Studie hat in den letzten Jahren für so viel Aufruhr in den Medien gesorgt. Diese randomisierte Placebo kontrollierte Doppelblindstudie wurde schon Anfang der 90er Jahre konzipiert. Man wollte klären, ob es möglich sei, durch die vorbeugende Einnahme von Hormonen Herz-Kreislauf-Erkrankungen wie Herzinfarkt und Schlaganfall zu verhindern.

Darüber hinaus erhoffte man sich eindeutige Informationen über die Auswirkungen der Hormontherapie auf das Brust-, Gebärmutterschleimhaut- und Darmkrebsrisiko. Unzählige Beobachtungsstudien hatten gezeigt, dass Hormone gut für die Knochen sind und dass Frauen, die über lange Jahre Hormone eingenommen hatten, deutlich seltener unter Osteoporose litten und auch weniger Knochenbrüche hatten.

Der Beweis, dass hierdurch auch tatsächlich weniger Hüftbrüche auftraten, stand allerdings noch aus. Die WHI-Studie sollte dies ebenfalls endgültig klären. An der Studie konnten Frauen im Alter von 50 bis 79 Jahren teilnehmen.

Der Studienaufbau

Sind eigentlich alle Hormonpräparate gleich? Schon Mitte der 70er Jahre, d.h. schon relativ schnell nach Beginn des großzügigen Einsatzes von Östrogenen, stellte man fest, dass eine alleinige Gabe von Östrogen zu bösartigen Veränderungen der Gebärmutterschleimhaut führen kann.

Daraus folgte, dass eine Östrogenbehandlung immer mit einer Gelbkörperhormongabe kombiniert werden muss, um dies zu verhindern. (Auch im natürlichen Menstruationszyklus kombiniert die Natur Östrogene mit Gelbkörperhormon.) Je nachdem, ob die Frauen, die an

Fragestellung der WHI-Studie

Primäre Studienziele
- Prävention von Herz-Kreislauf-Erkrankungen
- Brustkrebshäufigkeit

Sekundäre Studienziele
Häufigkeit von
- Schlaganfällen
- Gebärmutterschleimhaut/Darmkrebs
- Knochenbrüchen durch Osteoporose

der Studie teilnehmen wollten, noch eine Gebärmutter hatten oder nicht, erhielten sie dementsprechend entweder eine Tablette Prempro® pro Tag, ein Östrogen-Gestagen-Kombinationspräparat (0,625 mg konjugierte equine Östrogene, CEE) plus 2,5 mg Medroxyprogesteronacetat (MPA) oder eine Tablette Premarin® täglich, ein Östrogenpräparat ohne Gestagenzusatz (0,625 mg CEE).

Hormontherapien in Europa und in den USA

Mit den konjugierten Östrogenen und dem Gestagen Medroxyprogesteronacetat gab es in den USA die meisten Erfahrungen.
In Europa wurden zwar auch equine Östrogene eingesetzt, aber der Schwerpunkt lag und liegt mehr auf der Behandlung mit synthetisch hergestelltem Östradiol, das bei Frauen vor den Wechseljahren auch natürlicherweise in den Eierstöcken gebildet wird. Auch was die Gestagene angeht, war und ist die Situation in Deutschland anders als in den USA. In Europa wurden schon früh ganz verschiedene Gestagene und nicht nur MPA eingesetzt. Die verschiedenen zur Hormontherapie eingesetzten Gestagene unterschieden sich aber zum Teil stark in ihrer Wirkungsweise. Auch im Hinblick auf mögliche Nebenwirkungen gibt es große Unterschiede. Ob und wie weit die Ergebnisse aus Untersuchungen, bei denen die Frauen mit MPA und equinen Östrogenen behandelt worden sind, auch auf andere Hormonpräparate übertragbar sind, ist intensiv diskutiert worden. Es spricht vieles dafür, dass die in dieser Studie gewonnenen Ergebnisse nicht so einfach auf andere Hormontherapien übertragbar sind.

Welche Frauen wurden in die Studie aufgenommen?

Da es vor allem darum ging zu überprüfen, ob sich Herz-Kreislauf-Erkrankungen durch die Therapie verhindern lassen, sollten die Frauen zu Beginn der Studie keinen ausgeprägten Bluthochdruck oder eine Fettstoffwechselstörung haben und zumindest in den letzten sechs Monaten vor Eintritt in die Studie keinen Herzinfarkt, Schlaganfall und keine Thrombose erlitten haben.
Die genaue Auswertung der Studie zeigte später, dass viele der Frauen jedoch nicht herzgesund waren. Bei einer Reihe von ihnen fanden sich Risikofaktoren für eine Herzkreislauferkrankung: So erhielten im Gestagen-Östrogen-Arm der Studie etwa ein Drittel der Frauen zu Beginn der Untersuchung Medikamente wegen erhöhten Blutdrucks. Im Östrogen-Arm war es noch deutlicher: Hier mussten sogar fast 50 Prozent der teilnehmenden Frauen Blutdrucksenker einnehmen. Im Östrogen-Gestagen-Arm hatten zehn Prozent behandlungsbedürftig erhöhte Blutfette, etwa ein Drittel der Frauen war übergewichtig (BMI 25–29) und ein weiteres Drittel sogar adipös (BMI > 30). Im Östrogenarm waren sogar 45 Prozent der Frauen adipös. Etwa 40 Prozent hatten früher geraucht, zehn Prozent rauchten

noch bei Aufnahme in die Studie. Einige der Frauen hatten sogar schon einen Herzinfarkt oder einen Schlaganfall erlitten oder waren deshalb zumindest behandelt worden. Von Frauen mit gesunden Herzen und gesundem Herzkreislaufsystem kann bei dieser Studie also keinesfalls die Rede sein.

Dies wirft natürlich die Frage auf, inwieweit die Studie überhaupt geeignet ist, die Frage zu beantworten, ob sich herzgesunde Frauen durch die vorbeugende Einnahme von Hormonen vor dem Auftreten eines Herzinfarktes schützen.

Störfaktor Hitzewallungen

Zusätzlich sollten die Teilnehmerinnen keine ausgeprägten Hitzewallungen haben. Dies wäre sonst zu einem großen Problem geworden, da die Studie ja als »Placebo kontrollierte« Studie geplant war. Zur Erklärung. Man stelle sich folgende Situation vor: Eine Frau mit ausgeprägten Hitzewallungen interessiert sich für die Studie und entschließt sich teilzunehmen. Wie der Zufall es nun will, erhält sie aber nicht das wirksame Hormonpräparat, sondern das hormonfreie Scheinmedikament. Man kann sich vorstellen, wie die Geschichte weitergeht. Selbst wenn man einmal annimmt, dass auch ein Scheinmedikament eine gewisse Wirkung haben kann (so genannter »Placeboeffekt«), ist es sehr wenig wahrscheinlich, dass sich die ausgeprägten klimakterischen Beschwerden der Frau in Wohlgefallen auflösen.

Sehr viel eher könnte sich beispielsweise Folgendes abspielen: Nach wenigen Wochen steht die Frau, ziemlich aufgelöst und wütend wieder in der Praxis ihres Studienarztes, wirft ihm ihre Studienmedikamente auf den Tisch und lässt ihren Arzt wissen, dass es so jetzt aber nicht weiterginge, sie schwitze sich zu Tode und sie brauche jetzt endlich etwas, das ihr auch tatsächlich helfe. Wenn viele Frauen aus dem Placeboarm einer solchen Untersuchung die Studie abbrechen, wird die Aussagekraft des Ergebnisses der Studie aber immer geringer, schlimmstenfalls kann man sie gar nicht mehr auswerten, weil es die Kontrollgruppe nicht mehr gibt, da alle Patientinnen abgesprungen sind.

Wurden die »richtigen« Frauen untersucht?

Das mittlere Alter der Frauen in der WHI-Studie lag bei 63 Jahren (50–79 Jahre). Die WHI-Frauen waren damit sicher generell »kranker« (weil älter) als diejenigen Frauen, die sich gerade in der Hochphase der Wechseljahre befinden (nämlich die 45- bis 55-Jährigen) und darüber nachdenken, Hormone zu nehmen. Die Studienergebnisse wurden in den Medien häufig nicht so differenziert dargestellt, sondern es wurde oft der Eindruck vermittelt, dass die Ergebnisse dieser Untersuchung nun alle Frauen gleichermaßen beträfen, die gesunden wie die herzkranken, die jüngeren wie die älteren Frauen, die mit Hitzewallungen und die ohne ...

Die Hormontherapie – ein Krankmacher?

Die WHI-Studie wurde mit großem Medienrummel vorzeitig abgebrochen: Statt die Gesundheit der Frauen zu schützen, sollten Hormone Schaden zufügen. Heute, einige Jahre später, schwingt das Pendel wieder zurück. Vielleicht gibt es ihn ja doch: den Schutzeffekt der Hormone.

Eine im Mai 2002 durchgeführte Zwischenanalyse der bis dahin erhobenen Studienergebnisse zeigte, dass in der Gruppe der Frauen, die Hormone erhielten, 26 Prozent mehr Brustkrebsfälle auftraten als in der Vergleichsgruppe. Damit war die vor Beginn der Untersuchung festgelegte Grenze, wann die Studie abgebrochen werden muss, überschritten. Darüber hinaus hatten sich ungünstige Effekte auf das Herz (+ 29 Prozent Herzinfarkte), eine Zunahme an Lungenembolien (+ 113 Prozent, d. h. mehr als doppelt so viele) und mehr Schlaganfälle (+ 41 Prozent) in der behandelten Gruppe gezeigt. Anders ausgedrückt: Pro 10.000 mit Östrogen und Gestagen behandelten Frauen traten pro Jahr acht Brustkrebsfälle, sieben Herzinfarkte, acht Schlaganfälle und acht Lungenembolien mehr auf als in der mit dem Scheinmedikament behandelten Kontrollgruppe. Dafür gab es aber in der Hormongruppe der Frauen fünf Hüftbrüche weniger (–34 Prozent).

»Tödliche Therapie« und andere Horrorschlagzeilen

Nachdem die Ergebnisse am 9. Juli 2002 detailliert auf der Homepage der renommierten Zeitschrift der »American Medical Association« veröffentlicht worden waren, brach ein einzigartiges Medienspektakel los: Die Presse griff mit Horrorschlagzeilen »Lebensgefährliche Hormontherapie«, »Tödliche Therapie«, »Weg mit den Hormonen« oder »Die große Hormonblamage« die negativen Studienergebnisse auf und schürte die allgemeine Hysterie. Teils ideologisch befrachtet, teils mit sehr oberflächlichen

Die Hormontherapie – ein Krankmacher?

Informationen, verglich man die Hormontherapie mit sogenannten sanften, als harmlos und angeblich ähnlich gut wirksam dargestellten Therapien. Oft wurden in der Diskussion auch nur relative Zahlen genannt: Verdoppelung des Risikos Lungenembolie klingt z. B. viel dramatischer als acht Fälle mehr auf 10.000 behandelte Frauen (d. h. nämlich anders ausgedrückt, dass es bei 9.992 hormonbehandelten Frauen genauso viele oder wenige Probleme gab wie bei den nicht behandelten). Positive Effekte wie das reduzierte Osteoporoserisiko kamen in der Presse kaum mehr vor.

Die Folge: Tausende von Frauen gerieten in Panik, brachen ihre Hormonersatztherapie ab und sind bis heute verängstigt und verunsichert, weil sie fürchten, sich mit ihrer bisherigen Therapie ernsten Schaden zugefügt zu haben. Frauen, die noch nichts geschluckt bzw. angewandt hatten, wagten es trotz teilweise heftiger Symptome nicht, sich mit einer Hormonersatztherapie zu befassen. Entweder verzichteten sie weiterhin ganz auf medikamentöse Unterstützung oder sie versuchten ihr Glück mit alternativen Therapien. Aber nicht nur bei den betroffenen Frauen, auch in der Ärzteschaft

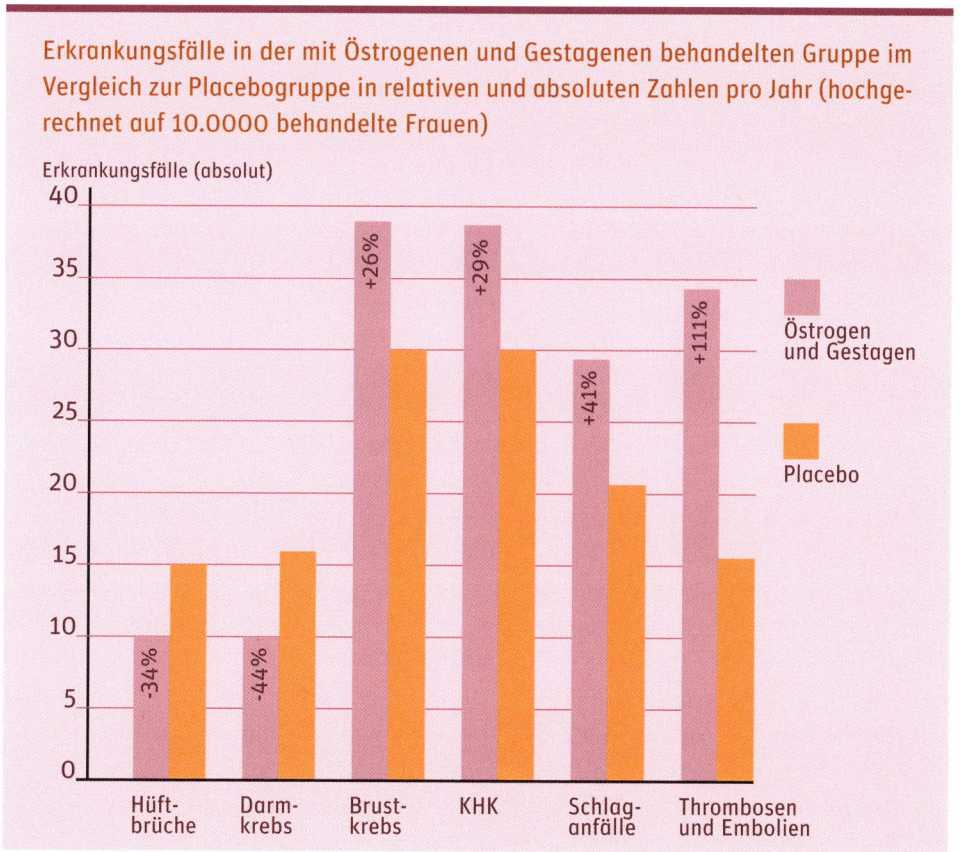

herrschte große Uneinigkeit und Unsicherheit, wie die Ergebnisse der Untersuchung zu interpretieren seien.

Die »Millionen-Frauen-Studie«: keine Klarheit

Richtig kritisch wurde die Lage, als im August 2003 die Ergebnisse der so genannten »Millionen-Frauen-Studie« veröffentlicht wurden und der Hormontherapie darin ein noch höheres Brustkrebsrisiko attestiert wurde. Ziel dieser riesigen, nicht randomisierten britischen Querschnitts-Studie mit 1.084.110 Teilnehmerinnen war es, die Auswirkungen unterschiedlicher Hormonpräparate auf das Brustkrebsrisiko zu untersuchen. Zu Beginn erhielten die teilnehmenden Frauen parallel zu der in England üblichen Einladung zu der alle drei Jahre stattfindenden Mammographieuntersuchung einen Fragebogen, der u. a. Fragen zur Hormontherapie in den Wechseljahren enthielt. Ungefähr die Hälfte der Frauen gab an, irgendwann einmal Hormone verwendet zu haben, ein Drittel nahm zum Zeitpunkt der Befragung Hormone ein. Für die Berechnung des Brustkrebsrisikos zog man die von 1996 bis 2001 im zentralen britischen Krebsregister gemeldeten Brustkrebsfälle heran. Nach einer Beobachtungszeit von 2,6 und 4,1 Jahren fand sich bei der Gruppe von Frauen, die zum Zeitpunkt des Einschlusses in die Untersuchung angegeben hatten, Hormone anzuwenden, ein erhöhtes Brustkrebsrisiko: Bei den Frauen, die nur Östrogene geschluckt hatten, fanden sich 30 Prozent, in der Gruppe der Östrogen-Gestagen-Anwenderinnen sogar doppelt so viele Brustkrebsfälle. Auch beim Tibolon (einem sogenannten Designer-Östrogen, was sich von seinem Aufbau her deutlich von den in der Natur vorkommenden Geschlechtshormonen unterscheidet, aber wie eine Kombination aus Gestagen, Östrogen und männlichen Hormonen wirkt) fand sich ein um 45 Prozent erhöhtes Risiko. Bei Frauen, die irgendwann früher einmal Hormone eingenommen hatten, fand sich hingegen kein erhöhtes Risiko. Auch wenn die Studie durch die große Zahl von teilnehmenden Frauen sehr beeindruckend ist, kann dies doch nicht darüber hinwegtäuschen, dass sie auch mit einer Vielzahl von Problemen behaftet ist, die ihre Beurteilung schwierig macht. Anders als bei allen bisherigen Untersuchungen fand sich in der Millionen-Frauen-Studie bereits nach einer einjährigen Therapiedauer ein erhöhtes Brustkrebsrisiko. Selbst bei der WHI-Studie fand sich im Östrogen-Gestagen Arm erst nach einigen Jahren ein Anstieg des Risikos.

Dazu folgendes Beispiel: Die Dauer, Art und Dosierung der Hormonanwendung wurde aber nur ein einziges Mal, nämlich zum Zeitpunkt der Aufnahme in die Studie erfasst. Was danach geschah, ob die Frauen die Hormone weiter einnahmen oder auf andere Präparate wechselten, ist nur stichprobenartig bei etwa einem Prozent der Frauen untersucht worden. Bei allen anderen bleibt dieser Aspekt völlig im Dunkeln. Es gibt aber überhaupt keine konkreten Aussagen darüber, welche Hormone die Frauen in der Zeit nach

Einschluss in die Studie einnahmen, so ist es zumindest sehr fraglich, ob Aussagen über den Effekt der Dauer der Hormoneinnahme überhaupt zulässig sind. Dabei wäre die Beantwortung der Frage, welche Risiken eine kurzzeitige Anwendung von Hormonen wirklich hat, für die vielen Frauen, die massive klimakterische Beschwerden haben, besonders wichtig. Auch wenn diese Studie unter Wissenschaftlern und Ärzten sehr umstritten war und ist, hatte sich die Laienpresse zu diesem Zeitpunkt klar entschieden: Hormone machen Brustkrebs. Aus war es mit der Prävention – stattdessen hieß es nun: Hormone nur noch bei Beschwerden und dann auch nur so kurz und so niedrig dosiert wie möglich.

Ist das Brustkrebsrisiko doch nicht erhöht?

Nach Abbruch des Östrogen-Gestagenarms wurde der Östrogenarm der WHI-Studie fortgeführt. Bei den regelmäßigen Zwischenuntersuchungen fand sich kein Hinweis auf ein erhöhtes Krankheitsrisiko, der es notwendig gemacht hätte, die Studie zu stoppen. Keine der vorher festgelegten Grenzen wurde jemals überschritten. Dennoch entschied sich das NIH (National Institute of Health), die Untersuchung im Februar 2004 vorzeitig abzubrechen, da die Zwischenauswertungen kein reduziertes Herzinfarktrisiko gezeigt hatten, was aber mit der WHI-Studie in erster Linie untersucht werden sollte. Die Studienleitung ging davon aus, dass sich dieses Ergebnis auch bei Fortset-

Die Darstellung in den Medien

Man kann sich des Eindrucks nicht erwehren, dass die Wahrnehmung und Einschätzung der mit einer Hormontherapie assoziierten Risiken in der Öffentlichkeit verzerrt und durch den Einfluss der Medien überproportional negativ beeinflusst wurden. Nur vereinzelt erschienen Artikel, die darum bemüht waren, den Stand des Wissens zur Hormontherapie in all seiner Komplexität darzustellen.

So erschien z.B. am 1. Juni 2004 in der »Frankfurter Allgemeine Zeitung« ein kurzer Beitrag mit dem Titel »Gutes von den Hormonen«. Darin wurde diskutiert, dass die »Neubewertung der Hormonersatztherapie gegen Wechseljahresbeschwerden bei vielen Menschen den Eindruck hinterlassen hat, dass von dieser Behandlung nichts Gutes zu erwarten sei«. Basierend auf einem kurz zuvor in der renommierten amerikanischen Zeitschrift »Science« erschienenen Artikel wurde angemahnt, dass die Ergebnisse der Studie »nicht aus dem Zusammenhang zu reißen und auf alle möglichen Formen der Hormonersatztherapie zu übertragen« seien und dass sich aus den Ergebnissen der WHI- und vieler anderer Studien möglicherweise für die Zukunft »viele neue Ansatzpunkte für eine verbesserte Therapie ergeben könne«.

zung nicht ändern würde. Darüber hinaus habe sich ein um 39 Prozent erhöhtes Schlaganfallrisiko gezeigt. Anders ausgedrückt: Pro 10.000 mit Östrogen behandelten Frauen traten zwölf Schlaganfälle mehr pro Jahr auf.

Weniger Brustkrebs durch Östrogene

Interessanterweise zeigte sich aber bei den Frauen, die Östrogene bekommen hatten, kein erhöhtes Brustkrebsrisiko, im Gegenteil: Es fand sich über die Jahre eine Absenkung des Risikos um 23 Prozent. Dies entspricht hochgerechnet 26 Brustkrebsfällen auf 10.000 mit Östrogenen behandelten Frauen gegenüber 33 in der mit dem Scheinmedikament behandelten Gruppe, anders ausgedrückt, sieben Fälle weniger.

Im Gegensatz zur Erhöhung des Schlaganfallrisikos ist dieses Ergebnis allerdings nicht statistisch signifikant, d. h. es könnte theoretisch auch ein Zufallsbefund sein. Für Frauen und Wissenschaft wäre die Fortführung der Studie aber aus vielerlei Gründen sicher ein Gewinn gewesen. Hätte man die Studie nicht abgebrochen, sondern wie geplant bis zum Ende fortgeführt, hätte sich dieser Trend einer Abnahme des Brustkrebsrisikos eventuell weiter fortgesetzt. Es hätte sich dann möglicherweise doch ein statistisch signifikanter, d. h. nicht durch den Zufall erklärbarer Unterschied zwischen den mit Östrogenen und den nicht mit Östro-

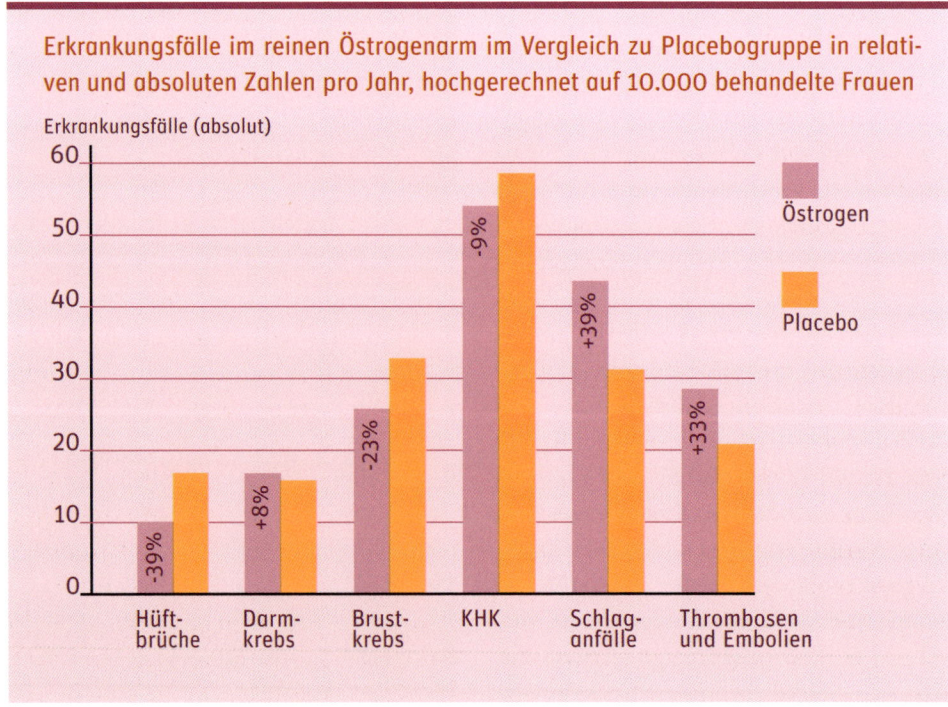

Erkrankungsfälle im reinen Östrogenarm im Vergleich zu Placebogruppe in relativen und absoluten Zahlen pro Jahr, hochgerechnet auf 10.000 behandelte Frauen

genen behandelten Frauen zugunsten eines eindeutig reduzierten Brustkrebsrisikos durch die Hormontherapie gezeigt. Dies soll nicht als Freibrief für eine Östrogentherapie verstanden werden, sondern nur zeigen, dass die These »Hormone machen Brustkrebs« nicht so einfach aufrecht erhalten werden kann.

Wo steht das Pendel heute?

Aus den vielen wissenschaftlichen Studien wissen wir, dass die Anwendung von Hormonen keinesfalls so risikoarm ist wie lange Zeit geglaubt. Den präventiven, d.h. vorbeugenden Ansatz, der noch bis Ende der 90er Jahre mit dem Ziel verfolgt wurde, Frauen vor Herz-Kreislauf-Erkrankungen, Osteoporose und Demenz zu schützen, gab man auf. Ein leichtfertiger Umgang mit Hormonen ist nicht mehr zeitgemäß, stattdessen müssen bei der Entscheidung für oder gegen eine Hormontherapie Nutzen und Risiken individuell abgewogen werden.
Trotz der mit hohem finanziellem Aufwand betriebenen Studien bleiben noch viele Fragen offen. Letztlich steckt die Schwierigkeit darin, dass die wenigen neuen großen Goldstandardstudien, die es bis heute gibt, scheinbar das direkte Gegenteil von dem ergaben, was die alten Beobachtungsstudien vermuten ließen: Schaden statt Schutz. Das wirft natürlich die Frage auf, welche Studie denn nun die Wirklichkeit tatsächlich richtig widerspiegelt, oder anders ausgedrückt: Welche Studie hat denn nun Recht? Die alten oder die neuen? Oder haben am Ende möglicherweise sogar beide Recht? Und wenn ja: Wie sind Unterschiede bzw. Gegensätzlichkeiten zu erklären?

Das Alter spielt eine entscheidende Rolle

Je nach Studie waren Alter und Gesundheitszustand der Frauen völlig unterschiedlich: Die in den großen Goldstandardstudien (WHI, HERS) untersuchten Frauen waren viel älter (> 60 Jahre) als die Frauen, die gerade mitten in den Wechseljahren stecken und sich fragen, ob sie denn nun Hormone nehmen können, damit es ihnen wieder besser geht, oder ob sie es besser lassen und ihre Hitzewallungen einfach aushalten sollten damit sie sich keinen Schaden zufügen. In der WHI-Studie waren nur ca. zehn Prozent der Frauen in dem für diese Fragen entscheidenden Alter unter 55 Jahren. Der größte Teil der Frauen hatte auch gar keine Wechseljahresbeschwerden.

Hilft die Krankenschwestern-Studie weiter?

Will man Genaueres über Nutzen und Risiken der Hormontherapie bei dieser Gruppe von Frauen wissen, hilft die Krankenschwesternstudie (NHS) weiter. Diese Studie ist zwar keine Goldstandardstudie, sondern eine Beobachtungsstudie, und sie erfüllt damit nicht die höchsten wissenschaftliche Ansprüche. Dennoch hat sie Vorteile. Es wurden nur Frauen mit Wechseljahresbeschwerden in die Studie aufgenommen, die Therapie wurde meist früh, d.h. um die Menopause bzw. kurz danach (in der Regel vor dem 55. Lebensjahr) begonnen, und die Studie läuft nunmehr seit über 30 Jahren, sie wird fortgeführt und regelmäßig ausgewertet.

Die Studien decken also verschiedene Phasen des Älterwerdens ab. Darüber hinaus ermöglichen sie einen genauen Blick auf die Folgen der Hormontherapie bei gesunden und kranken Frauen: Von den noch weitgehend gesunden Frauen mit gesunden Gefäßen (NHS + WHI) über Frauen mit vielen Risikofaktoren für Herz-Kreislauf-Erkrankungen wie Übergewicht, Bluthochdruck, Diabetes (WHI + NHS) und erhöhte Blutfette bis hin zu schwer kranken Frauen, die schon einen Herzinfarkt hinter sich haben (HERS). Die Frage, wie krank oder gesund eine Frau ist, wenn sie mit einer Hormontherapie beginnt, scheint aber bei der Interpretation der Studienergebnisse eine der wichtigsten Fragen überhaupt zu sein, wobei »älter werden« und »krank sein« allerdings oft Hand in Hand gehen, wie ein Blick in die Statistiken der Krankenkassen, aber auch ein Blick in Arztpraxen oder Altersheime lehrt.

Die Ergebnisse von Subgruppenanalysen

Da die Studien sehr unterschiedliche Gruppen von Frauen untersucht haben, ist es nicht verwunderlich, dass sie auch zu verschiedenen Ergebnissen gekommen sind. Vergleicht man jedoch die Auswirkungen der Hormontherapie bei einzelnen Untergruppen z. B. bei jünge-

ren und älteren Frauen, bei Frauen mit normalem und erhöhtem Cholesterin, bei schlanken und übergewichtigen Frauen etc., so zeigt sich plötzlich, dass sich diese Untergruppen in den einzelnen Studien gar nicht so sehr voneinander unterscheiden. Betrachtet man die Ergebnisse dieser sogenannten »Subgruppenanalysen«, so kristallisiert sich nämlich sowohl bei der WHI als auch bei der NHS Ähnliches heraus: Präventive Effekte auf das Herz-Kreislauf-System sind vermutlich überhaupt nur dann möglich, wenn die Therapie möglichst frühzeitig, d. h. bei Nachlassen der körpereigenen Östrogenproduktion eingeleitet wird. Dies kann je nach Situation bei der einen Frau schon mit Mitte 40, bei der anderen erst mit Anfang 50 der Fall sein. Auch wenn in Deutschland bei vielen Frauen in diesem Alter schon Risikofaktoren für Herz-Kreislauf-Erkrankungen, wie z. B. Übergewicht vorliegen, ist das Gefäßsystem dennoch meist gesünder und weniger stark geschädigt als bei älteren Frauen.

Beginnt man eine Therapie erst einige Jahren nach den Wechseljahren, ist das Gefäßsystem bereits stark geschädigt (»Verkalkung und Verengung der Gefäße«), sodass die Therapie keinerlei präventiven Effekt mehr hat. Schlimmstenfalls kann sie sich sogar negativ auswirken und das Ganze verschlimmern, wie dies z. B. in der HERS-Studie im ersten Jahr der Anwendung geschah. In der Gruppe von Frauen, die schon einen Herzinfarkt hatten und mit Hormonen behandelt worden waren, waren im ersten Jahr der Behandlung sogar geringfügig mehr Frauen von einem erneuten Infarkt betroffen als bei den mit dem Scheinmedikament behandelten Frauen. Liegt bereits ein erhöhter Blutdruck vor, kann die zusätzliche Gabe von Hormonen das Schlaganfallrisiko weiter erhöhen.

Weniger risikobehaftet: reine Östrogengaben

Betrachtet man alle bisher veröffentlichten Untersuchungen, die neueren und die älteren, so zeigt sich noch ein weiterer wichtiger Punkt: Eine reine Östrogenbehandlung scheint insgesamt mit deutlich weniger Risiken behaftet zu sein als eine Kombinationstherapie. Das gilt sowohl für das Brustkrebsrisiko, als auch für das Auftreten von Herzinfarkten, Schlaganfällen und Thrombosen.

Für die Frage, ob Hormone Thrombosen begünstigen können, scheint es eine große Rolle zu spielen, wie die Hormone angewandt werden: in Tablettenform oder über die Haut. Wenn Hormone als Tabletten geschluckt werden, wandern die darin enthaltenen Wirkstoffe über Magen und Dünndarm in die Leber, die Chemiefabrik des Körpers: Dort können sie eine Vielzahl von Stoffwechselprozessen beeinflussen, beispielsweise die Bildung von Stoffen, welche die Blutgerinnung und damit die Entstehung von Thrombosen fördern können. Neuere Forschungsergebnisse lassen aber hoffen, dass sich dieses Risiko deutlich reduzieren lässt, wenn die Östrogene nicht in Tablettenform, sondern über die Haut, beispielsweise in Form eines Pflasters oder eines Gels, angewendet werden.

Auch wenn an der WHI-Studie viel Kritik geübt worden ist, so ist sie doch eine der besten und interessantesten Untersuchungen, die bisher durchgeführt wurden. Sie war die erste Studie, die eindeutig bewiesen hat, dass sich eine Östrogen bzw. Östrogen-/Gestagentherapie günstig auf den Knochen auswirkt und der Entwicklung einer Osteoporose vorbeugen kann.

Das Pendel schwingt zurück

Nachdem der vorbeugende Einsatz von Hormonen jahrelang praktiziert, dann völlig verdammt wurde und Hormone, wenn überhaupt, nur noch ganz kurzfristig zur Behandlung ausgeprägter Wechseljahresbeschwerden empfohlen wurden, schwingt das Pendel nun wieder zurück. Wenn Wechseljahresbeschwerden vorliegen und frühzeitig mit der Behandlung begonnen wird, scheint der Nutzen gegenüber den Risiken in den meisten Fällen zu überwiegen. Neben einer Besserung der klimakterischen Beschwerden werden die so behandelten Frauen darüber hinaus aber nicht nur im Hinblick auf ihre Knochen von der Hormonbehandlung profitieren, sondern je nach individuellem Risiko möglicherweise doch – anders als zwischenzeitlich angenommen – für ihr Herz-Kreislauf-System einen Nutzen aus der Therapie ziehen. Dies soll aber nicht heißen, dass Hormone jetzt doch wieder – »hintenherum« – zur Prävention von Herz-Kreislauf-Erkrankungen eingesetzt werden sollen, ohne dass überhaupt Wechseljahresbeschwerden vorliegen.

Die großen Fragezeichen

Hormone ja oder nein? Jede Frau sollte gemeinsam mit Ihrem Arzt/ihrer Ärztin abwägen, ob erhöhte Risiken für Brustkrebs, Thrombosen, Herzinfarkt und Schlaganfall bestehen. Dagegen steht ein möglicher Nutzen für die Knochen und vor allem **für die Lebensqualität** durch Beseitigung der klimakterischen Beschwerden.

DIE GROSSEN FRAGEZEICHEN

Brustkrebs: Angstmacher Nr. 1

Trotz der Hiobsbotschaften der WHI-Studie werden – gerade bei schweren Beschwerden in den Wechseljahren – weiterhin Hormonpräparate verschrieben, weil sie die Achterbahn der Hormone am wirksamsten bessern und lindern. Trotzdem ist die Hormontherapie bei den meisten Frauen nach wie vor mit Angst besetzt.

Brigitte Selldorf, 53 Jahre, Immobilienmaklerin

»Vor fünf Jahren wurden meine Blutungen unregelmäßiger. Dann habe ich zum Teil ziemlich geblutet, es kam immer so überraschend, ich bin manchmal fast weggeschwommen. Schließlich hat man mir dann die Gebärmutter herausgenommen. Und dann ging es so richtig los, ich hab' zwar nicht mehr geblutet, aber geschwitzt wie verrückt. Vorher war es ja noch nicht so schlimm – aber dann! Immer diese Schweißausbrüche und dieser rote Kopf, und dann sind die Haare im Nacken ganz nass. Und stellen Sie sich vor, wenn ich dann Kunden eine Wohnung zeige und mir der Schweiß ausbricht. Es ist mir so peinlich. Die Leute glauben dann ja vielleicht, dass ich ihnen irgendwelche Geschichten erzähle. Ich habe schon das ganze pflanzliche Zeug probiert, nichts hat geholfen. Ich würde so gern was gegen dagegen tun, aber ich habe solche Angst vor Brustkrebs. Alle meine Freundinnen sagen, ich sei doch verrückt, wenn ich Hormone nehmen würde. Ich weiß nicht mehr, was ich machen soll. Seitdem ich 40 bin, bin ich jedes Jahr brav zur Mammographie gegangen. Auch einen Brustultraschall habe ich machen lassen. Es war nie was, aber das beruhigt mich nicht wirklich. Und man konnte ja wirklich überall lesen, dass Hormone so gefährlich sind und Brustkrebs machen.«

Hormonbehandlung und Brustkrebsrisiko

Die Wissenschaftlerin Valerie Beral veröffentlichte 1997 in der renommierten britischen Zeitschrift »Lancet« die Ergebnisse einer Auswertung aller bis dahin veröffentlichten Untersuchungen zum Thema Hormone und Brustkrebs. In die entscheidende Endauswertung gingen Informationen von über 53.865 Frauen ein. Sie kam zu dem Schluss, dass eine Hormonersatztherapie, die über weniger als fünf Jahre durchgeführt wird, das Risiko für eine Brustkrebserkrankung um 23 Prozent steigert und eine um mindestens fünf oder mehr Jahre durchgeführte Therapie das Risiko um 35 Prozent ansteigen lässt.

2002 wurde der Östrogen-Gestagenarm der WHI-Studie nach durchschnittlich etwas mehr als fünf Jahren Behandlung wegen des um 26 Prozent erhöhten Brustkrebsrisikos abgebrochen (d. h., dass hochgerechnet acht Brustkrebsfälle mehr pro Jahr bei 10.000 mit dem Östrogen/Gestagenpräparat behandelten Frauen beobachtet wurden als bei 10.000 Frauen, die nicht mit Hormonen behandelt wurden).

Diese Ergebnisse unterscheiden sich offenkundig aber nur unwesentlich von Berals Ergebnissen. Ähnlich wie bei Beral fanden sich auch in der WHI-Studie erst nach fünf Jahren eindeutig mehr Brustkrebsfälle bei den mit Hormonen behandelten Frauen.

In der Zwischenzeit wurden diese Ergebnisse noch einmal ganz genau unter die Lupe genommen. In der 2003 veröffentlichten Endauswertung zeigte sich nun, dass das Brustkrebsrisiko lediglich bei den Frauen eindeutig erhöht war (um 24 Prozent), die schon vor Beginn der Studie Hormone geschluckt bzw. angewendet hatten. Je länger Frauen mit Hormonen behandelt wurden, desto deutlicher wurde der Unterschied. Bei den Frauen, die vorher noch keine Hormone eingenommen hatten, fanden sich keine eindeutigen Auswirkungen auf das Brustkrebsrisiko.

2004 wurde auch der Östrogenarm der WHI-Studie wegen eines erhöhten Schlaganfallrisikos gestoppt. Ein erhöhtes Brustkrebsrisiko fand sich hingegen nicht, im Gegenteil: In der mit Östrogenen behandelten Gruppe fanden sich erstaunlicherweise sogar 23 Prozent weniger Brustkrebsfälle (d. h. sieben Fälle weniger auf 10.000 mit Östrogenen behandelten Frauen), wobei das Risiko umso geringer wurde, je länger die Frauen die Östrogene eingenommen hatten. Allerdings war dieses Ergebnis nicht statistisch signifikant, d. h., es hätte auch ein Zufall sein können, dass in mit der Hormonen behandelten Gruppe weniger Brustkrebsfälle aufgetreten waren. Im Jahr 2006 wurde schließlich die Endauswertung präsentiert.

Fazit

Fassen wir zusammen: Eine reine Östrogenbehandlung erhöht das Risiko für Brustkrebs – wenn überhaupt – nur geringfügig. Eine Therapie mit Östrogenen und Gestagenen führt allerdings zu einer eindeutigen Erhöhung dieses Risikos, wenn sie über mindestens fünf Jahre durchgeführt wird.

Kein höheres Risiko durch reine Östrogen-Behandlung

Auch nach mehr als sieben Jahren Östrogenanwendung war kein erhöhtes Brustkrebsrisiko nachweisbar. In einzelnen Untergruppen fand sich sogar eine eindeutige, nun nicht mehr durch den Zufall erklärbare Minderung des Brustkrebsrisikos um etwa ein Drittel, so beispielsweise in der Gruppe, die ihre Hormone auch tatsächlich so eingenommen hatte, wie sie es laut Studie sollte, oder in der Gruppe, die vorher keine Hormone eingenommen hatte.

Genau genommen sind diese Untersuchungsergebnisse keine Überraschung, denn schon etwa seit dem Jahr 2000 verdichteten sich die Hinweise darauf, dass das Brustkrebsrisiko durch eine kombinierte Behandlung mit Östrogenen und Gestagenen (wie sie bei Frauen, die noch eine Gebärmutter haben, durchgeführt werden muss) stärker ansteigt als bei einer reinen Östrogenbehandlung. Während sich für die Östrogen/Gestagenbehandlung je nach Untersuchung zum Teil sogar eine Verdoppelung des Brustkrebsrisikos findet, zeigt sich bei einer reinen Östrogenbehandlung, wenn überhaupt, nur eine ganz geringfügige Erhöhung des Risikos und zum Teil sogar eine Absenkung wie bei der WHI-Studie.

Wirkung von Hormonen auf Brustkrebszellen

Auch wenn immer von einer Erhöhung des Brustkrebsrisikos gesprochen wird, so darf daraus nicht automatisch geschlossen werden, dass die Hormontherapie die Brustkrebserkrankung auch tatsächlich ausgelöst hat.

Es gibt viele Untersuchungen, die gezeigt haben, dass von der Entstehung einer einzelnen bösartigen Brustkrebszelle bis zu einer tatsächlich auch nachweisbaren Brustkrebserkrankung acht bis 15 Jahre vergehen können. Es dauert viele Jahre, bis sich bei der Tastuntersuchung oder in der Mammographie tatsächlich ein verdächtiger Befund zeigt. Die meisten Studien überblicken aber nur einen viel kürzeren Zeitraum.

Wenn also in diesen Studien bereits nach kurzer Zeit bei den mit Hormonen behandelten Frauen mehr Brustkrebsfälle festgestellt werden als bei nicht mit Hormonen behandelten Frauen, spricht vieles dafür, dass die Brustkrebs-Erkrankung nicht durch die Hormontherapie ausgelöst wurde, sondern dass die Hormone – gleichsam als Dünger – das Wachstum bereits vorhandener Brustkrebszellen gefördert haben.

Dennoch gibt es verschiedene Hinweise, dass es einzelne Frauen gibt, bei denen Östrogene generell (d. h. nicht nur die von außen zugeführten, sondern vermutlich auch die von diesen Frauen selbst in ihrem eigenen Körper hergestellten) so verstoffwechselt werden, dass potenziell krebsauslösende Stoffwechselprodukte entstehen können.

Man geht bisher allerdings davon aus, dass es sich hierbei nur um eine sehr kleine Gruppe von Frauen handeln dürfte, die veranlagungsbedingt Besonderheiten ihres Leber- und Zellstoffwechsels aufweisen.

»Düngereffekt« der Hormontherapie

Für diesen »Düngereffekt« gibt es noch andere indirekte Hinweise: So werden schon seit vielen Jahren Frauen, bei denen ein hormonabhängiger Brustkrebs festgestellt wurde, mit einem »Östrogenentzug« behandelt.

Zu diesen Medikamenten gehört beispielsweise das »Tamoxifen«, eine Substanz, welche die Wirkung von Östrogenen blockiert, oder die »Aromatsehemmer«, welche die Bildung von Östrogenen verhindern.

Ein weiteres Beispiel für diesen »Düngereffekt« findet sich, wenn man das Brustkrebsrisiko von Frauen, die mit 50 Jahren ihre letzte natürliche Regelblutung hatten, mit dem Brustkrebsrisiko von Frauen vergleicht, die schon sehr früh in die Wechseljahre gekommen sind und ihre letzte Blutung mit 40 Jahren hatten (und danach keine Hormone eingenommen haben).

Das Brustkrebsrisiko ist in der ersten Gruppe (Menopause mit 50 Jahren) etwa doppelt so hoch wie bei der zweiten Gruppe (Menopause mit 40 Jahren). Der entscheidende Unterschied zwischen diesen beiden Gruppen ist, dass die Frauen in der ersten Gruppe zehn Jahre länger Hormonen – in diesem Fall ihren eigenen – ausgesetzt waren als die in der zweiten Gruppe.

Daraus lässt sich ableiten, dass auch die natürlichen, von der Frau selbst gebildeten Hormone, das Brustkrebsrisiko beeinflussen können und nicht nur die Hormone aus der Pillenpackung.

Verzicht auf Gestagene nicht möglich

Wenn es nun also stimmt, dass eine reine Östrogenbehandlung das Brustkrebsrisiko nur geringfügig erhöht, Östrogene und Gestagene das Risiko aber deutlich mehr erhöhen, warum nicht ganz auf Gestagene verzichten und nur Östrogene nehmen? Das Dilemma ist, dass man bei Frauen, die noch eine Gebärmutter haben, nach dem heutigen Stand des Wissens nicht auf eine Behandlung mit Gestagenen verzichten kann. Der Grund: Östrogene können Gebärmutterschleimhautkrebs begünstigen, wenn sie ohne Gestagene gegeben werden. Würde man also einer Frau mit intakter Gebärmutter nur Östrogene ver-

Kein Freibrief für Östrogene

Auch wenn sich in mehreren Studien eine Verringerung des Brustkrebsrisikos durch eine reine Östrogentherapie gezeigt hat, so sollte dies kein Freibrief sein, Östrogene nun wieder nach dem Gießkannenprinzip über alle Frauen auszuschütten. Wie bereits dargestellt, gibt es viele gute Argumente, die dafürsprechen, dass auch eine reine Östrogenbehandlung das Risiko geringfügig erhöhen kann, dass im Verlauf der Hormontherapie eine Brustkrebserkrankung festgestellt wird. Das scheint besonders dann zu gelten, wenn bereits Brustkrebszellen vorhanden sind.

abreichen, könnte man die Risiken der Behandlung, was den Brustkrebs angeht, zwar entschärfen, dafür würde sich das Risiko eines Gebärmutterschleimhautkrebses erheblich erhöhen.

Auch wenn sich ein Gebärmutterschleimhautkrebs oft frühzeitig durch Blutungen bemerkbar macht und sich darüber hinaus die Möglichkeit bietet, die Gebärmutterschleimhaut mithilfe des Ultraschalls zu untersuchen, gibt es bis heute keine sichere Möglichkeit, einen Gebärmutterschleimhautkrebs immer so früh zu erkennen, dass die Erkrankung noch gut behandelbar und heilbar wäre. Dies hat dazu geführt, dass die zusätzlich Gabe eines Gestagens als zwingend notwendig erachtet wird, wenn die Gebärmutter noch vorhanden ist. Wer keine Gebärmutter mehr hat, ist – zumindest was das Brustkrebsrisiko angeht – also eindeutig besser dran.

Welches Gestagen ist das beste für die Brust?

Ob bestimmte Gestagene im Hinblick auf das Brustkrebsrisiko vielleicht günstiger sind als andere, ist bis heute nicht eindeutig geklärt. Die »Millionen-Frauen-Studie« fand keine unterschiedlichen Effekte der verschiedenen Gestagenzusätze auf das Brustkrebsrisiko.

Eine 2005 veröffentlichte französische Untersuchung, welche die Auswirkungen verschiedener in Frankreich eingesetzter Gestagene auf das Brustkrebsrisiko untersucht hat, kam hingegen zu dem Schluss, dass eine Behandlung mit Progesteron (also dem auch bei jüngeren Frauen normalerweise im Eierstock gebildeten Gelbkörperhormon) mit einem geringeren Brustkrebsrisiko behaftet ist als die Behandlung mit synthetischen Gelbkörperhormonen. Ob dies aber tatsächlich der Wahrheit entspricht, werden weitere Untersuchungen zeigen müssen. Darüber hinaus besteht das Problem, dass viele der in den modernen Medikamenten zur Behandlung von Wechseljahrsbeschwerden enthaltenen Gestagene noch gar nicht auf dem Markt waren, als z. B. die »Millionen-Frauen-Studie« durchgeführt wurde. Um die Auswirkungen der einzelnen Gestagene auf das Brustkrebsrisiko genau festzustellen, bräuchte man eine gigantische Goldstandardstudie mit so vielen Armen, wie es Gestagene gibt, die über viele Jahre durchgeführt würde. Der Aufwand und die Kosten wären gigantisch. Es ist deshalb sehr zweifelhaft, ob wir jemals eindeutig sagen können, welches Gestagen denn nun für die Brust das beste ist.

Wenn sich dies nicht klären lässt, bleibt natürlich noch der Weg zu überlegen, welche Mittel und Wege es denn sonst noch gibt, um auf einen Gestagenzusatz eventuell ganz zu verzichten. So wird z. B. erforscht, welche Auswirkungen extrem niedrige Östrogendosen auf das Gebärmutterschleimhautkrebsrisiko haben oder ob man vielleicht nach einer Zerstörung der Gebärmutterschleimhaut, doch auf das Gestagen verzichten kann. Auch die Einlage einer Spirale, die nur ganz geringe Mengen an Gestagen zum Schutz der Gebärmutterschleimhaut freisetzt, wird diskutiert.

Das persönliche Brustkrebsrisiko

Wem Zahlen wie 23 oder 35 oder sogar 100 Prozent höheres Brustkrebsrisiko Angst machen und wer befürchtet, dass eine Hormontherapie das eigene Brustkrebsrisiko dramatisch erhöhen könnte, sollte noch einmal innehalten. Anders als von den meisten Frauen geglaubt, ist der Hauptrisikofaktor für Brustkrebs nämlich nicht die Hormontherapie in den Wechseljahren, sondern das Alter. Aus den Daten der großen Studie von Valerie Beral (siehe Seite 94) ergibt sich folgendes Bild: Im Alter von 50 Jahren wird bei 18 von 1.000 nicht mit Hormonen behandelten Frauen eine Brustkrebserkrankung festgestellt, bis zum Alter von 70 Jahren kommen noch einmal 45 Fälle dazu, und die Zahl der Brustkrebserkrankungen steigt insgesamt auf 63 von 1.000 an. Bei 70-jährigen Frauen finden sich also etwa 3,5-mal mehr – also 250 Prozent mehr – Brustkrebsfälle als bei 50-jährigen Frauen.

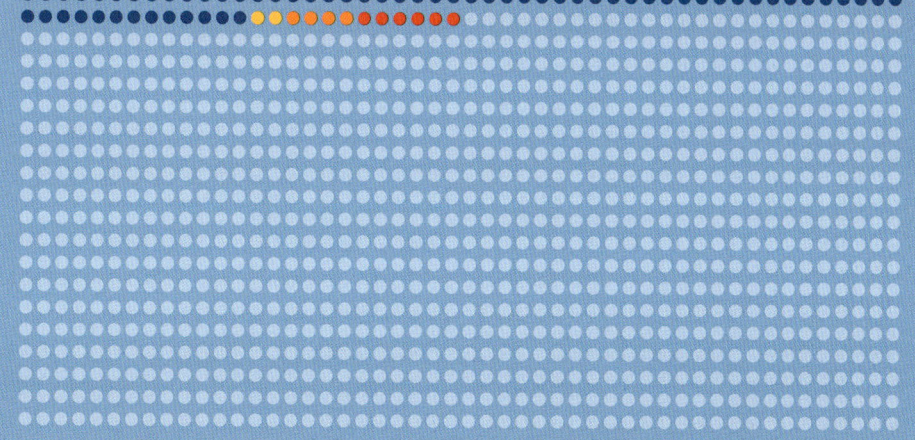

Häufigkeit von Brustkrebs-Diagnosen bei 1.000 Frauen bis zum 70. Lebensjahr

Die blauen Punkte stehen für Frauen, die auch ohne Hormontherapie erkranken. Gelb dargestellt sind die zusätzlichen Diagnosen nach 5-jähriger, orange die nach 10-jähriger und rot die nach 15-jähriger Hormonanwendung (adaptiert nach Collaborative Group on Hormonal Factors in Breast Cancer: Breast cancer and hormone replacement therapy: collaborative reanalysis of data from 51 epidemiological studies of 52 705 women with breast cancer and 108 411 women without breast cancer. Lancet 350 [1997] 1047–1059)

Was passiert, wenn Frauen im Alter zwischen 50 und 70 Jahren sich mit Hormonen behandeln lassen? Wie verändert sich das Bild? Wie viele Brustkrebsfälle mehr machen denn nun 23 oder 35 Prozent mehr Risiko aus?

Der Effekt der Hormone

Wenn im Alter von 50 Jahren mit einer Hormontherapie begonnen wird und diese über fünf bzw. zehn Jahre fortgeführt wird, steigt die Kurve etwas steiler an. Im Alter von 70 Jahren finden sich dann statt 63 Brustkrebsfällen 65 bzw. 69 Fälle auf 1.000 Frauen, d. h., es werden zwei bzw. sechs Brustkrebsfälle zusätzlich diagnostiziert. Noch konkreter werden diese Zahlen, wenn man sich die Abbildung auf Seite 99 ansieht:
Von 1.000 Frauen (hellblaue Punkte) erkranken bis zum 70. Lebensjahr 63 Frauen (blaue Punkte) an Brustkrebs, auch wenn sie keine Hormone genommen haben. Wenn diese 1.000 Frauen Hormone über fünf, zehn oder 15 Jahre geschluckt haben, kommen im Alter von 70 Jahren zwei (gelbe Punkte), sechs (gelbe und orangefarbene Punkte) oder zwölf (gelbe, orangefarbene und rote Punkte) Brustkrebsfälle dazu. Tritt ein Brustkrebs auf, wird man im Einzelfall aber nie sagen können, ob dies nun ein »blauer« Brustkrebsfall ist, der also sowieso – unabhängig von der Hormontherapie – aufgetreten wäre, oder ob es sich um einen »gelben, orangefarbenen oder roten« Brustkrebsfall handelt, dessen Auftreten im Zusammenhang mit der Hormontherapie steht. Zwei bzw. sechs bzw. zwölf mehr Fälle heißt auf der anderen Seite natürlich auch, dass bei den 935 bzw. 931 bzw. 925 Frauen, die trotz Hormontherapie keinen Brustkrebs bekommen, im Hinblick auf ihre Wechseljahrsbeschwerden möglicherweise ein Nutzen überwiegt. Ob einer Frau dieses Risiko zu hoch ist und sie sich gegen eine Hormontherapie entscheidet oder ob sie dieses Risiko im Verhältnis zu dem Nutzen, keine klimakterischen Beschwerden zu haben, für unproblematisch hält, muss sie für sich selbst entscheiden. Täglich gehen Menschen willentlich und wissentlich Risiken ein, die angeblich ihre Lebensqualität verbessern oder Genuss versprechen, wie der Wein am Abend oder die Zigarette ...

Ganz entscheidend: der eigene Lebensstil

Vielen Frauen ist gar nicht bewusst, dass ihr Lebensstil erheblichen Einfluss auf das Brustkrebsrisiko hat: So erhöht ein moderates Übergewicht, wie es viele Frauen in Deutschland haben, schon das Brustkrebsrisiko:
Bei einem BMI > 28,8 – das entspräche z. B. einer Frau, die 1,71 m groß ist und etwa 84,5 kg wiegt – steigt das Brustkrebsrisiko um 39 Prozent an. 45 g Alkohol pro Tag – das entspricht etwa einem halben Liter Wein jeden Abend – führen zu einem 46 % höheren Brustkrebsrisiko.
Vergleicht man diese Zahlen mit den Folgen einer über viele Jahre durchgeführten Hormontherapie, so zeigt sich schnell, dass die Risiken ganz ähnlich sind. Dies

gilt selbst dann noch, wenn man nicht die günstigen Ergebnisse der WHI-Studie, sondern die sehr viel ungünstigeren Zahlen aus der »Millionen-Frauen-Studie« zum Vergleich heranzieht. Regelmäßige sportliche Aktivität hingegen beeinflusst das Karzinomrisiko günstig.

Und was ist mit den Genen?

Der Anteil der erblich bedingten Brustkrebserkrankungen wird meist überschätzt. Bei 90–95 Prozent der Frauen, die an einem Brustkrebs erkranken, handelt es sich um sogenannte »spontane« Erkrankungen, die sich nicht durch eine genetische Prädisposition erklären lassen. Ein in der Familie aufgetretener Brustkrebs ist dann nur ein Risikofaktor von vielen. Ist etwa Ihre Mutter oder eine Ihrer Schwestern an Brustkrebs erkrankt, so ist Ihr Risiko, an Brustkrebs zu erkranken, im Durchschnitt etwa zwei- bis dreimal höher. Ist Ihre Großmutter oder eine entfernte Tante erkrankt, so wirkt sich das auf Ihr Risiko – statistisch betrachtet – in der Regel nicht nennenswert aus.

Brustkrebsfamilien

Ganz anders ist die Situation in »Brustkrebsfamilien«, bei denen eine Veränderung der Gene vorkommt, die das Risiko, dass im Verlauf des Lebens eine Brustkrebserkrankung auftritt, dramatisch erhöht. Es handelt sich dabei in erster Linie um Mutationen (Veränderungen) im BRCA 1- und BRCA 2-Gen. BRCA leitet sich vom englischen Breast Cancer

Erblich bedingtes erhöhtes Brustkrebsrisiko

Wenn in Ihrer Familie eine der folgenden Situationen vorliegt, haben Sie möglicherweise ein erblich bedingtes erhöhtes Brustkrebsrisiko:

■ Mindestens zwei Frauen der Familie (Mutter, Schwester, Tochter oder selbst erkrankt) mit Brust- und/oder Eierstockkrebs, wobei mindestens eine Frau zum Zeitpunkt der Erkrankung unter 50 Jahre alt gewesen ist.
■ Eine Frau der Familie (Mutter, Schwester, Tochter oder selbst erkrankt) mit einseitigem Brustkrebs, wobei die Erkrankung im Alter von 30 Jahren oder früher aufgetreten ist.
■ Eine Frau der Familie (Mutter, Schwester, Tochter oder selbst erkrankt) mit beidseitigem Brustkrebs, wobei die Erkrankung im Alter von 40 Jahren oder früher aufgetreten ist.
■ Eine Frau der Familie (Mutter, Schwester, Tochter oder selbst erkrankt) mit Eierstockkrebs, wobei die Erkrankung im Alter von 40 Jahren oder früher aufgetreten ist
■ Eine Frau der Familie (Mutter, Schwester Tochter oder selbst erkrankt), bei der Brust- und Eierstockkrebs aufgetreten sind

Können Sie nur eine Frage mit »Ja« beantworten, sprechen Sie Ihren Arzt an.

(deutsch Brustkrebs) ab. Diese Gene sind normalerweise an der Steuerung von Zellteilungs- und Zellwachstumsprozessen beteiligt. Nicht veränderte BRCA-Gene stellen sicher, dass das Wachstum von Tumoren gehemmt wird, weswegen man sie auch als »Tumorsuppressorgene« bezeichnet. Sind diese Gene verändert, werden bösartige Zellveränderungen nicht daran gehindert sich weiterzuentwickeln, und das Tumorwachstum wird begünstigt.

Erhöhtes Risiko bei BRCA-Gen-Mutationen

Liegt eine solche Mutation im BRCA 1- oder BRCA 2-Gen vor, ist die Wahrscheinlichkeit, dass bei einer Frau bis zum 70. Lebensjahr eine Brustkrebserkrankung diagnostiziert wird, 40–85 Prozent höher. Das heißt aber auch, dass eine Frau, die ein solches verändertes Gen geerbt hat, nicht in jedem Fall an einem Brustkrebs erkranken wird. Neben einem stark erhöhten Risiko, im Lauf des Lebens an Brustkrebs zu erkranken, haben Frauen, die eine Mutation des BRCA 1- oder 2-Gens besitzen, auch ein erhöhtes Risiko, einen Eierstockkrebs zu entwickeln.

Besonders betroffen hierbei sind Frauen, bei denen eine Mutation des BRCA 1-Gens vorliegt. Für solche genetisch bedingten Brustkrebserkrankungen ist charakteristisch, dass in einer Familie viele Frauen (aber auch Männer!) betroffen sind. Oft wird die Erkrankung schon vor dem 40. bis 50. Lebensjahr diagnostiziert.

Sollten bei Ihnen Hinweise vorliegen, dass Sie erblich bedingt ein erhöhtes Brustkrebsrisiko haben, sollten Sie dies mit Ihrer Frauenärztin besprechen. Sie wird Sie dann möglicherweise zur weiteren Beratung an ein Zentrum überweisen, dass sich auf die Betreuung von Frauen spezialisiert hat, bei denen der Verdacht für eine solche genetische Disposition besteht. Neben der Beratung kann hier gegebenenfalls auch durch eine Blutuntersuchung überprüft werden, ob bei Ihnen tatsächlich eine Veränderung in den BRCA-1- und BRCA-2-Genen besteht und was dann zu tun ist. Genaue Informationen über diese Themen finden Sie auch im Internet unter: http://www.krebshilfe.de.

Was also tun? Schwitzen oder Hormone nehmen?

Jede Frau sollte in Ruhe überlegen, wie sie Nutzen und Risiken der Therapie für sich selbst einschätzt. Diese Entscheidung kann von vielen verschieden Faktoren abhängig sein, die zum Teil überhaupt nichts mit den tatsächlich objektivierbaren Risiken der Behandlung zu tun haben. So kann z. B. bei einer medizinisch vergleichbaren Ausgangssituation letztlich die Lebenssituation entscheidend sein.

Nutzen und Risiken abwägen

So wird die Moderatorin einer Polit-Talkshow trotz aller Brustkrebsangst möglicherweise nicht bereit sein zu tolerieren, dass ihr während der Sendung gelegentlich die Röte ins Gesicht steigt und ihr Schweißperlen auf der Stirn stehen, während eine andere Frau, die im Büro arbeitet und keinen Kundenkontakt hat, ihre Hitzewallungen und Schweißausbrüche zwar lästig findet, aber zu dem Schluss kommt, dass sie diese Beschwerden nicht wirklich beeinträchtigen. Während sich die Moderatorin also für eine Hormonbehandlung entscheidet, beschließt die Büroangestellte, es zunächst erst mal ohne Hormone zu versuchen. und die Beschwerden hinzunehmen.

Ein anderer Faktor, der die Bewertung von Nutzen und Risiken stark beeinflussen kann, sind Ängste und Sorgen, die Folge einer unmittelbaren persönlichen Erfahrung mit dem Thema Brustkrebs sind. Eine Frau, die gerade eine gute Freundin durch Brustkrebs verloren hat, wird das mit einer Hormontherapie verbundene Brustkrebsrisiko möglicherweise völlig anders wahrnehmen als eine Frau, die dieses Erlebnis nicht hatte.

Wenn eine Frau einerseits große Angst vor Brustkrebs hat, andererseits aber stark unter ihren klimakterischen Beschwerden leidet, sollte sie eine Hormonbehandlung nicht vor lauter Angst von vornherein ausschließen, sondern stattdessen versuchen, sich möglichst objektiv mit den Zahlen auseinanderzusetzen und sich überlegen, welche Chancen und Risiken sie für sich durch die Hormonbehandlung sieht. Bei der Suche nach der richtigen Entscheidung kann es hilfreich sein, sich auch noch einmal vor Augen zu führen, was man tun kann, um einen Brustkrebs möglichst frühzeitig zu erkennen.

Früherkennung nutzen lohnt sich

Grundsätzlich sollte jede Frau die Möglichkeiten der Brustkrebsfrüherkennung nutzen, denn: Je früher ein Brustkrebs erkannt wird, desto besser sind heute die Heilungschancen.

Typische Zeichen sind z. B. ein tastbarer Knoten in der Brust oder eine neu aufgetretene Hauteinziehung. Viele Frauen verzichten darauf, ihre Brust selbst abzutasten, da sie befürchten, gesundes Brustdrüsengewebe nicht von krebsverdächtigen Befunden unterscheiden zu können, da sich die ganze Brust knotig anfühlt. Andere haben Angst davor, ihre Brust selbst zu untersuchen, da sie bei jedem Knubbel, den sie in ihrer Brust tasten, gleich große Ängste entwickeln, dass es sich um einen Brustkrebs handeln könne. Dazu muss man wissen, dass die Brust nicht nur aus Fett, sondern auch aus Drüsen- und Bindegewebe besteht, welches sich im Gegensatz zu reinem Fettgewebe etwas knotiger anfühlt.

Die Brust fühlt sich nicht immer gleich an

Das Drüsengewebe verändert – je nach hormoneller Situation – seine Struktur. Die Brust kann sich je nach Zyklusphase unterschiedlich anfühlen: Gegen Ende des Zyklus ist sie oft praller, manchmal etwas größer als zu Zyklusbeginn und gelegentlich auch druckempfindlich oder schmerzhaft. In dieser Phase fühlt sich das Gewebe häufig ein wenig knotiger und unregelmäßiger an. Am knotigsten sind meist die in Richtung auf die Achselhöhle gelegenen oberen äußeren Anteile der Brust. Diese tast- und sichtbaren Veränderungen der Brust lassen sich vor allem dadurch erklären, dass Östrogene Wasser binden. Dies kann nicht nur an der Brust, sondern auch auf der Waage sichtbar werden (bis zu zwei bis drei Kilogramm mehr Körpergewicht am Ende des Zyklus). Ganz ähnlich kann sich auch eine Hormontherapie in den Wechseljahren auswirken: Gerade zu Beginn der Behandlung oder bei hohen Östrogendosen macht sich die Brust plötzlich wieder bemerkbar: Sie spannt, tut weh, ist knotig, die Brustwarzen sind ganz empfindlich ... Reduziert man die Dosis, verschwinden die Beschwerden meist schnell wieder.

Sinnvoll: Mammographie und Ultraschall

Auch wenn Sie am Anfang noch unsicher sind, auch beim Abtasten der Brust gilt: Übung macht den Meister. Je genauer Sie die Architektur Ihrer eigenen Brust kennen, desto eher wird Ihnen auffallen, wenn sich plötzlich etwas ändert. mithilfe der Mammographie lassen sich verdächtige Bereiche oft sichtbar machen, lange bevor man sie tasten kann. Durch eine zusätzlich zur Mammographie durchgeführte Ultraschalluntersuchung der Brust kann man sich ein noch genaueres Bild machen. Denn: Nicht alle Brustkrebserkrankungen sind in der Mammographie sichtbar, manche fallen auch erst bei einer Ultraschalluntersuchung auf. Eine Ultraschalluntersuchung kann aber auch hilfreich sein, wenn es darum geht, einen mammographisch unklaren Befund genauer einzuordnen. Neueren Untersuchungen zufolge lassen sich mit guten Ultraschallgeräten bis zu 30–40 Prozent mehr Brustkrebserkrankungen ausfindig machen, wenn die Mammographie mit einer Ultraschalluntersuchung der Brust kombiniert wird.

Da nicht ausgeschlossen werden kann, dass eine Hormontherapie das Wachstum eines bereits vorhandenen, aber bis dahin noch nicht in Erscheinung getretenen Brustkrebses fördern kann, ist es empfehlenswert, vor Beginn einer Hormontherapie eine gründliche Untersuchung der Brust durchführen zu lassen und diese durch eine Mammographie und evtl. auch eine Ultraschalluntersuchung der Brust zu ergänzen. Auch während der Hormontherapie sollten Sie am Ball bleiben und wie jede andere Frau auch einmal pro Jahr zur Krebsvorsorgeuntersuchung gehen und im Abstand von ein bis zwei Jahren zusätzlich eine Mammographie und evtl. auch eine Ultraschalluntersuchung der Brust durchführen lassen. Ob nun ein oder zwei Jahre oder in Einzelfällen auch kürzere Abstände zwischen den einzelnen Mammographien bzw. Ultraschalluntersuchungen sinnvoll sind, wird jeweils individuell entschieden.

ÜberMammographie und vereiste Scheiben

Eine Behandlung mit Hormonen kann es manchmal erschweren, das Brustdrüsengewebe in der Mammographie genau zu beurteilen. Der Effekt ist ähnlich wie der Blick durch die vereiste Frontscheibe eines Autos im Winter: Man kann gerade noch ahnen, was sich draußen abspielt – wenn man Pech hat, sieht man allerdings rein gar nichts. Fährt man mit der vereisten Scheibe los, kann das fatale Folgen haben. Es bleibt einem also nichts anderes übrig, als in der Kälte die Scheibe freizukratzen. Hätte man hingegen ein Echolot, könnte man im Prinzip auch mit der vereisten Frontscheibe losfahren. Beim Auto gibt es ein solches Hilfsmittel leider nicht. Bei der Untersuchung der Brust gibt es ein solches Hilfsmittel aber sehr wohl, denn man kann mithilfe des Ultraschalls versuchen, einen klareren Blick auf die Brust zu bekommen und das ungenaue Bild, das sich aus Mammographie ergeben hat, aufzuklären.

In Einzelfällen kann es aber notwendig werden, die Hormone vorübergehend für einige Wochen abzusetzen, bevor die Mammographie durchgeführt wird, um die Aussagekraft der Untersuchung zu verbessern (also doch in der Kälte Eis kratzen ...). Dies hat manchmal den positiven Nebeneffekt, dass sich bei diesem »Auslassversuch« herausstellt, dass es auch ganz gut ohne Hormone geht. In anderen Fällen können die Wechseljahrsbeschwerden aber auch mit aller Macht zurückkommen.

Wenn man sich nach der Mammographie für einen erneuten Einstieg in die Hormontherapie entscheidet, bietet es sich an, einfach auszuprobieren, ob nicht auch eine geringere Östrogendosis ausreicht, um die Wechseljahrsbeschwerden zu behandeln.

Zurück zu Frau Selldorf

Medizinisch betrachtet, fand sich bei Frau Selldorf kein Grund, warum sie auf eine Hormontherapie hätte verzichten müssen. Ihr Hauptproblem war ihre Angst vor Brustkrebs. Nach reiflichem Überlegen und Abwägen von »Für« und »Wider« hat sich Frau Selldorf schließlich entschieden, doch mit einer Hormontherapie zu beginnen. Da sie keine Gestagene zum Schutz der Gebärmutterschleimhaut benötigte, haben wir ihr eine reine Östrogentherapie empfohlen.

Schon mit einer kleinen Menge eines auf die Haut aufzutragenden Östrogengels wurden die Beschwerden besser, nach sechs Wochen ging es Frau Selldorf wieder gut.

In der Zwischenzeit hat sie angefangen, regelmäßig Sport zu treiben: Sie geht zwei- bis dreimal in der Woche »walken«. Wenn es draußen regnet, geht sie auf ihr Trimmrad. Nachdem sie das Östrogengel ein Jahr lang genommen hatte, hat sie vor ihrer jährlichen Mammographie einmal einen Auslassversuch gemacht. Leider ging es ihr daraufhin prompt wieder schlecht: Sie konnte nicht schlafen, die Stimmung war danieder, die Hitzewallungen kamen – wenn auch in abgeschwächter Form – zurück.

Da sie das nicht aushalten wollte, hat sie nach der Mammographie wieder mit dem Östrogengel angefangen. Ob sie im nächsten Jahr vor der Mammographie wieder eine Auslassversuch machen will, weiß sie heute noch nicht. Sie versucht jetzt allerdings, mit etwas weniger Gel auszukommen.

DIE GROSSEN FRAGEZEICHEN

Thrombose: Wenn die Wade wehtut ...

Neben ihrer Hauptwirkung, der Linderung klimakterischer Beschwerden, können Hormone auch unerwünschte Nebenwirkungen haben: So können Sie beispielsweise den Verschluss eines Blutgefäßes durch ein Blutgerinnsel bzw. dessen weitere Verschleppung (Lungenembolie) verursachen.

Elisabeth Menzel, 57 Jahre

»Seitdem ich die Hormone nehme, habe ich Probleme mit den Beinen: Sie tun oft weh. Wenn es heiß ist, sind meine Beine auch oft geschwollen. Die Pille konnte ich früher nicht nehmen: Ich habe sie nur ganz kurz genommen und musste sie dann absetzen, weil ich eine Thrombose hatte.«

Wird Östradiol in Tablettenform eingenommen, verdoppelt bis vervierfacht sich das Thromboserisiko. Diese Risikoerhöhung fällt allerdings deutlich geringer aus, wenn das Östradiol über die Haut, beispielsweise in Form eines Pflasters oder eines Gels in den Körper aufgenommen wird.
Wer schon eine Thrombose oder Embolie hatte, sollte möglichst auf Hormone verzichten.

Höheres Risiko bei der Kombinationsbehandlung

Lange Zeit ging man davon aus, dass die Hormonbehandlung mit natürlichen Östrogenen in den Wechseljahren – im Gegensatz zur Anwendung der Antibabypille – das Risiko für die Bildung einer Thrombose (Blutgerinnsel, z. B. in den Beinen) oder einer Embolie (die Verschleppung eines solchen Blutgerinnsels, z. B. in die Lunge) nicht erhöht. Die Ergebnisse einer ganzen Reihe von Beobachtungs-Studien seit 1996 zeigen jedoch das Gegenteil. Es fand sich eine Erhöhung des Risikos um den Faktor 2,3 bis 3,9: Bei den Frauen, die Hormone eingenommen hatten, wurden also etwa zwei- bis viermal so viele Thrombosen und Embolien beobachtet wie bei den Frauen, die keine Hormone eingenommen hatten. Die beiden Goldstandardstudien, die HERS-Studie und die WHI-Studie, bestätigten schließlich diese Ergebnisse. Darüber hinaus zeigte sich in der WHI-Studie, dass die Kombinationsbehandlung mit Östrogenen und Gestagenen das Risiko für eine Thrombose oder Embolie noch stärker erhöht als eine alleinige Östrogenbehandlung. In der Östrogen/Gestagengruppe fanden sich mehr als doppelt so viele Thrombosen und Embolien wie in der mit dem Scheinmedikament behandelten Gruppe, genau 111 Prozent mehr. In konkreten Zahlen heißt das, dass in der Östrogen/Gestagengruppe hochgerechnet pro Jahr 34 statt 16 Fälle auf 10.000 Frauen beobachtet wurden, während es in der Östrogengruppe nur ein Drittel mehr waren, nämlich 21 statt 18 auf 10.000 Frauen pro Jahr. Charakteristischerweise ist das Risiko im ersten Einnahmejahr am höchsten und flacht dann langsam ab. Insgesamt werden aber immer mehr Thrombosen und Embolien auftreten als ohne Hormongabe. Werden die Östrogene hingegen über die Haut gegeben, erhöht sich das Thromboserisiko nur geringfügig.

Das persönliche Thromboserisiko

Eine Thrombose kann sich durch verschiedene Symptome bemerkbar machen. Typische Beschwerden, die im Zusammenhang mit einer Thrombose in den Beinen auftreten können, sind beispielsweise Schwellungen, Schmerzen und eventuell auch eine bläuliche Verfärbung der Haut. Manchmal verlaufen Thrombosen aber auch völlig unbemerkt. Krampfadern sind ein typischer Risikofaktor für das Auftreten von Thrombosen. Oft ist es aber nicht das charakteristische Bild mit den verdickten, bläulich durch die Haut schimmernden Venen, was den Frauen Probleme bereitet. Sie leiden viel mehr unter schmerzhaften, schweren und müden Beinen, manche klagen auch über Juckreiz, Krämpfe oder ruhelose Beine.

Ein weiterer wichtiger Risikofaktor ist das Alter. Bei jungen Frauen um die 20 Jahre wird etwa bei zwei von 10.000 Frauen eine Thrombose beobachtet. Je älter man wird, desto größer wird dieses

Risikofaktoren, die das Thromboserisiko dauerhaft oder kurzfristig erhöhen können

- Rauchen
- Übergewicht
- Operationen (je größer, desto riskanter)
- Bettlägerigkeit/Immobilität (dazu gehört z.B. auch Sitzen im Rollstuhl)
- Krebserkrankungen
- Langstreckenflüge
- Die Einnahme von Hormonen, wie der Pille oder Wechseljahrshormonen

Viele dieser Risikofaktoren lassen sich ändern. Wer aufhört zu rauchen oder sein Übergewicht reduziert und sich mehr bewegt, vermindert sein Thromboserisiko.

Basisrisiko: Es verdoppelt sich etwa alle zehn Jahre.

Angeborene und ererbte Risikofaktoren

Es gibt leider auch angeborene bzw. ererbte Risikofaktoren, die sich nicht ändern lassen: Dazu gehört z. B. eine angeborene Thromboseneigung, also eine Neigung des Blutes, zu verklumpen bzw. spontan ohne adäquaten Auslöser, wie z. B. eine Verletzung, zu gerinnen. Die häufigste bisher bekannte angeborene Thromboseneigung ist die sogenannte »APC-Resistenz«, die durch eine Veränderung (»Mutation«) eines bestimmten Genabschnitts (der Erbinformation auf den Chromosomen), der für die Gerinnung zuständig ist, verursacht wird: der Faktor-V-Leiden-Mutation. Diese vererbbare Neigung des Blutes, zu gerinnen, findet sich etwa bei fünf bis acht Prozent der Bevölkerung.

Je nachdem, wie schwerwiegend diese Veränderung der Erbinformation ist, treten Thrombosen acht bis 50-mal häufiger auf als bei Menschen, die eine ungestörte Gerinnung haben. Nicht alle, die eine solche ererbte Thromboseneigung haben, werden tatsächlich auch im Lauf ihres Lebens eine Thrombose oder eine Embolie bekommen.

Typische Risikosituationen, die das plötzliche Auftreten einer Thrombose oder Embolie begünstigen können, sind beispielsweise Rauchen, Langstreckenflüge, eine Schwangerschaft oder auch die Einnahme von Hormonen, z. B. der Pille oder den zur Behandlung von Wechseljahrsbeschwerden eingesetzten natürlichen Hormonen.

Daraus darf man aber nicht automatisch schließen, dass man kein Risiko hat, wenn man beispielsweise früher geraucht hat und nichts passiert ist. Wer jahrelang mit dem Auto unfallfrei unterwegs war, würde auch nicht plötzlich auf das Anschnallen verzichten, nur weil seit 20 Jahren nichts passiert ist.

Wodurch steigt Ihr Thromboserisiko?

	Risikoerhöhung um den Faktor
Alter: pro Lebensjahrzehnt	x 2
Krampfadern mit Entzündungen	x 2,5
Rauchen <20/Tag	x 1,5
>20/Tag	x 2,5
Übergewicht: BMI > 30	x 3
Bauch-OP (in der Phase während und nach der Operation)	x 100
Schlucken von Hormontabletten in den Wechseljahren	x 2–4
Östrogene über die Haut gegen Wechseljahsbeschwerden	minimal

Vorsicht: Die Risiken können sich multiplizieren.

Typische Konstellationen

Dass in einer Familie eine solche vererbbare Gerinnungsneigung vorliegt, muss man immer dann vermuten, wenn bei verschiedenen Familienmitgliedern immer wieder, vor allem in jüngeren Jahren – ohne erkennbaren Grund – Thrombosen oder Embolien aufgetreten sind. Solch eine typische Konstellation findet sich z. B. bei Barbara Jentsch:

Barbara Jentsch, 51 Jahre

»Meine Mutter hatte kurz nach meiner Geburt eine Lungenembolie. Sie war damals Mitte 20. Meine Großmutter hatte auch schon früh Probleme mit den Venen. Mit Anfang 50 hatte sie offene Beine.«

Auch Sabine Meierzoll hat möglicherweise ein Gerinnungsproblem:

Sabine Meierzoll, 56 Jahre

»Mit Anfang 20 habe ich mit der Pille angefangen, musste aber nach kurzer Zeit damit wieder aufhören, weil eine Thrombose in der rechten Wade festgestellt wurde. Sonst war ich bis dahin immer völlig gesund gewesen. Mit dem Gewicht hatte ich keine Probleme und geraucht habe ich auch nie. Ich habe später versucht, schwanger zu werden. Das hat aber leider nicht geklappt. Ich hatte vier Fehlgeburten und habe es dann aufgegeben.«

Da Frau Meierzoll adoptiert ist, gibt es keine Informationen über ihre leiblichen Eltern. Aber selbst, wenn bei den Eltern nichts Auffälliges festzustellen gewesen wäre, ist eine Thrombose bei einer so jungen Frau ungewöhnlich und legt den Verdacht nahe, dass eine Gerinnungsneigung des Blutes vorliegt. Auch die vier Fehlgeburten könnten im Zusammenhang mit einer Gerinnungsneigung des Blutes gestanden haben.

Mithilfe verschiedener Laboruntersuchungen lässt sich herausbekommen, ob tatsächlich eine der bisher erforschten und bekannten vererbbaren Gerinnungsstörungen vorliegt. Eine solche Untersuchung ist besonders dann aussagekräftig, wenn schon jemand aus der Familie, der eine Thrombose hatte, untersucht wurde, eine genetisch bedingte Thromboseneigung festgestellt wurde und man nun genau weiß, wonach man suchen soll.

Sinnvoll: Gerinnungstests

Wüsste man z. B., dass die Mutter von Frau Jentsch eine Faktor V-Leiden-Mutation hätte, könnte man auch bei Frau Jentsch genau überprüfen, ob sie die Gerinnungsneigung des Blutes von ihrer Mutter geerbt hat oder nicht. Weiß man das nicht so genau, wird die Sache wie im Fall von Frau Meierzoll schon viel schwieriger: Ihr Blut wurde untersucht, man fand nichts Auffälliges. Dennoch ist ihre Vorgeschichte höchst verdächtig.

Bei der Beurteilung solcher genetischer Untersuchungen muss man sich stets vergegenwärtigen, dass nur die Faktoren untersucht werden können, die bekannt sind, dass es aber mit großer Sicherheit noch eine Vielzahl anderer bisher nicht identifizierter und demzufolge auch noch nicht untersuchbarer genetisch bedingter Gerinnungsstörungen gibt. Anders ausgedrückt: Ist die eigene Krankengeschichte oder die Familiengeschichte auffällig, so kann auch bei unauffälligen Laboruntersuchungen nicht immer Entwarnung gegeben werden. Im Zweifelsfalle sollte man versuchen, weiteren Thromboserisiken aus dem Weg zu gehen.

Hormontherapie: ja oder nein?

Wer schon einmal eine Thrombose oder sogar eine Embolie hatte, sollte möglichst auf eine Hormontherapie verzichten. Was aber, wenn die Beschwerden sehr stark sind und alle ausprobierten Alternativen keine Linderung brachten? In einem solchen Fall wird als letzter Ausweg nach Abwägen von Nutzen und Risiko manchmal doch eine Hormontherapie durchgeführt und das mit dieser Behandlung verbundene Thromboserisiko wohl oder übel in Kauf genommen. Generell gilt in einer solchen Situation aber: je weniger Östrogen, desto besser! Ziel ist eine für Sie akzeptable Verbesserung der Beschwerden mit der niedrigstmöglichen Dosis.

In jedem Fall sollten die Östrogene aber über die Haut (z. B. in Form eines Pflasters oder eines Gels) gegeben werden, da diese Anwendung das Thromboserisiko viel weniger beeinflusst als die Einnahme von Tabletten. Wer nur ein erhöhtes Thromboserisiko hat, glücklicherweise aber noch keine Thrombose oder Embolie hatte, sollte dennoch vorsichtig sein und sich im Zweifelsfalle auch immer für eine Therapie über die Haut entscheiden. Was noch getan werden kann, um das Thromboserisiko klein zu halten – mehr Bewegung, eventuell Kompressionsstrümpfe tragen, eventuell auch eine Venenoperation –, muss im Einzelfall entschieden werden. Unabhängig davon, ob Sie nun ein erhöhtes Risiko haben oder nicht: Laufen oder Liegen ist besser als Sitzen.

Zurück zu Frau Menzel

Frau Menzel hatte bereits in jungen Jahren eine Thrombose. Das allein ist Grund genug, mit einer Hormontherapie vorsichtig zu sein. In der Sprechstunde berichtete sie, dass auch ihr Vater mit Anfang 30 eine Thrombose gehabt habe und ihre Mutter immer sehr unter Krampfadern litt. Leider wusste sie nicht, ob ihre Großeltern auch Probleme mit den Venen hatten.

Frau Menzels Beschwerden mit müden, schweren und schmerzhaften Beinen sprechen dafür, dass sie, genauso wie ihre Mutter, unter Krampfadern leidet. Eine Untersuchung bei einem Venenspezialisten bestätigte unsere Vermutung. Von der Thrombose war zwar nichts mehr zu sehen, aber es zeigten sich ausgeprägte Krampfadern. Der Venenspezialist riet Frau Menzel zu einer Operation der Venen.

Die Geschichte ihres Vaters, der bereits mit Anfang 30 eine Thrombose hatte, ließ darüber hinaus den Verdacht aufkommen, dass es in Frau Menzels Familie möglicherweise eine ererbte Gerinnungsneigung gibt. Diese könnte auch eine Rolle bei der Entstehung ihrer eigenen Thrombose gespielt haben. Da Frau Menzel aber bereits eine Thrombose hatte, haben wir ihr unabhängig von dieser möglicherweise zusätzlichen bestehenden Gerinnungsneigung des Blutes dazu geraten, die Hormone abzusetzen. Sechs Wochen später ließ sie die Venenoperation durchführen. Mit dem Operationsergebnis ist sie sehr zufrieden: »Ich habe kein Schmerzen mehr, und hab' auch nicht das Gefühl, dass die Beine so geschwollen sind.« Aber sie sagt auch:

Elisabeth Menzel, 57 Jahre

»Seitdem ich keine Hormone mehr nehme, schwitze ich nachts wieder häufiger, auch tagsüber geht es mir oft nicht gut, ich bin müde und weniger fit als früher. Ab und zu habe ich auch Hitzewallungen. Am meisten ärgert mich aber meine trockene Scheide. Ich habe Schmerzen beim Sex. Es fühlt sich einfach unangenehm an. Ich muss auch häufiger Wasser lassen als früher.«

Da ihre 14-jährige Tochter jetzt vor der Frage steht, ob sie mit der Antibabypille verhüten soll oder nicht, hat Frau Menzel in der Zwischenzeit (auch wenn es für Frau Menzel selbst nicht mehr so entscheidend ist) nachprüfen lassen, ob bei ihr tatsächlich eine vererbbare Gerinnungsneigung des Blutes vorliegt. Es hat sich gezeigt, dass sie tatsächlich eine Faktor-V-Leiden-Mutation hat. Daraufhin hat sich auch ihre Tochter testen lassen, erfreulicherweise mit gutem Ergebnis: Ihre Tochter hat die Gerinnungsstörung nicht geerbt. Einer Pilleneinnahme steht damit nichts im Wege. Frau Menzel hat sich schließlich entschieden, nicht wieder mit der Hormontherapie anzufangen, auch nicht mit Gel oder Pflaster.

Östrogene haben eine schützende Wirkung auf Blase und Scheide. Fehlen Östrogene, wie nach den Wechseljahren, trocknet die Scheide aus. Scheide und Blase werden anfälliger für Infektionen. Frau Menzels Beschwerden sind daher ganz typisch. Zur Behandlung ihrer trockenen Scheide hat sie zunächst eine spezielle Hautpflege und ein Gleitgel ausprobiert. Leider ohne wirklichen Erfolg. Jetzt nimmt sie doch wieder Hormone, allerdings nur Zäpfchen und eine Creme für die Scheide. Diese Behandlung wirkt zwar nicht auf die Hitzewallungen und die übrigen klimakterischen Beschwerden, aber Scheide und Blase sind wieder ganz in Ordnung, und Frau Menzel ist mit dieser Lösung ganz zufrieden.

Das können Sie für Ihre Venen tun

- Viel bewegen
- Nicht mit übereinander geschlagenen Beinen sitzen
- Nicht rauchen
- Abnehmen, wenn Sie übergewichtig sind
- Genug Flüssigkeit trinken
- Wenn Hormone, dann über die Haut als Gel oder Pflaster

DIE GROSSEN FRAGEZEICHEN

Infarkt/Schlaganfall: Schützen Hormone?

Herzinfarkt und Schlaganfall sind die häufigsten Todesursachen in Europa. Jahrelang wurde propagiert, dass Hormone einen schützenden Effekt dagegen haben. Verschiedene wissenschaftliche Untersuchungen, die in letzter Zeit durchgeführt wurden, stellen dies allerdings in Frage.

Jutta von Lehmberg, 73 Jahre

»Ich nehme jetzt seit 25 Jahren Hormone. Mein alter Frauenarzt hat immer gesagt, ich soll die Hormone nehmen, bis ich ins Grab steige. Das sei gut mich. Für mein Herz und meine Knochen. Jetzt ist er in Rente gegangen, und sein Nachfolger sagt, ich soll mal mit den Hormonen aufhören, das sei nichts mehr für mich.«

Sabine Meier, 58 Jahre

»Ich hatte einen Herzinfarkt. Ganz plötzlich – einfach so – ohne Vorzeichen. Im Krankenhaus haben sie festgestellt, dass ich viel zu hohe Blutfette habe und mein Blutdruck auch nicht ganz in Ordnung ist. Meine Nachbarin hat mir erzählt, sie hätte jahrelang Hormone genommen. Das sei so gut fürs Herz. Bisher habe ich ja nie Hormone genommen, ich hatte ja auch nie Beschwerden. Wären Hormone denn jetzt was für mich, damit ich nicht wieder einen Herzinfarkt bekomme?«

Kirsten Taler, 51 Jahre

»Meine Blutungen sind immer unregelmäßiger geworden, die letzte Blutung war vor etwa acht Wochen. Im Augenblick geht es mir gar nicht gut: Ich schwitze und schlafe schlecht. Ich würde gern Hormone nehmen – stimmt es, dass ich dann eher einen Herzinfarkt bekomme?«

Sylvia Kniez, 51 Jahre

»Meine Blutungen habe ich zuletzt vor sechs Monaten gehabt. Jetzt hab ich solche Probleme mit dem Gewicht. Im letzten Jahr habe ich allein sechs Kilo zugenommen. Dabei war ich immer so *schön schlank und konnte immer so schön kurze Röcke anziehen. Und mein Bauch wird immer dicker. Ich habe gelesen, dass dadurch mein Infarktrisiko steigt. Davor habe ich Angst.«*

Fassen wir zusammen: Wenn bereits eine Herzerkrankung vorliegt, ist eine Hormontherapie keine geeignete Maßnahme, um einen Herzinfarkt zu verhindern. Anders als zwischenzeitlich angenommen, kann eine frühzeitig – also unmittelbar um die Menopause – begonnene Hormontherapie aber vermutlich doch einen gewissen Schutzeffekt vor Herz-Kreislauf-Erkrankungen bieten. Dennoch besteht heute Einigkeit darüber, dass dieser potenzielle Nutzen nicht allein der Grund sein sollte, warum eine Hormontherapie begonnen wird. Bisher gibt es keine Hinweise darauf, dass sich durch eine Hormontherapie das Schlaganfallrisiko senken ließe. Man muss im Gegenteil sogar davon ausgehen, dass diese das Schlaganfallrisiko erhöht. Dies gilt ganz besonders dann, wenn schon krankhafte Veränderungen der Gefäße oder sogar ein Bluthochdruck vorliegen.

Frauen und Herzinfarkt

Die meisten Frauen fürchten, irgendwann Brustkrebs zu bekommen und daran zu sterben. Tatsache ist jedoch, dass die meisten Frauen nicht etwa infolge von Brustkrebs, sondern an einem Herzinfarkt sterben. Unmittelbar um die Wechseljahre herum sind Frauen, die einen Herzinfarkt erleiden, noch eine Seltenheit. Je älter Frauen aber werden, desto größer wird auch ihr Risiko, an einem Herzinfarkt zu sterben.

Jahrelang hatte man gehofft, durch den Einsatz von Hormonen Herz-Kreislauf-Erkrankungen verhindern zu können. Die Ergebnisse der HERS-Studie zeigten allerdings, dass dies nicht möglich ist, wenn das Herz bereits vorgeschädigt ist und schon ein Herzinfarkt stattgefunden hat. Auch in der WHI-Studie zeigte sich

Ursache: Gefäßverkalkung

Ein Herzinfarkt entsteht nicht von jetzt auf gleich. Die Gefäßveränderung, die schließlich zu einem Infarkt führen kann, braucht meist viele Jahre, um sich zu entwickeln: Am Anfang finden sich nur minimale Veränderungen, später bilden sich sogenannte atherosklerotische Plaques, bis das Blutgefäß schließlich wie eine verkalkte und verkrustete alte Wasserleitung aussieht. Entwickelt sich eine solche Atherosklerose (»Gefäßverkalkung«) in den Herzkranzgefäßen, die den Herzmuskel mit Blut versorgen, spricht man von einer koronaren Herzkrankheit. Ist die Atherosklerose weit fortgeschrittenen, kann eine solche Plaque schließlich instabil werden und aufbrechen und das Gefäß vollends verschließen. Es kommt zum Herzinfarkt: Das hinter dem Gefäßverschluss liegende Herzmuskelgewebe kann nicht mehr mit Nährstoffen und Sauerstoff versorgt werden und stirbt ab.

zunächst ein ähnliches Bild. Statt der erhofften Reduktion fand sich ein Anstieg des Risikos: In der mit der Östrogen/Gestagenkombination behandelten Gruppe traten 29 Prozent mehr Herzinfarkte und 41 Prozent mehr Schlaganfälle auf als bei den mit dem Scheinmedikament behandelten Frauen. In absoluten Zahlen ausgedrückt: Hochgerechnet treten jährlich pro 10.000 mit Östrogen und Gestagen behandelten Frauen sieben Herzinfarkte und acht Schlaganfälle mehr auf als in der nicht mit Hormonen behandelten Gruppe. Deutlich günstiger fiel allerdings das Bild aus, wenn nur Östrogene angewandt wurden. Das Herzinfarktrisiko war nicht erhöht. Es fanden sich aber leider auch 39 Prozent mehr Schlaganfälle bei den mit Östrogenen behandelten Frauen als bei den nicht behandelten Frauen. Das heißt zwölf Schlaganfälle mehr pro 10.000 mit Östrogen behandelten Frauen.

Von großer Bedeutung: das Alter

Die Gruppe von Frauen, die an dieser WHI-Studie teilgenommen hat, unterscheidet sich in vielerlei Hinsicht deutlich von den typisch perimenopausalen Frauen, die sich gerade erst mit der Frage auseinandersetzen, ob sie nun Hormone nehmen sollen oder nicht. Die Frauen waren im Mittel über 60 Jahre alt, und man muss davon ausgehen, dass viele von ihnen bereits bei Beginn der Untersuchung stark vorgeschädigte Gefäße mit mehr oder weniger ausgeprägten atherosklerotischen Veränderungen (»Verkalkungen«) hatten. Eine detaillierte Analyse der Studienergebnisse brachte aber Erstaunliches zutage: Je jünger und je gesünder die Frauen waren, die an der Studie teilnahmen, desto weniger problematisch waren die Auswirkungen der Hormontherapie. Wurden nur Östrogene angewandt, so fanden sich in der Gruppe der 50- bis 59-jährigen Frauen sogar Hinweise auf einen Schutzeffekt der Östrogentherapie (Verminderung des Risikos um 37 Prozent). Bei den über 60-Jährigen war diese Verminderung des Herzinfarktrisikos nicht mehr nachweisbar. Auch wenn diese Ergebnisse nicht statistisch signifikant sind, d. h. das bessere Abschneiden der Hormon-Gruppe nicht ganz eindeutig auf die Östrogentherapie zurückgeführt werden kann und eine kleine Unsicherheit bleibt, dass dieses Ergebnis auch rein zufällig zustande gekommen sein könnte, so passt es doch sehr gut ins Bild: Denn auch in der neuesten Auswertung der seit rund 30 Jahren laufenden großen amerikanischen Krankenschwesternstudie mit über 100.000 Teilnehmerinnen zeigt sich, dass die Auswirkungen einer Hormontherapie vom Alter der Frau bzw. von dem Zeitraum abhängen, der seit der Menopause vergangen ist. Wird die Hormontherapie innerhalb von fünf Jahren nach der Menopause begonnen, so findet sich ein um etwa 30–50 Prozent geringeres Herzinfarktrisiko als bei den nicht mit Hormonen behandelten Frauen. Anders als bei der WHI-Studie ist dieser Schutzeffekt nicht nur auf die Einnahme von Östrogenen beschränkt, sondern er lässt sich auch bei den Frauen nachweisen, die eine Kombinationsbehandlung mit Östrogenen und Gestagenen erhalten haben. Interessanterweise profitierten nicht nur die gesunden, sondern auch die Frauen mit Risikofaktoren, z. B. mit erhöhtem Blutdruck, Zucker oder erhöhten Blutfetten. Wird die Behandlung erst später – zehn Jahre nach der Menopause – begonnen, ist kein positiver Effekt der Hormontherapie auf das Herz-Kreislauf-System mehr zu beobachten.

Kritisches Zeitfenster für Hormontherapie

Es scheint also ein kritisches Zeitfenster zu geben, in dem eine Hormontherapie möglicherweise von Nutzen sein und Schutzeffekte für das Gefäßsystem haben kann. Wird die Behandlung später begonnen, hat sie im besten Fall gar keinen Effekt mehr, im schlimmsten Fall kann sie sich sogar negativ auswirken.
Diese Überlegungen werden durch Untersuchungen an Affen unterstützt. Wenn man Affen mit einer speziellen Atherosklerose fördernden Diät ernährt, entwickeln sie wie wir Menschen mit der Zeit atherosklerotische Plaques. Füttert man die Affen hingegen auf gesunde Weise, entwickeln sich diese Plaques viel langsamer. Eine Gruppe von amerikanischen Forschern hat sich dies zunutze gemacht, um zu überprüfen, welche Effekte eine Behandlung mit den in der HERS- und der WHI-Studie eingesetzten equinen Östrogenen auf die Entwicklung einer Atherosklerose hat. Um den Einfluss der Wechseljahre zu simulieren, entfernten sie den Affen beide Eierstöcke. Anschließend wurden sowohl die Affen, die vorher gesund ernährt worden waren und nur eine gering ausgeprägte Atherosklerose hatten, als auch die Affen, die zuvor ein fettreiches, atherogenes Futter bekommen hatten und deshalb schon eine weiter fortgeschrittene Atherosklerose hatten, auf eine ungesunde, die Atherosklerose fördernde Diät gesetzt. Nach der Eierstocksentfernung erhielt jeweils ein Teil der Affen eine Behandlung mit equinen Östrogenen, die anderen Affen erhielten jeweils ein Scheinmedikament. Es zeigte sich, dass das Fortschreiten der Atherosklerose durch die Behandlung mit Östrogenen gebremst werden konnte, und zwar umso mehr, je weniger Atherosklerose die Affen bei Beginn der Hormonbehandlung hatten. Wird hingegen mit dem Beginn der Hormontherapie nach der Entfernung der Eierstöcke zwei Jahre gewartet, hat die Therapie keinen Effekt mehr auf das Fortschreiten der Atherosklerose. Das gilt selbst dann, wenn die Affen vor der Entfernung der Eierstöcke nur wenig veränderte Gefäße aufwiesen.

Wann wirken sich Östrogene positiv auf die Gefäße aus?

Lange Jahre wurde postuliert, dass dieser günstige Effekt der Hormone durch eine Absenkung der Blutfette bewirkt wird. Untersuchungen an Affen haben jedoch gezeigt, dass man diesen Schutzeffekt der Hormontherapie interessanterweise sogar dann beobachten kann, wenn die Östrogendosierungen sehr niedrig sind und sich die Blutfette unter der Therapie nicht verändern. Ob sich Östrogene an den Gefäßen positiv oder negativ auswirken können, scheint also ganz entscheidend davon abzuhängen, wie gesund bzw. wie krank das Gefäß ist: Ist das Gefäß noch weitgehend gesund, liegt noch keine nennenswerte Atherosklerose vor, können Östrogene neben einer Verbesserung der Durchblutung durch eine Weitstellung der Gefäße das Fortschreiten der atherosklerotischen Plaquebildung hemmen, indem sie u. a. die dafür erforderlichen entzündlichen Prozesse hemmen. Ist das Gefäß aber schon stark vorgeschädigt, liegen bereits ausgeprägte atherosklerotische Plaques vor, kann der Effekt der Östrogene ins Gegenteil umkippen und die Gefahr, dass die Plaques aufplatzen und das Gefäß verschließen, somit also ein Herzinfarkt eintritt, zunehmen. Dabei spielt dann möglicherweise auch der gerinnungsfördernde Effekt der Östrogene eine zusätzliche ungünstige Rolle.

Aus der WHI-Studie wissen wir, dass sich die Kombinationsbehandlung aus Östrogenen und Gestagenen scheinbar besonders ungünstig auf das Herzinfarktrisiko auswirkt. Es ist viel darüber spekuliert worden, was der Grund dafür ist, dass die Kombinationsbehandlung ungünstiger abschneidet als eine alleinige Östrogenbehandlung. Einer der Gründe könnte z. B. sein, dass bestimmte Gestagene eine Engstellung der Gefäße fördern können. Ist die Durchblutung aber schon aufgrund von Plaques schlecht, kann eine zusätzliche Gefäßengstellung die Durchblutung noch weiter verschlechtern. Sowohl in der HERS- als auch in der WHI-Studie wurde als Gestagen MPA = MedroxyProgesteronAcetat eingesetzt. Ob und inwieweit die im Rahmen dieser Studien gewonnenen Erkenntnisse überhaupt auf andere Formen der Hormontherapie übertragbar sind, ist noch völlig unklar.

Gut oder schlecht für Herz und Gefäße?

Wie man sieht, lässt sich diese Frage nicht so einfach beantworten. Für manche Frauen, ganz besonders für diejenigen, die schon einen Herzinfarkt hatten, sind sie nicht hilfreich und in Einzelfällen vielleicht sogar schädlich. Für andere Frauen könnten sie vielleicht sogar nützlich sein und tatsächlich doch einen gewissen Schutz vor Herz- und Gefäßerkrankungen bieten. Offensichtlich ist das letzte Wort, was die Auswirkungen der Hormontherapie auf die Risiken von Herzinfarkt und Schlaganfall betrifft, noch nicht gesprochen. Viele Fragen sind noch offen, z. B. die Frage nach der Dosierung der Hormontherapie: Ist weniger Östrogen möglicherweise besser? Oder die Frage nach der Art der Hormontherapie: Ist es vielleicht besser, die Östrogene immer über die Haut zu geben, da sie dann die Gerinnung und den Leberstoffwechsel weniger beeinflussen? Oder ist es vielleicht so, dass nur bestimmte Frauen, die bestimmte genetische Veranlagungen haben, mit den Hormonen vorsichtig sein müssen, alle anderen aber problemlos Hormone nehmen können, ohne dass sie sich Sorgen um ihr Herz-Kreislauf-System machen müssen? Und schließlich gibt es noch Hinweise darauf, dass die möglichen negativen Effekte der Hormontherapie auf das Herz-Kreislauf-System abgeschwächt werden können, wenn die Frauen zusätzlich sogenannte »Statine«, Lipid- bzw. Cholesterinsenker einnehmen. Sollten also alle Frauen, die schon Gefäßprobleme haben, zusätzlich solche Medikamente einnehmen, um die Therapie nebenwirkungsärmer zu machen?

Erfreulicherweise sind in der Zwischenzeit eine ganze Reihe neuer Studien initiiert worden, mit deren Hilfe versucht werden soll, diese Fragen zu klären (z. B. Kronos Early Estrogen Protection Study – KEEPS, http://www.kronosinstitute.org/keeps.html) oder Early Versus Late Intervention Trial with Estradiol – ELITE, http://www.clinicaltrials.gov/show/NCT00114517) Da sich Herz-Kreislauf-Erkrankungen über viele Jahre entwickeln, wird ein potenzieller Nutzen oder ein Schaden nicht in kurzer Zeit erkennbar werden. Es wird deshalb noch einige Jahre dauern, bis diese Studien abgeschlossen sind und wir wieder alle ein Stück schlauer geworden sind.

Wenn einen der Schlag trifft ...

Unter einem Schlaganfall (unter Medizinern auch als Insult oder Apoplex bezeichnet) versteht man eine plötzlich auftretende Durchblutungsstörung des Gehirns, die zu einer schweren Schädigung von Hirngewebe führt.

Ein Schlaganfall wird meist durch einen plötzlichen Verschluss von Hirngefäßen, z. B. durch eine Atherosklerose oder eine Embolie, verursacht. Seltener wird er durch eine Blutung in das Hirngewebe, etwa durch ein Platzen eines Blutgefäßes bei sehr hohem Blutdruck, ausgelöst. Wie beim Herzinfarkt auch werden die hinter dem Verschluss bzw. dem eingebluteten Gewebe liegenden Gehirnareale nicht mehr ausreichend mit Sauerstoff und Nährstoffen versorgt und sterben ab (wenn nicht sofort etwas dagegen unternommen wird).

Die Risikofaktoren für Schlaganfall und Herzinfarkt ähneln sich sehr, da es in beiden Fällen um ein Durchblutungsproblem geht. Die wichtigsten Risikofaktoren sind:

- Alter > 55 Jahre
- ein Mann zu sein
- Bluthochdruck zu haben
- Zuckerkrank zu sein
- eine Fettstoffwechselstörung (zu hohe Blutfette) zu haben
- zu rauchen
- zu viel Alkohol zu trinken
- sich zu wenig zu bewegen
- eine Herzrhythmusstörung zu haben (Vorhofflimmern)
- Verwandte ersten Grades zu haben, die einen Schlaganfall erlitten zu haben

Meist trifft einen der Schlaganfall wie ein Blitz, ohne Vorwarnung treten plötzlich die Symptome auf. Die wichtigsten sind:

- Sprachstörungen
- Sehstörungen
- Lähmungen
- Schwindel

Wer plötzlich solche Beschwerden – einzeln oder in Kombination – entwickelt, sollte sich sofort in ärztliche Obhut begeben, denn bei einem Schlaganfall zählt jede Minute, sonst sind die Schäden irreversibel. Auch wenn die Symptome nur kurz auftreten und dann rasch wieder verschwinden, sollte man sich vom Fachmann untersuchen lassen, um die Ursache der Beschwerden zu klären. Es gibt viele Gründe, warum solche Symptome auftreten können – auch weniger gefährliche. Man sollte sie aber immer ernst nehmen, denn einem großen Schlaganfall können solche vorübergehenden Krankheitszeichen gelegentlich als Vorboten vorausgehen.

Das persönliche Herzinfarkt- und Schlaganfallrisiko

Aus der Erfahrung vieler Untersuchungen weiß man, dass sich bei den meisten Frauen gleich mehrere Risikofaktoren finden. Nicht alle lassen sich jedoch beeinflussen. Die wichtigsten Risiken, die einen Herzinfarkt entstehen lassen können, sind:

Risiko Rauchen

Dass Rauchen nicht gesund ist, weiß mittlerweile jeder. Am Verhalten scheint das bisher aber wenig geändert zu haben. Raucher besitzen ein erhöhtes Risiko, an Krebs, insbesondere Lungenkrebs zu erkranken. Gegenüber Nichtrauchern haben sie ein etwa dreimal höheres Herzinfarktrisiko. Wer zusätzlich noch an Diabetes oder Bluthochdruck leidet, muss mit einem dramatisch erhöhten Risiko rechnen.

Warum das Rauchen die Gefahr, einen Herzinfarkt zu erleiden, so drastisch erhöht, ist noch nicht eindeutig geklärt. Verschiedene Mechanismen spielen dabei vermutlich eine Rolle, u. a. eine direkte Schädigung der Gefäßwand, eine Veränderung der Blutgerinnung und ein ungünstiger Einfluss auf die Blutfette.

Blutfette: Bewertung bei Frauen

Gesamtcholesterin in mg/dl
< 200	wünschenswert
200–239	grenzwertig
> 240	erhöht

LDL-Cholesterin in mg/dl (mmol/l)
< 100	optimal
100–129	gut
130–159	grenzwertig hoch
160–189	erhöht
>190	pathologisch erhöht

HDL-Cholesterin in mg/dl (mmol/l)
> 50	optimal

(modifiziert nach: P. Mathes, J. Thiery: Die Rolle des Lipidstoffwechsels in der Prävention der koronaren Herzerkrankung. Z Kardiol 2005; 94:Suppl 3, III/43–III/55 und Mosca L. et al. Evidence-Based Guidelines for Cardiovascular Disease Prevention in Women. Circulation 2004; 109: 672-693)

Risiko erhöhte Blutfette

Bei etwa 70 Prozent aller Patienten, die eine koronare Herzkrankheit (Erkrankung der Herzkranzgefäße) haben, finden sich zudem Störungen des Fettstoffwechsels, des Cholesterins und der Triglyzeride. Zu hohe Blutfette haben am Gefäßsystem ähnliche Auswirkungen wie kalkhaltiges Wasser in Wasserleitungen. Tut man nichts dagegen, verkalkt die Leitung immer mehr, das Wasser kann schließlich nicht mehr hindurchfließen – mit der Folge, dass kein Wasser mehr da ist bzw. die Spül- oder Waschmaschine defekt ist.

Eine kaputte Waschmaschine ist ärgerlich und lästig, aber man kann sie ersetzen ... Leider ist das beim Menschen nicht so einfach, wenn das Blutgefäß erst einmal »verkalkt« und verstopft ist.

Cholesterin und Triglyzeride

Das im Körper befindliche Cholesterin stammt entweder aus der Nahrung, oder es wird im Körper selbst gebildet. Es hat sehr viele wichtige Funktionen. Es dient z. B. zusammen mit Eiweißen dazu, Zellwände aufzubauen, oder es fungiert als Grundsubstanz, aus der andere Stoffe, etwa Geschlechtshormone wie Progesteron, Östradiol, Testosteron oder das Stresshormon Kortisol gebildet werden. Im Blut wird es gebunden an Lipoproteine transportiert. Bei diesen handelt es sich um kleine Transporter, die aus Eiweißen und Fetten aufgebaut sind und wie kleine Schiffchen die Aufgabe haben, Blutfette im Körper hin und her zu transportieren, z. B. von der Leber zum Fettgewebe und wieder zurück. Abhängig davon, wie diese Transporter aufgebaut sind, unterscheidet man zwischen dem »guten« HDL-Cholesterin (High Density Lipoprotein), das Cholesterin vom Fettgewebe zur Leber transportiert, und dem »schlechten« LDL-Cholesterin (Low Density Lipoprotein), das sich bei erhöhter Konzentration an den Wänden der Arterien ablagern und die Ausbildung einer Atherosklerose fördern kann. Triglyzeride sind neutrale Fette, die mit der Nahrung aufgenommen werden und im Blut ebenfalls an Eiweiße gebunden transportiert werden. Als besonders ungünstig werden ein niedriges HDL, ein hohes LDL und hohe Triglyzeride (> 150 mg/dl) angesehen. Auch wenn es eine große Zahl von Studien gibt, die eindeutig zeigen, dass es einen Zusammenhang zwischen erhöhten Blutfetten und Herzinfarkten gibt, so besteht dennoch Unei-

Psychosozialer Stress

Eine Vielzahl von Studien weist daraufhin, dass psychosozialer Stress, Depressionen und Angststörungen mit einem erhöhten Risiko für Herz-Kreislauf-Erkrankungen verbunden sind. Psychosozialer Stress kann Einfluss auf das autonome Nervensystem und den Hormonhaushalt haben, was sich wiederum ungünstig auf Stoffwechsel, entzündliche Prozesse und Gefäße auswirken kann.

Blutdruck: Was ist normal?

Klassifikation	Systolisch [mmHg]	Diastolisch [mmHg]
Normaler Blutdruck	< 140	< 90
optimal	< 120	< 80
normal	< 130	< 85
hochnormal	130–139	85–89
Erhöhter Blutdruck	ab 140	ab 90

nigkeit darüber, ab welchen Fettwerten und in welchem Ausmaß gegensteuernde, lipidsenkende Maßnahmen ergriffen werden sollten. Das Arsenal reicht hierbei von fettarmer Ernährung bis zu verschiedenen Lipidsenkern.

Einteilung in Risikoklassen

Generell gilt aber wohl, dass das persönliche Risikoprofil großen Einfluss darauf hat, was noch als akzeptabler Blutfettspiegel gilt. Man teilt die Betroffenen heute in sogenannte Risikoklassen ein: Zur höchsten Risikogruppe gehören diejenigen, die bereits eine koronare Herzkrankheit oder ein vergleichbares Risiko, wie z. B. einen Diabetes mellitus haben (Risikogruppe I). Ein mittleres Risiko hat, wer mindestens zwei Faktoren (beispielsweise Rauchen und erhöhten Blutdruck > 140/90) auf sich vereinigt (Risikogruppe II). Zur Gruppe III gehören diejenigen, die weniger als zwei Risikofaktoren haben. Viele Fachgesellschaften empfehlen derzeit, dass in der Risikogruppe I mit hohem Herzinfarktrisiko ab einem LDL von 100 mg/dl, in der Risikogruppe II bei mittlerem Risiko ab einem LDL von 130 mg/dl und bei geringem Risiko in der Risikogruppe III ab einem LDL von 160 mg/dl mit Maßnahmen zur Senkung des Cholesterins, wie z. B. der ein oder anderen Veränderung im Lebensstil.

Wie hoch die Blutfette sind, hängt von vielen verschiedenen Faktoren ab. Neben der Frage des Lebensstils und der Einnahme von Medikamenten, die einen ungünstigen Einfluss auf die Blutfette haben können, oder dem Vorliegen bestimmter Krankheiten, wie z. B. einer Schilddrüsenunterfunktion, spielen dabei aber sicher auch eine genetische Faktoren, d. h. eine familiäre Vorbelastung, eine Rolle. Wer weiß, dass in seiner Familie viele früh an einem Infarkt starben, sollte sich untersuchen lassen.

Risiko Bluthochdruck

Als optimal wird ein Blutdruck berechnet, wenn die Werte unter 120/80 mm Hg liegen. Steigen die Werte über 130/85 mm Hg an, ist Gefahr im Verzug.

Mit dem Alter nimmt der Blutdruck zu. Bei den über 65-Jährigen hat fast jeder Zweite Blutdruckwerte, die ständig über 140/90 mm Hg liegen.

Eine ganze Reihe von Faktoren scheinen einen hohen Blutdruck zu begünstigen, dazu gehören neben Alter und Geschlecht (Männer sind schlechter dran als Frauen) Übergewicht, Bewegungsmangel, Stress und zu viel Alkohol. Ähnlich wie bei den erhöhten Blutfetten wird bei der Beantwortung der Frage, ob und mit welchen Maßnahmen der Blutdruck gesenkt werden soll, auch immer darauf geachtet, welche zusätzlichen Risikofaktoren noch vorliegen. Hat jemand z. B. schon einen Diabetes mellitus, so sollte der Blutdruck sogar unter 130/80 mm Hg, besser sogar noch unter 125/75 liegen. Hatte jemand schon einmal einen Schlaganfall, sollte der Blutdruck möglichst niedrig sein. Als Ziel wird auch in einer solchen Situation oft angegeben, in Richtung 125/75 mm Hg abzusenken.

Risiko Übergewicht

Übergewicht spielt bei der Entwicklung vieler Krankheiten eine Rolle. Dazu gehören neben Krebs-, Gelenkerkrankungen und Gicht vor allem die Herz-Kreislauf-Erkrankungen mit Bluthochdruck, Herzinfarkt und Schlaganfall. Während früher zur Bestimmung des Übergewichts der Broca-Index verwendet wurde (Normalgewicht in kg = Größe in cm minus 100), wird heute in der Regel der sogenannte Body-Mass-Index (BMI) zu Hilfe genommen, mit dem sich genauere Angaben machen lassen.

Der BMI errechnet sich aus dem Körpergewicht (in kg), dividiert durch das Quadrat der Körpergröße (in m):

$$BMI = \frac{\text{Gewicht (kg)}}{[\text{Größe (m)}]^2}$$

So hätte eine 1,75 m große und 86 kg schwere Frau einen BMI von 28,1 und wäre damit als übergewichtig einzustufen.

	BMI
Normalgewicht	18,5 bis 24,9
Übergewicht	25,0 bis 29,9
Adipositas Grad I	30,0 bis 34,9
Adipositas Grad II	35,0 bis 39,9
Adipositas Grad III	$>= 40$

Mittlerweile wissen wir, dass es nicht nur das Übergewicht an sich ist, was Probleme in sich birgt, sondern dass es vor allem um die Frage geht, wie und wo das Fett am Körper verteilt ist. Bei gleichem Gewicht ist ein männliches Fettverteilungsmuster mit dickem Bauch und dünnen Beinen mit einem viel höheren Risiko für Herz-Kreislauf-Erkrankungen verbunden als ein typisch weibliches Fettverteilungsmuster mit schmaler Taille und breiten Hüften. Während das Fett an den Hüften zwar von vielen Frauen aus kosmetischen Gründen eifrig bekämpft wird, so ist es medizinisch betrachtet völlig harmlos und sogar sinnvoll: Es ist ein Energiespeicher für Schwangerschaft und Stillzeit in schlechten Zeiten, was auch bis zu einem gewissen Maß erklären mag, warum diesem Fett-Depot oft nur so schwer zu Leibe zu rücken ist.

Machen Hormone dick?

Einige Frauen haben Angst, dass sie durch die Einnahme von Hormonen dick werden könnten. Dem ist aber in der Regel nicht so. Im Gegenteil, Hormonanwenderinnen nehmen häufig mit dem Alter weniger zu als die Frauen, die keine Hormone schlucken. Auch der Taillen/Hüft-Quotient kann anscheinend durch eine Hormontherapie günstig beeinflusst werden. Dies kann natürlich nicht darüber hinwegtäuschen, dass sich mit steigendem Alter die Körperform ändert und alle Menschen auch an Gewicht zunehmen.

Im Schnitt nehmen die Menschen in Europa pro Jahr etwa 0,3 kg zu. Gerade um die Wechseljahre sinkt der Grundumsatz ab. Dies zeigt sich während dieser Phase in einer deutlichen Gewichtszunahme.

Gefährlich: das Fett am Bauch

Ganz anders das Fett am Bauch. Dieses Fett unterscheidet sich leider grundlegend von dem sonst üblichen direkt unter der Haut, z. B. an Oberschenkeln und Po, sitzenden Fett. Dieses Fett sitzt zwischen den Darmschlingen und wird deshalb manchmal auch als »inneres Bauchfett« bezeichnet. Ärgerlicherweise produziert dieses Fettgewebe eine Vielzahl von Hormonen und Botenstoffen, die eng mit der Entstehung von Diabetes, erhöhten Blutfetten und Gefäßerkrankungen verbunden sind. Damit ist es, anders als das Fett an den Hüften, ein echtes medizinisches Problem. Dieses männliche Fettverteilungsmuster sagt mehr als viele Bluttests: Risiko! Wer wissen möchte, ob er ein erhöhtes Herz-Kreislauf- und Diabetesrisiko hat, kann ganz einfach mit einem Zentimetermaß den Taillen- und Hüftumfang bestimmen. (Wichtig: Taillenumfang nicht in Nabelhöhe messen, sondern ungefähr in der Mitte zwischen seitlichem Rippenrand und seitlichem Beckenkamm). Daraus lässt sich dann der Taillen/Hüft-Quotient bestimmen: Ein Beispiel:

$$\frac{\text{Taille 90 cm}}{\text{Hüfte 102 cm}} = 0{,}88$$

Bei Frauen ist ab einem Taillen/Hüft-Quotienten > 0,85 das Diabetes- und Herz-Kreislauf-Risiko eindeutig erhöht, aber auch schon ab einem Taillen/Hüft-Quotienten > 0,8 beginnt das Risiko allmählich anzusteigen. (Bei Männern ist das Risiko ab einem Taillen/Hüft-Quotienten > 1 eindeutig erhöht.) Man kann es sich aber auch noch einfacher machen: Ab einem Taillenumfang > 88 cm sollten Sie sich gründlich ärztlich untersuchen lassen. (Bei Männern sollte der Bauchumfang 102 cm nicht überschreiten.) Das Risiko ist hoch, dass bei dieser Untersuchung etwas Auffälliges, etwa ein erhöhter Blutzuckerspiegel, erhöhte Blutfette oder ein erhöhter Blutdruck festgestellt wird. Nach Angaben der Weltgesundheitsorganisation (WHO) muss bei Frauen sogar schon ab einem Taillenumfang von > 80 cm bzw. bei Männern > 94 cm bereits von einem leicht erhöhten Risiko ausgegangen werden.

Risiko Diabetes

Diabetiker haben dauerhaft erhöhte Blutzuckerspiegel. Hat man etwas gegessen, steigt anschließend der Blutzuckerspiegel an. Von dort gelangt der Zucker normalerweise mithilfe des in den ß-Zellen der Bauchspeicheldrüse gebildeten Hormons Insulin in die Körperzellen, z. B. in die Muskulatur oder in das Gehirn. Ist kein Insulin vorhanden oder sprechen die Körperzellen auf Insulin nicht richtig an, kommt es zu einem Anstieg des Blutzuckerspiegels. Ist der Nüchtern-Blutzucker bereits auf Werte > 100 mg/dl angestiegen, ist das ein Alarmzeichen.

Beim Diabetes werden zwei Typen unterschieden: Der Typ-1-Diabetes tritt vor allem bei Kindern und jüngeren Menschen auf, weswegen er früher auch als »jugendlicher« oder »juveniler« Diabetes bezeichnet wurde. Er wird durch eine Zerstörung der Insulin produzierenden Zellen der Bauchspeicheldrüse verursacht. Viel häufiger ist der Typ-2-Diabetes, den man bei mehr 90 Prozent aller Diabetiker findet. Der Typ-2-Diabetes beruht auf einem verminderten Ansprechen der Körperzellen auf Insulin (= Insulinresistenz).

Typ-2-Diabetes: weltweit auf dem Vormarsch

An der Entstehung eines Typ-2-Diabetes sind neben erblichen Faktoren vor allem nicht erbliche und damit potenziell modifizierbare Lebensstilfaktoren, wie Fehl-, Überernährung und Bewegungsmangel, beteiligt. Diese Form des Diabetes entsteht über einen längeren Zeitraum: Am Anfang versucht der Körper das verminderte Ansprechen der Körperzellen auf Insulin noch durch eine vermehrte Bildung von Insulin auszugleichen, und so schafft es der Körper noch eine ganze Weile, den Blutzuckerspiegel stabil zu halten. Irgendwann schafft die Bauchspeicheldrüse dies aber nicht mehr, die Insulinproduktion bricht zusammen, und der Blutzucker steigt an. Aus der Vorstufe des Typ-2-Diabetes, der Insulinresistenz und der gestörten Zuckerverwertung mit einem überhöhten und verlängerten Zuckeranstieg nach dem Essen bzw. einer Zuckerbelastung (»gestörte Glukosetoleranz«), ist ein echter Typ-2-

Herz-Kreislauf-Erkrankungen in der Familie

Je jünger das Familienmitglied, das einen Herzinfarkt oder Schlaganfall erlitt, desto ernster sollten Sie diesen Hinweis auf ein möglicherweise auch bei Ihnen erhöhtes Risiko für einen Herzinfarkt oder Schlaganfall nehmen. War Ihr Vater bei seinem ersten Infarkt jünger als 55 oder Ihre Mutter jünger als 65 Jahre, sollten Sie sich unbedingt untersuchen lassen, um zu überprüfen, ob auch bei Ihnen schon Zeichen einer Herz-Kreislauf-Erkrankung gefunden werden können.

Diabetes mit Insulinmangel geworden. Früher wurde dieser Diabetes als »Altersdiabetes« bezeichnet, da er sich meistens erst nach dem 40. Lebensjahr bemerkbar machte. Durch die sich in den letzten Jahren in den westlichen Ländern stark veränderten Lebensgewohnheiten mit wenig Bewegung und einer fett- und energiereichen Ernährung werden mehr und mehr Menschen übergewichtig. Dies dürfte einer der Hauptgründe sein, warum der Typ-2-Diabetes weltweit auf dem Vormarsch ist und in immer jüngeren Jahren auftritt.

Symptome des Typ-2-Diabetes

Der Typ-2-Diabetes macht sich zu Beginn meist kaum bemerkbar. Müdigkeit, Schwäche und Anfälligkeit für Infekte werden oft nicht mit der Zuckerkrankheit in Verbindung gebracht. Die so oft als typische Symptome des Diabetes beschriebenen Beschwerden, wie vermehrtes Wasserlassen, starker Durst und Gewichtsverlust, finden sich in der Regel viel häufiger beim Typ-1-Diabetes oder erst bei einem weit fortgeschrittenen Typ-2-Diabetes. Der schleichende Beginn der Erkrankung dürfte der Grund sein, warum viele Menschen gar nicht auf Idee kommen, dass sie einen Diabetes haben könnten, und möglicherweise jahrelang damit herumlaufen, bis dann z. B. bei einer Untersuchung beim Augenarzt (der die durch den Diabetes verursachten Gefäßschäden bei der Spiegelung des Augenhintergrundes sehen kann) oder im Rahmen einer Krebsvorsorgeuntersuchung (z. B. durch den Nachweis von Zucker im Urin) plötzlich der Verdacht auf einen schon weit fortgeschrittenen Diabetes geäußert wird.

Persönliches Risiko berechnen

Das höchste Risiko für einen Herzinfarkt oder einen Schlaganfall haben Sie natürlich, wenn Sie bereits einen Herzinfarkt oder einen Schlaganfall hatten.

Wenn Sie genau wissen wollen, wie es mit Ihrem Herz-Kreislauf-Risiko steht, können Sie sich im Internet unter **http://www.chd-taskforce.de** mit dem PROCAM-Risiko-Rechner ihr Risiko, in den nächsten zehn Jahren einen Herzinfarkt zu erleiden, genau errechnen lassen. Die Schätzung Ihres Risikos mit dem PROCAM-Risiko-Rechner basiert auf den Daten der Prospective Cardiovascular Münster (PROCAM-)Studie. Die Studie wurde 1987 vom Institut für Arterioskleroseforschung an der Universität Münster initiiert. Insgesamt wurden seitdem mehr als 30.000 35- bis 64-jährige Männer und Frauen im Alter von 16–65 Jahren untersucht. Im Einzelnen werden in die Berechnung einbezogen Geschlecht, Alter, LDL- und HDL-Cholesterin, Triglyzeride (nüchtern), Blutzucker (nüchtern), systolischer Blutdruck (das ist der obere Wert der Blutdruckmessung), Zigarettenrauchen in den letzten zwölf Monaten (ja/nein), Diabetes mellitus sowie in der Familie aufgetretene Herzinfarkte vor dem 60. Lebensjahr. Aus einer Vielzahl von Untersuchungen wissen wir, dass ein gesunder Lebensstil das Risiko für Herz-Kreislauf-Erkrankungen senkt. Dazu gehören regelmäßige sportliche Aktivität bzw. Bewegung überhaupt (»jeder Schritt zählt«), eine ballaststoffreiche und ausgewogene Ernährung mit viel Obst und Gemüse und guten Fetten (einfach und mehrfach ungesättigte Fettsäuren, wie sie z. B. in Olivenöl oder Walnussöl enthalten sind), regelmäßig Fisch und wenig Fleisch.

Was also tun: Hormone? Diät? Sport?

Wenn Sie klimakterische Beschwerden haben und vor der Frage stehen, Hormone »ja« oder »nein«, sollten Sie die Gelegenheit nutzen, sich Gedanken über Ihr persönliches Herz-Kreislauf-Risiko zu machen und was Sie gegebenenfalls tun können, um Ihr Herz-Kreislauf-Risiko zu verbessern.

Haben Sie schon einen Herzinfarkt oder sogar einen Schlaganfall erlitten, wird Ihnen eine Hormontherapie zwar im Hinblick auf die klimakterischen Beschwerden helfen, sie wird Ihnen aber keinen Schutz vor einem erneuten Herzinfarkt oder Schlaganfall bieten. Da nicht ausgeschlossen werden kann, dass eine Hormonbehandlung Ihre Situation möglicherweise sogar verschlimmert, sollten Sie mit der Anwendung von Hormonen sehr vorsichtig sein.

Liegen bei Ihnen Risikofaktoren für eine Herz-Kreislauf-Erkrankung vor, sollten Sie versuchen, sich gemeinsam mit Ihren Ärzten und Ärztinnen ein möglichst genaues Bild davon zu machen, wie Ihre Gefäßsituation ist. Das beinhaltet mindestens eine Blutuntersuchung wie z. B. der Blutfette und des Blutzuckers (nüchtern), aber auch eine Messung des Blutdrucks und ein EKG. Darüber hinaus kann aber eine ganze Reihe weiterer Untersuchungen sinnvoll sein bzw. nötig werden, etwa eine Langzeitblutdruckmessung, ein Langzeit-EKG, eventuell auch ein Belastungs-EKG, eine Ultraschalluntersuchung des Herzens, eine Doppleruntersuchung der Halsgefäße oder aber ein Zuckerbelastungstest.

Je mehr Risikofaktoren Sie haben und je länger diese bestehen, desto größer ist die Wahrscheinlichkeit, dass sich schon eine ausgeprägte Atherosklerose (Gefäßverkalkung) ausgebildet hat und damit eine Hormontherapie möglicherweise sogar schädlich sein könnte. Wenn Sie sich für eine Hormontherapie entscheiden, sollte diese – wie immer – so niedrig wie möglich dosiert sein. In vielen Fällen wird man sich, um Ihr Thromboserisiko nicht zusätzlich zu erhöhen, für eine Therapie über die Haut entscheiden.

Wer keine Risiken und noch ein gesundes Gefäßsystem hat, der profitiert vermutlich sogar von einer zur Behandlung der klimakterischen Beschwerden begonnenen Hormontherapie. Liegen Risikofaktoren für Herz-Kreislauf-Erkrankungen vor, sollten Sie dann aber zusätzlich versuchen, Ihr Risikoprofil zu verbessern. Dies kann aber durchaus auch bedeuten, dass z. B. bei erhöhten Blutfetten ein Lipidsenker eingesetzt werden oder der Blutdruck mithilfe von Medikamenten gesenkt werden muss. Die allerwichtigste Maßnahme (die übrigens auch Spaß machen kann!) ist aber eine Änderung des Lebensstils.

Wie haben sich die Frauen entschieden?

Jutta von Lehmberg, 73 Jahre: Sie nahm jahrelang Hormone ein. Da sie keine klimakterischen Beschwerden hatte, haben wir ihr geraten, die Hormone abzusetzen. Dies ging auch ganz problemlos. Ein beim Hausarzt durchgeführter Gesundheitscheck ergab, dass sie ganz gesund ist. Dennoch haben wir ihr geraten, ein bisschen mehr Bewegung in ihren Tag einzuplanen.

Sabine Meier, 58 Jahre: Frau Meier hatte schon einen Herzinfarkt. Wie es oft bei Frauen beobachtet wird, hatte sie nicht die typischen Symptome eines Herzinfarktes. Männer haben häufig Brustschmerzen, die in Arm, Bauch oder Rücken ausstrahlen können, ein Engegefühl in Brust, Luftnot, Übelkeit und Schmerzen im Oberbauch und eine aschfahle Haut. Bei Frauen sind Luftnot, Übelkeit, Schmerzen im Oberbauch und Erbrechen oft die einzigen Alarmzeichen. In ihrer Situation sind Hormone nicht geeignet, das erneute Auftreten eines Herzinfarktes zu verhindern. Wir haben ihr deshalb von einer Hormontherapie abgeraten. Auch wenn sie klimakterische Beschwerden gehabt hätte, hätten wir ihr empfohlen, keine Hormone einzunehmen.

Kirsten Taler, 51 Jahre: Frau Taler hat ausgeprägte klimakterische Beschwerden, aber keine ausgeprägten Herz-Kreislauf-Risiken: Sie ist schlank und hat bei einen BMI von 23,5 sowie einen Taillen/Hüftquotienten von 0,77. Die Blutfette liegen im Normbereich. Sie hat nie geraucht. Ihre Eltern sind 80 und 85 und erfreuen sich bester Gesundheit. Auch Venenprobleme gibt es bei Frau Taler keine. Wir haben ihr eine Hormontherapie empfohlen, wobei sie sich weitgehend aussuchen konnte, wie die Therapie aussehen soll. Da sie keine Blutungen mehr haben wollte, haben wir ihr eine Kombinationsbehandlung mit 1 mg Östradiol in Tablettenform und einem Gestagen empfohlen. Wir haben ihr auch eine Therapie über die Haut angeboten. Pflaster oder Gele waren ihr aber zu umständlich. Wie bereits zuvor, wird sie auch weiterhin regelmäßig zur Krebsvorsorge und Mammographie gehen.

Sylvia Kniez, 51 Jahre: Auch Frau Kniez hat Wechseljahrsbeschwerden, die sie stark stören. Aber Frau Kniez hat noch eine ganze Reihe weiterer Probleme. Bei der körperlichen Untersuchung fällt zunächst ihr Übergewicht auf. Auch ihre Gelenkbeschwerden stehen damit vermutlich im Zusammenhang, möglicherweise werden diese aber auch durch den Östrogenmangel verstärkt. Sie wiegt 93 Kilogramm bei einer Größe von 1,61 m. Das entspricht einem BMI von 35,8. Darüber hinaus hat sie ein typisch männliches Fettverteilungsmuster mit einem Bauchumfang von 93 cm und einem Hüftumfang von 103 cm. Das entspricht einem Taillen//Hüftquotienten von 0,9 m. Das allein reicht aus, um den Verdacht zu haben, dass sie möglicherweise bereits Zeichen eines Diabetes bzw. eine Herz-Kreislauf-Erkrankung hat. Bei der Blutuntersuchung zeigte sich ein

Nüchtern-Blutzucker von 109. Damit hat sie zwar formal noch keinen Zucker, aber es spricht einiges dafür, dass sie bereits eine Diabetesvorstufe hat. Auch bei den Blutfetten wurden wir fündig: Ihr Gesamtcholestrin war zu hoch, und in der Differenzierung zeigte sich ein HDL von 38 mg/dl, ein LDL von 198 mg/dl, die Triglyzeride lagen bei 230 mg/dl. Auch der Blutdruck war erhöht. Mehrfach gemessen lag er immer wieder bei Werten über 140/90.

Auch in der Familiengeschichte von Frau Kniez fanden sich Hinweise für ein erhöhtes Herz-Kreislauf-Risiko. Ihr Vater habe schon mit 55 Jahren einen Herzinfarkt gehabt, der habe aber immer geraucht, was sie nie getan habe. Beide Eltern seien ein bisschen übergewichtig gewesen. Die Mutter mehr als der Vater. Die Mutter und die Großmutter hätten übrigens auch immer schon einen Bauch gehabt. Diesen »Bauch« hatte sie auch schon im Ansatz, als sie noch deutlich weniger Gewicht hatte.

Wir haben Frau Kniez ganz ausführlich über ihre Risikosituation aufgeklärt. Eine Hormontherapie haben wir auf ihr intensives Bitten schließlich doch durchgeführt. Um die Risiken so klein wie möglich zu halten, haben wir ihr allerdings eine Therapie über die Haut mit einem Pflaster empfohlen. Voraussetzung für den Therapiebeginn war aber eine Vorstellung beim Hausarzt. Sie bekommt seitdem einen Lipidsenker und einen Blutdrucksenker. Zusätzlich hat sie sich bei der Ernährungsberatung vorgestellt und sich einer Nordic-Walking-Gruppe angeschlossen. Dreimal in der Woche zieht sie jetzt jeweils eine Stunde lang ihre Kreise. Die klimakterischen Beschwerden sind mit der Zeit langsam besser geworden. Seit Beginn der vielen Maßnahmen hat sie in den letzten sechs Monaten sechs Kilogramm abgenommen. Ihr Blutdruck und ihre Blutfette haben sich gebessert. Der Nüchtern-Blutzuckerspiegel ist auf Werte unter 100 mg/dl abgefallen.

Auch wenn sie hofft, dass sie die Medikamente irgendwann absetzen kann, so ist ihr doch klar geworden, dass sie langfristig am Ball bleiben muss, wenn sie nicht wie ihr Vater frühzeitig einen Herzinfarkt bekommen will.

Die fünf wichtigsten Strategien zur Verbesserung Ihres Risikoprofils

1. Hören Sie auf zu rauchen, wenn Sie Raucherin sind!
2. Bewegen Sie sich mehr, treiben Sie regelmäßig Sport!
3. Nehmen Sie ab, wenn Sie ein paar Pfunde zu viel auf der Waage haben!
4. Essen Sie Herzgesundes!
5. Nehmen Sie Stressmanagement wichtig!

Dazu kann vieles gehören: ein geregelter Tagesablauf, regelmäßige Mahlzeiten, ausreichend Schlaf, Zeit für Ausdauersport, Zeit für Hobbys, Zeit für Liebe und Sex, Platz für Pausen, strukturierte Arbeitsabläufe ...

DIE GROSSEN FRAGEZEICHEN

Demenzerkrankungen: Helfen Östrogene?

Der Verfall der geistigen Leistungsfähigkeit ist ein Schreckgespenst des Alters, vor dem sich wohl jeder fürchtet. Nicht nur die Orientierung wird beeinträchtigt, auch Teile der Persönlichkeit werden zerstört. Die Sprache leidet, das Geschick, die Erinnerung. Können Hormone helfen?

Jutta Mühlen, 51 Jahre

»Ich hatte entsetzliche Wechseljahrsbeschwerden. Seit vier Jahren nehme ich jetzt Hormone ein. Damit geht es mir auch ganz gut. Mein Hauptproblem ist, dass ich so furchtbare Angst vor Alzheimer habe. Meine Mutter ist 93. Sie ist seit drei Jahren dement. Am Anfang habe ich sie noch bei mir zu Hause gehabt, aber ich hab sie jetzt ins Heim gegeben. Es ging einfach nicht mehr. Ich war mit der Situation völlig überfordert. Diese Krankheit macht mir Angst. Kann ich irgendwas dafür tun, dass ich diese Krankheit nicht auch bekomme? Ich habe gehört, dass Hormone vor Alzheimer schützen können, Stimmt das?«

Ob Hormone tatsächlich einen positiven Effekt auf die intellektuelle Leistungsfähigkeit des Gehirns haben, ist bis heute nicht eindeutig geklärt. Liegt bereits eine Demenz vor, führen Hormone nicht zu einer Verbesserung, sie können die Beschwerden im Gegenteil möglicherweise sogar verschlimmern. Eine ganze Reihe von Beobachtungsstudien lassen jedoch vermuten, dass eine mit Beginn der Wechseljahre begonnene und über mehr als zehn Jahre durchgeführte Hormontherapie der Entwicklung einer Demenz vorbeugen kann. Bewiesen ist dies allerdings nicht. Nach heutigem Verständnis rechtfertigen die vorliegenden Studien nicht, eine Hormontherapie ausschließlich zum Zwecke der Vorbeugung zu beginnen. Wird eine Hormontherapie aber zur Linderung klimakterischer Beschwerden durchgeführt, ist es nicht ausgeschlossen, dass diese Behandlung bei der einen oder anderen Frau unter

Umständen positive Auswirkungen auf das Demenz-Risiko hat.

Demenz ist nicht gleich Demenz

Man unterscheidet verschiedene Formen der Demenz (aus dem Lateinischen von demens = verwirrt), die sich zum Teil auch überlappen können:
- die degenerative Demenz, etwa die Alzheimer-Demenz,
- die gefäßbedingte sogenannte vaskuläre Demenz (z. B. in Folge vieler kleiner Schlaganfälle),
- die toxisch oder stoffwechselbedingte Demenz (z. B. bei Alkoholmissbrauch),
- die Demenz in Folge von Entzündungen oder Infektionskrankheiten (z. B. bei AIDS),
- die durch Schädel-Hirnverletzungen entstandenen Formen der Demenz.

Bei der Alzheimer-Demenz handelt es sich um eine schleichend verlaufende Erkrankung. Im Gehirn von erkrankten Patienten findet man sogenannte »senile Plaques« und »fibrilläre Ablagerungen«, die aus Eiweißen bestehen (im Wesentlichen aus Amyloid-ß-Protein bzw. Tau-Protein).
Was genau die Auslöser für diese Krankheit sind, ist bisher noch nicht hundertprozentig geklärt. Man geht im Augenblick davon aus, dass etwa zwei Drittel aller Erkrankten an einer Demenz vom Alzheimer-Typ leiden, während etwa 15 bis 20 Prozent eine vaskuläre, also eine durch Gefäßerkrankungen verursachte Form der Demenz haben.

Nach Angaben des Robert-Koch-Instituts leiden in Deutschland etwa eine Million Menschen im Alter von über 65 Jahren an einer Demenz, jedes Jahr kommen 200.000 weitere Fälle dazu. In der Altersgruppe der 65- bis 69-Jährigen sind etwa 1,5 Prozent der Männer und Frauen betroffen. Alle fünf Jahre verdoppelt sich diese Zahl, bis bei den 90-Jährigen und Älteren schließlich mehr als 30 Prozent der Bevölkerung betroffen sind.
Auffällig ist, dass Frauen häufiger als Männer unter der Alzheimer-Demenz leiden. Dies liegt wahrscheinlich daran, dass Frauen insgesamt eine höhere Lebenserwartung haben als Männer.

Können Östrogene eine Demenz verhindern?

Da eine Vielzahl von Beobachtungsstudien vermuten ließen, dass Östrogene eine Demenz möglicherweise verhindern bzw. das Alter, in dem Demenz-typische Symptome auftreten, nach hinten verschieben können, hatte man zunächst gehofft, dass eine Hormontherapie sich auch bei schon vorhandener Demenz als hilfreich erweisen könnte. Leider haben sich diese Hoffnungen nicht bestätigt. Gute Placebo-kontrollierte Studien konnten keinen Nutzen einer Hormontherapie bei bereits vorhandener Alzheimer-Demenz nachweisen.
Es gibt aber eine Vielzahl von Beobachtungsstudien, die auf einen positiven Effekt der Hormontherapie auf das Demenzrisiko hinweisen. Darüber hinaus unterstützen auch eine große Zahl von tierexperimentellen und Zellkultur-

Untersuchungen die Vorstellung, dass Östrogene Nerven schützende (sogenannten »neuroprotektive Effekte«) Auswirkungen haben und Denkprozesse verbessern können. Aus diesem Grund sollte mithilfe der Women's Health Initiative Memory Study (WHIMS), einer an die WHI-Studie angehängten Goldstandardstudie, überprüft werden, ob sich durch die Langzeiteinnahme von entweder 0,625 mg equinen Östrogenen mit oder ohne Gestagenzusatz oder Placebo an der Häufigkeit der mit dem Alter auftretenden Demenzen grundsätzlich etwas ändern lässt.

Mehr Demenzerkrankungen bei Frauen über 65

Leider fand sich kein positiver, sondern ein negativer Effekt auf das Alzheimer-Demenz-Risiko. In der mit Östrogen und Gestagen behandelten Gruppe traten etwas mehr als doppelt so viele Demenzfälle auf wie in der mit dem Scheinmedikament behandelten Gruppe. Auch die Frauen, denen man nur Östrogene gegeben hatte, schnitten im Vergleich zu denen, die ein Scheinmedikament geschluckt hatten, schlechter ab: Es wurden 77 Prozent mehr Alzheimer-Fälle beobachtet. In absoluten Zahlen ausgedrückt heißt das, dass hochgerechnet pro Jahr auf 10.000 Frauen in der mit Östrogenen und Gestagenen behandelten Gruppe 23 Fälle und in der allein mit Östrogenen behandelten Gruppe zwölf Fälle mehr auftraten als in der jeweiligen Placebogruppe.

Man darf bei der Beurteilung dieser Studienergebnisse allerdings nicht vergessen, dass die Frauen bei Aufnahme in die Studie bereits zwischen 65 und 79 Jahre alt waren. Da sich eine Demenz über viele Jahre entwickelt, kann man davon ausgehen, dass viele Frauen zu dem Zeitpunkt bereits Alzheimer-Demenz-typische Veränderungen des Gehirns gehabt haben dürften. Veränderungen, die aber noch nicht zu sichtbaren Zeichen einer Demenz geführt haben bzw. mit den im Rahmen der Studie durchgeführten Tests noch nicht erfassbar waren. Es ist viel darüber spekuliert worden, warum in den Hormongruppen sogar mehr Demenzfälle beobachtet wurden als in den Placebogruppen. Man vermutet, dass diese Beobachtung möglicherweise mit dem schon bekannten negativen Effekt der Hormontherapie auf die Gerinnung bzw. auf vorgeschädigte Gefäße zu erklären sein könnte, d. h., dass die beobachtete Demenzzunahme möglicherweise Folge eines durch die Hormontherapie ausgelösten Gefäßproblems sein könnte.

Eine Alzheimer-Demenz entwickelt sich über Jahrzehnte, und erste Veränderungen am Hirngewebe lassen sich schon viele Jahre, bevor die Erkrankung tatsächlich ausbricht, nachweisen. Es wäre also interessant zu wissen, was passieren würde, wenn man mit der Hormontherapie frühzeitig, d. h. mit Erschöpfung der Eierstocksfunktion unmittelbar um die Menopause beginnen würde, zu einem Zeitpunkt, wo noch viele intakte Nervenzellen vorhanden sind. Leider gibt es bis heute keine Goldstandardstudie, die dieser Frage nachgeht.

Demenzerkrankungen: Helfen Östrogene?

Zwei große Beobachtungsstudien lassen aber dennoch einige interessante Schlüsse zu: die Cache-County-Studie und die MIRAGE-Studie.

Die Cache-County-Studie bestätigt Schutzeffekt

In der Cache-County-Studie wurden zwischen 1995 und 1997 1.357 Männer mit einem mittleren Alter von 73,2 Jahren und 1.889 Frauen mit einem mittleren Alter von 74,5 Jahren zum ersten Mal gründlich auf eine möglicherweise schon bestehende Alzheimer-Erkrankung untersucht. Zwischen 1998 und 2000 fahndete man erneut nach Demenzen. Bei 35 Männern (2,6 Prozent) und 88 Frauen (4,7 Prozent) hatte sich in der Zwischenzeit eine Demenz entwickelt. Bei fast allen befragten Frauen gab es sehr genaue Angaben über Art und Dauer der bis zum Beginn und während der Untersuchung durchgeführten Hormontherapie. Es zeigte sich, dass die Frauen, die irgendwann einmal Hormone genommen hatten, ein geringeres Alzheimer-Risiko besaßen (26 Alzheimer-Demenz-Fälle bei 1.066 Frauen), als die Frauen, die niemals Hormone genommen hatten (58 Alzheimer-Demenzfälle auf 800 Frauen). Das entspricht einer Verminderung des Alzheimer-Demenz-Risikos um 41 Prozent. Das Entscheidende aber war, dass ein Schutzeffekt nur bei Frauen nachweisbar war, die mit der Therapie mindestens zehn Jahre zuvor begonnen hatten. Bei allen anderen war kein positiver Effekt mehr nachweisbar.

Die MIRAGE-Studie: Nutzen bei den 50- bis 63-Jährigen

In der MIRAGE-Studie untersuchte man, welchen Einfluss das Alter in dem die Hormontherapie begonnen wurde, auf das Alheimer-Demenz-Risiko hat. Insgesamt wurden 426 Alzheimer-Demenz-Patientinnen aufgenommen. Als Vergleichsgruppe dienten nahe Verwandte, in erster Linie die Schwestern. Wie schon bei vielen anderen Studien fanden sich auch bei dieser Untersuchung bei den mit Hormonen behandelten Frauen weniger Alzheimer-Demenz-Fälle.

Schutz durch Medikamente

Da wir alle immer älter werden und unser Risiko, eine Demenz zu entwikkeln, damit steigt, wundert es nicht, dass intensiv daran geforscht wird, welche Möglichkeiten der Prävention bestehen. Bei einer ganzen Reihe von Medikamenten hat sich gezeigt, dass sie das Risiko, im Verlauf des Lebens eine Demenzerkrankung zu entwickeln, möglicherweise vermindern können.

Dazu gehören:
- Medikamente, welche die Blutfette senken (sogenannte Statine)
- Medikamente, die zur Behandlung von Entzündungen eingesetzt werden (Nicht steroide Antiphlogistika)
- bestimmte Blutdrucksenker

Um die Auswirkungen des Alters bei Beginn der Therapie zu untersuchen, wurden drei Gruppen gebildet: Beginn der Behandlung zwischen 50 und 63 Jahren, zwischen 64 und 71 Jahren und zwischen 72 und 99 Jahren. Nur dann, wenn die Hormontherapie zwischen dem 50. und 63. Lebensjahr begonnen wurde, bestätigte sich ein Nutzen. Wurde die Behandlung erst später begonnen, beobachtete man eine Alzheimer-Demenz in beiden Gruppen gleich häufig. Betrachtet man die Ergebnisse dieser beiden Studien, so scheinen sie in die gleiche Richtung zu weisen: Wenn eine Hormontherapie überhaupt einen vor Alzheimer-Demenz schützenden Effekt hat, dann wahrscheinlich nur, wenn sie rechtzeitig begonnen wird, d.h. mit Erschöpfung der körpereigenen Östrogenproduktion, und über mindestens zehn Jahre fortgeführt wird. Hat die Erkrankung einmal begonnen, scheint sich ihr Fortschreiten durch Östrogene nicht mehr aufhalten zu lassen. Insgesamt betrachtet, ergibt sich damit ein ganz ähnliches Bild wie bei den Herz-Kreislauf-Erkrankungen: Wenn die Hormontherapie präventive Effekte hat, dann wahrscheinlich nur bei frühzeitigem Therapiebeginn.

Einfluss der Hormone auf die Leistung des Gehirns

Unklar sind auch die Auswirkungen einer Hormontherapie auf die intellektuelle Leistungsfähigkeit. Viele Frauen berichten in der Praxis, dass es ihnen mit Hormonen besser gehe, dass sie leistungsfähiger seien und »besser denken« könnten. Diese beschriebene »bessere Leistungsfähigkeit« auch unter Studienbedingungen eindeutig zu beweisen gestaltet sich aber ausgesprochen schwierig. Untersuchungen zur Frage, welchen Einfluss Hormone auf die Hirnleistung haben, kommen zu uneinheitlichen und zum Teil sogar widersprüchlichen Ergebnissen. Wenn Hormone positive Effekte auf die Hirnleistung haben, so scheinen sich diese nicht auf die gesamte Hirnfunktion positiv auszuwirken, sondern nur auf einzelne Bereiche, wie z.B. das Sprachvermögen. Auf andere Bereiche haben Hormone keinen Einfluss oder wirken sich möglicherweise sogar ungünstig aus.

Risikofaktoren für eine Demenz

Risikofaktoren für die Entstehung einer Demenz sind:
- alt zu sein
- eine Frau zu sein
- eine spezielle Veränderung der Gene zu haben (als APO E 4 bezeichnet)
- eine schlechte Schulbildung zu haben
- zu dick zu sein
- zu hohen Blutdruck zu haben
- zu hohe Blutfette zu haben
- zu rauchen
- sich wenig zu bewegen

Leider lassen sich die beiden Hauptrisikofaktoren, nämlich Alter und Geschlecht, nicht verändern. Auf die anderen Risikofaktoren können Sie zumindest teilweise Einfluss nehmen. So wird allgemein empfohlen, sich gesund zu ernähren, sich ausreichend zu bewegen, sich geistig fit zu halten, erhöhte Blutfette und einen erhöhten Blutdruck zu senken und das Rauchen einzustellen. Leider ist es bei allen diesen Maßnahmen bis heute nicht gelungen zu beweisen, ob sie das Risiko einer Alzheimer-Demenz tatsächlich verringern können. Dies gilt leider auch für den Einsatz von Hormonen.

Das soll aber unter keinen Umständen heißen, dass Sie jetzt den Kopf in den Sand stecken und aus diesen Überlegungen heraus den Schluss ziehen sollten, dass es sich sowieso nicht lohnt, etwas zu ändern. Es lohnt sich immer! Denn es geht bei der Prävention ja nicht nur um die Frage der Alzheimer-Demenz, sondern auch um andere Aspekte, wie z.B. dem Schutz vor Herz-Kreislauf-Erkrankungen, wo eindeutig bewiesen ist, dass sich eine Änderung der Lebensweise in jedem Alter auszahlt. Darüber hinaus gibt es ja nicht nur die Demenz vom Alzheimer-Typ, sondern die ebenso bedrohliche Demenz vom vaskulären Typ. Es ist sehr wahrscheinlich, dass durch Maßnahmen, die Gefäße gesund erhalten, auch das Fortschreiten dieses Demenztyps gebessert wird.

Zurück zu Frau Mühlen

Ob die Hormone Frau Mühlens Risiko, irgendwann eine Demenz zu entwickeln, positiv oder negativ beeinflussen, lässt sich anhand der bis heute veröffentlichten Studien nicht sicher sagen. Sie sollte aber noch einmal einen Blick auf ihren Lebensstil werfen und überlegen, ob sie da nicht noch etwas verbessern kann. Da sie frühzeitig mit der Hormontherapie begonnen hat, d.h. zu einem Zeitpunkt, als die Eierstöcke gerade aufgehört haben zu arbeiten, kann es durchaus sein, dass sie – sofern sie die Hormontherapie noch eine Zeit lang fortführt – sich tatsächlich damit eine geringeres Risiko einkauft. Falls sich allerdings nach einem Auslassversuch zeigt, dass die klimakterischen Beschwerden verschwunden sind, wird man ihr nicht raten, die Therapie nur unter dem Aspekt eines möglichen Schutzeffekts weiter fortzuführen.

Demenz-Prävention

Das können Sie selbst tun, um die Entwicklung einer Demenzerkrankung zu vermeiden:
- Werden Sie körperlich aktiv, am besten regelmäßig, mehrmals wöchentlich. Gerade bei Frauen ist der schützende Effekt besonders ausgeprägt.
- Nehmen Sie ab, wenn Sie übergewichtig sind.
- Bleiben Sie geistig aktiv.
- Pflegen Sie Ihre Freundschaften. Ein gutes soziales Netzwerk ist gut für die Seele, den Intellekt und im höheren Alter vielleicht auch einmal eine Hilfe bei alltäglichen praktischen Problemen.

DIE GROSSEN FRAGEZEICHEN

Hormone gegen Osteoporose?

Menschen, die an einer Osteoporose leiden, brechen sich Knochen aus geringstem Anlass. Wirbelkörper, Hüfte und Unterarm sind besonders gefährdet, aber auch jeden anderen Knochen kann es treffen. Der nach den Wechseljahren auftretende Hormonmangel verstärkt das Problem noch zusätzlich.

Gisela Rothermund, 59 Jahre

»Frau Doktor, ich habe eine Knochendichtemessung machen lassen, und der Radiologe hat gesagt, ich habe eine Osteoporose. Vor zehn Jahren wurde meine Gebärmutter wegen starker Blutungen entfernt. Einige Zeit später hatte ich dann vermutlich die Wechseljahre: Ab und zu kamen mal Hitzewallungen, ein Zeit lang habe ich sehr schlecht geschlafen und war etwas depressiv. Aber das hat sich alles wieder gelegt. Ich habe nie Hormone genommen, und ich wollte das auch nie. Aber eine Freundin hat mir was vom familiären Osteoporoserisiko erzählt, und meine Mutter hatte das so schlimm, dass sie mit 78 Jahren ganz krumm ging und nur noch mit Gehhilfe aus dem Haus konnte. Ich erinnere mich auch, dass sie dabei extreme Rückenschmerzen hatte.

Deswegen habe ich eine Knochendichtemessung machen lassen. Was soll ich tun? Heißt es nicht, man soll Hormone nehmen für die Knochen? Aber da hört man ja jetzt auch so Schlechtes drüber. Was raten Sie mir denn?«

Noch vor wenigen Jahren empfahl man zur Behandlung und Vorbeugung einer Osteoporose generell eine Hormontherapie. In zahllosen Studien ist belegt, dass sich hierdurch nicht nur die Knochendichte erhalten lässt, sondern auch Knochenbrüche verhindert werden. Dies macht allerdings nur Sinn bei langfristiger Anwendung, denn nach Absetzen der Hormone wird die Osteoporose weiter fortschreiten. Seit bekannt ist, dass die Langzeittherapie mit Hormonen eine Reihe von Risiken mit sich bringt, haben sich die Empfehlungen geändert. Hormone sollen bei Osteoporose nur noch dann eingesetzt werden, wenn andere Therapien nicht vertragen werden. Stattdessen werden Bisphosphonate oder das Raloxifen empfohlen. Auch Parathormon könnte als Therapie in der Zukunft eine größere Rolle spielen. Alle Letztgenannten verursachen deutlich höhere Kosten als die Hormone. Frauen, die wegen Wechseljahrsbeschwerden Hormone einnehmen, schützen jedenfalls gleichzeitig ihre Knochen vor Osteoporose. Da eine Östrogenmonotherapie deutlich weniger Risiken aufweist als eine Kombinationstherapie aus Östrogenen und Gestagenen, könnte es sein, dass in Zukunft die Empfehlungen wieder geändert werden – für all die Frauen, bei denen eine Östrogenmonotherapie möglich ist (Frauen ohne Gebärmutter).

Hormone für die Knochen – was sagen Studien?

Der Östrogenmangel im Klimakterium und danach führt zu einer deutlichen Verminderung der Knochendichte und damit zu einem erhöhten Risiko für eine Osteoporose und für Knochenbrüche. Was liegt also näher, als Östrogene zur Bekämpfung der Osteoporose einzusetzen?

Tatsächlich gibt es eine große Anzahl von Studien, die zeigen konnten, dass die Gabe von Östrogenen die Knochendichte erhöht. Und darüber hinaus ist mittlerweile eindeutig belegt, dass auch die Häufigkeit von Knochenbrüchen durch Hormone deutlich reduziert wird. Letztlich war es die bereits beschriebene WHI-Studie, die dies für Hüftbrüche endgültig unter Beweis stellte: Frauen, die Hormone nahmen (egal ob in Kombination mit Gestagen oder nicht), hatten signifikant weniger Schenkelhalsbrüche als die Frauen der Placebogruppe.

Beim Kombinationsarm der WHI-Studie (in dem die Gabe von Östrogen und Gestagen mit der Einnahme von Placebo verglichen wurde) hatten nach 5,2 Jahren Beobachtungszeit 62 von 8.102 Frauen im Placeboarm einen Hüftbruch, im Hormonarm hatten nur 44 von 8.506 Frauen einen Hüftbruch, das ergibt eine Differenz von 34 Prozent. Die Reduktion von Wirbelkörperbrüchen lag in der gleichen Größenordnung.

Im Östrogen-Arm der Studie fiel das Ergebnis noch deutlicher aus:

Nach 6,8 Jahren Beobachtungszeit erlitten 64 von 5.429 Frauen im Kombinationsarm einen Hüftbruch, im Placeboarm waren es nur 38 von 5.310 Frauen, also 39 Prozent weniger Hüftbrüche bei Frauen, die Hormone einnahmen.

Aus einer großen Zahl anderer Studien, die allerdings im Wesentlichen die Veränderung der Knochendichte und nicht die Knochenbruchrate unter Hormongabe untersuchten, zeigt sich, dass der Effekt auf die Knochendichte auch von der verwendeten Östrogenmenge abhängt: Je höher die Östrogendosis, desto ausgeprägter der Effekt auf die Knochendichte.

Das heißt aber keineswegs, dass man möglichst hoch dosiert Östrogene einnehmen sollte, denn schon geringe Östrogenmengen verhindern den Abbau der Knochenmasse.

Östrogenpflaster zur Prophylaxe

Es reichen bereits ganz geringe Mengen von Östrogen aus, die Knochendichte aufrechtzuerhalten. In den USA ist mittlerweile ein Östrogenpflaster zur Osteoporoseprophylaxe zugelassen, das nur 14 µg Östradiol täglich abgibt, eine Dosis, bei der kein Gestagen mehr gegeben werden muss, da nicht mit einem nennenswerten Aufbau der Gebärmutterschleimhaut gerechnet werden kann.

Hormone gegen Osteoporose: keine »Erste-Wahl«-Therapie

In der Zeit vor der WHI-Studie hätte fast jeder Frauenarzt Frau Rothermund wegen der Osteoporose automatisch Hormone verordnet. Seitdem aber bekannt ist, dass insbesondere die langfristige Kombinationstherapie von Östrogen und Gestagen mit Risiken verbunden ist, hat man dieses Standardvorgehen verlassen. In den Osteoporose-Leitlinien des Dachverbandes der Deutschsprachigen Wissenschaftlichen Osteologischen Gesellschaften e.V. hat man zwar festgelegt, dass eine Hormongabe eindeutig vor Knochenbrüchen schützt, dass aber bei einer Nutzen-Risiko-Analyse die Risiken einer Hormontherapie überwiegen und man deshalb nicht mehr Hormone als »Erste-Wahl«-Therapie empfiehlt, sondern nur, wenn andere Maßnahmen nicht toleriert werden. Was die Östrogenmono-Therapie anbelangt, wird dies in den Leitlinien relativiert: »Aufgrund des individuell unterschiedlichen, insgesamt gesehen jedoch ungünstigen Nutzen-Risiko-Verhältnisses sowie der geänderten Zulassungsbedingungen kann eine Kombinationstherapie mit Östrogenen und Gestagenen bei postmenopausalen Frauen mit hohem Frakturrisiko nur ausnahmsweise zur Frakturprävention empfohlen werden. Im Gegensatz hierzu ist das Nutzen-Risiko-Verhältnis einer Östrogen-Monotherapie ausgeglichen.«

Letzteres würde bedeuten, dass Frauen, die keine Gebärmutter mehr haben und deshalb kein zusätzliches Gestagen benötigen, mit einer reinen Östrogengabe durchaus profitieren und nur mit geringen Risiken rechnen müssen, insbesondere, wenn das Östrogen transdermal, also über die Haut angewandt wird. Dieser Tatsache wird in den derzeitigen Empfehlungen nicht Rechnung getragen. Die Hormontherapie ist zur Osteoporosetherapie aktuell nicht mehr zugelassen. Es gibt aber internationale Bestrebungen, diese Empfehlung für Frauen ohne Gebärmutter wieder zu ändern.

Andere Medikamente bei Osteoporose

Zur Therapie der Osteoporose sind zwei Substanzgruppen zu nennen: Die sogenannten SERMs und die Bisphosphonate. SERM steht für »Selektiver Estrogen-Rezeptor-Modulator«. Die SERMs binden am Östrogenrezeptor, haben aber die interessante Eigenschaft, dass sie in einigen Organen wie ein Östrogen wirken, in anderen eine dem Östrogen entgegengesetzte Wirkung entfalten.

Raloxifen

Als Vertreter der SERMs ist für die Osteoporosebehandlung das Raloxifen (Handelsname Evista®) zugelassen. Raloxifen wirkt am Knochen wie ein Östrogen (es verbessert die Knochendichte), hat aber an der Brust und an der Gebärmutter keine östrogene, sondern eine antiöstrogene Wirkung. In einer großen Placebo kontrollierten Studie (MORE-Trial) wurde dies an 7.705 Frauen untersucht: Die Häufigkeit von Knochenbrüchen war unter der Einnahme von Raloxifen deutlich niedriger als bei Einnahme von Placebos. Gleichzeitig wurde durch Raloxifen das Auftreten von hormonabhängigem Brustkrebs signifikant gesenkt! Mit anderen Worten: Die Frauen, die Raloxifen einnahmen, hatten nicht nur weniger Frakturen, sondern auch seltener Brustkrebs! Auf Herz-Kreislauf-Erkrankungen hatte die Raloxifentherapie keine negativen Auswirkungen, d. h., es gab weder mehr Herzinfarkte noch mehr Schlaganfälle. Auch verhält sich das Raloxifen an der Gebärmutter neutral, d. h. es gibt keinen Gebärmutterschleimhautaufbau mit Gefahr eines Schleimhautkrebses unter der Therapie.

Der große Schönheitsfehler des Medikamentes ist allerdings, dass sich Wechseljahresbeschwerden unter Einnahme von Raloxifen verschlimmern oder neu auftreten können. Des Weiteren ist die Thrombosegefahr in gleicher Weise wie bei oraler Östrogeneinnahme um das etwa Dreifache erhöht. Beides schränkt leider die Gruppe der Frauen, für die das Raloxifen in Betracht kommt, deutlich ein: Die jüngeren Osteoporose-Patientinnen, die eher kein hohes Thromboserisiko haben, leiden meist an klimakterischen Symptomen, die sich durch eine Raloxifentherapie verschlechtern, bei älteren Patientinnen, die über die Wechseljahresbeschwerden hinaus sind, besteht häufig ein erhöhtes Thromboserisiko. Letztendlich kommt damit die Raloxifentherapie nur für relativ wenige Frauen in Betracht, die dafür allerdings einen optimalen Nutzen hat.

Bisphosphonate

Bei den Bisphosphonaten gibt es mittlerweile eine Reihe von relativ gut untersuchten Medikamenten, die zur Therapie der Osteoporose eingesetzt werden und deren Wirksamkeit in Hinblick auf die Verminderung von Knochenbrüchen gut belegt ist. Am häufigsten werden derzeit Fosamax® (Alendronat) und Actonel® (Risedronat) verwendet. Genau wie Raloxifen und Östrogen hemmen die Bisphosphonate den Knochenabbau. Sie haben wenige Nebenwirkungen, in Einzelfällen wurden allerdings Geschwüre der Speiseröhre beobachtet, die sich aber bei richtiger Einnahme weitgehend vermeiden lassen. Ein Teil der Patienten berichtet unter der Einnahme über Bauchschmerzen, Übelkeit oder Erbrechen. Magen-Darm-Nebenwirkungen verschwinden meist, wenn man statt der täglichen auf die wöchentliche Einnahme umstellt. Auch die Möglichkeit einer Injektion der Bisphosphonate besteht, z. B. in dreimonatlichen Abständen.

Gibt es Nachteile der Therapie mit Bisphosphonaten? Aufgrund der noch nicht allzu langen Verfügbarkeit liegen noch keine Langzeitdaten zur Therapie Sicherheit vor. Es gibt theoretisch Bedenken, dass eine Dauergabe von Bisphosphonaten zu einer übermäßigen Suppression des Knochenumbaus mit einer erhöhten Sprödigkeit des Knochens und einer Verschlechterung der biomechanischen Eigenschaften führen könnte. Für diese theoretischen Bedenken gibt es aber bisher mit Ausnahme von einzelnen Fallberichten von hoch dosierter Anwendung, z. B. im Kindesalter, keine Belege. Auch gibt es Einzelfälle von Einschmelzungen des Kieferknochens nach Bisphosphonattherapie. Immerhin ist der Einsatz von Bisphosphonaten derzeit ausschließlich der Behandlung von Frauen vorbehalten, welche die Wechseljahre hinter sich haben.

Für alle genannten Therapien gilt übrigens, dass man den Patientinnen zusätzlich die Einnahme von Kalzium und Vitamin D empfiehlt und sie über den Nutzen einer vermehrten körperlichen Aktivität aufklärt.

Ein Aspekt der Therapie darf nicht unerwähnt bleiben: die Kosten! Eine Therapie mit Raloxifen oder Bisphosphonaten ist derzeit etwas fünf- bis zehnmal teurer als die bis vor fünf Jahren gängige Therapie mit Hormonen. Bedenkt man die Häufigkeit einer Osteoporose, ergibt sich hieraus eine eindeutige volkswirtschaftliche Konsequenz.

Osteoporose oder Osteopenie – was ist das?

»Die Osteoporose ist eine systemische Skeletterkrankung, die durch eine niedrige Knochenmasse und eine Verschlechterung der Mikroarchitektur des Knochengewebes ausgezeichnet ist, mit der Folge vermehrter Knochenbrüchigkeit.« (NIH Consensus Development Panel on Osteoporosis 2001). Die meisten Knochen des menschlichen Körpers sind so aufgebaut, dass außen eine sehr kompakte,

Teriparatid

Ein in den letzten Jahren neu zugelassenes Medikament ist das Teriparatid, ein Fragment des Parathormons, das direkt den Knochenaufbau stimuliert. Teriparatid wird täglich subkutan, d. h. unter die Haut gespritzt (vergleichbar einer Insulininjektion). Es ist derzeit nur für eindeutig diagnostizierte Osteoporose mit Knochenbrüchen nach der Menopause zugelassen und im Wesentlichen der Therapie von Frauen vorbehalten, die bereits Wirbelkörperbrüche hatten und ein deutlich erhöhtes Knochenbruchrisiko haben. Die Kosten sind hoch. Es fehlen noch Daten zur Langzeitsicherheit, und man weiß noch sehr wenig über die Kombination mit den anderen Osteoporosemedikamenten.

dichte Knochenwand besteht, im Inneren des Knochens ist die Struktur aufgelockerter und besteht aus einem Gerüst zahlloser winziger Bälkchen, die alle miteinander verbunden sind. Wenn die Anzahl und Dicke der Bälkchen im Inneren des Knochens abnimmt und die Abstände der Bälkchen zueinander größer werden, passiert es, dass die Verbindungen einzelner Bälkchen unterbrochen werden, der Knochen wird insgesamt »poröser«: daher der Begriff Osteo-(= Knochen)porose. Auch die Wand des Knochens wird dünner. Damit leidet insgesamt die Festigkeit des Knochens. Beim osteoporotischen Knochen gehen die Verbindungen der einzelnen Knochenbälkchen untereinander verloren, geschieht dies an mehreren Stellen in unmittelbarer Nähe, kommt es zu sogenannten Mikrofissuren.

Der Knochen – eine »Dauerbaustelle«

Um das Thema Osteoporose zu verstehen, muss man wissen, dass der menschliche Knochen kein starres und unflexibles Gebilde ist, sondern sich von Geburt an in ständigem Umbau befindet. Es gibt Knochen aufbauende (Osteoblasten) und Knochen abbauende Zellen (Osteoklasten). Durch stetigen Ab- und Aufbau passt sich der Knochen den sich verändernden Belastungen an. Bis zum 30. Lebensjahr überwiegt der Knochenaufbau, etwa um diese Zeit herum hat der Mensch seine »Peak-Bone-mass« erreicht, also seine Knochen-Spitzenmasse,

die über 10 bis 20 Jahre aufrecht erhalten wird. Danach nimmt – statistisch betrachtet – die Knochenmasse ab. Dieser Vorgang setzt bei Frauen deutlich früher ein als bei Männern und wird durch den nach den Wechseljahren vorherrschenden Östrogenmangel eindeutig beschleunigt. Insbesondere die Zeit der frühen »Postmenopause«, also die Jahre direkt nach Erschöpfung der Eierstocksfunktion, sind geprägt von einer drastischen Abnahme der Knochenmasse bzw. einem deutlich beschleunigten Knochenmasseverlust. Nach etwa zehn Jahren verlangsamt sich dieser Verlust wieder, und die Knochendichte nimmt zwar weiter ab, aber nicht mehr so rasant.

Dies hat zur Folge, dass ab dem 50. Lebensjahr, dem durchschnittlichen Zeitpunkt der Menopause also, die Anzahl der Knochenbrüche bei Frauen deutlich zunimmt, bei den Männern derselben Altersgruppe bleibt dieser Anstieg an Knochenbrüchen aus bzw. tritt viel später auf (Abbildung Seite 140). Auch Männer leiden unter Osteoporose, aber deutlich weniger und vor allem später als die Frauen.

Osteoporose – eine typische Alterserkrankung

Osteoporose ist eine typische Alterserkrankung und erlangt im Zusammenhang mit der stetig steigenden Lebenserwartung zunehmend an Bedeutung. Nach einer jüngst im Deutschen Ärzteblatt veröffentlichten Analyse litten im Jahr 2003 bundesweit 7,8 Millionen Menschen über 50 Jahre an einer Osteoporose,

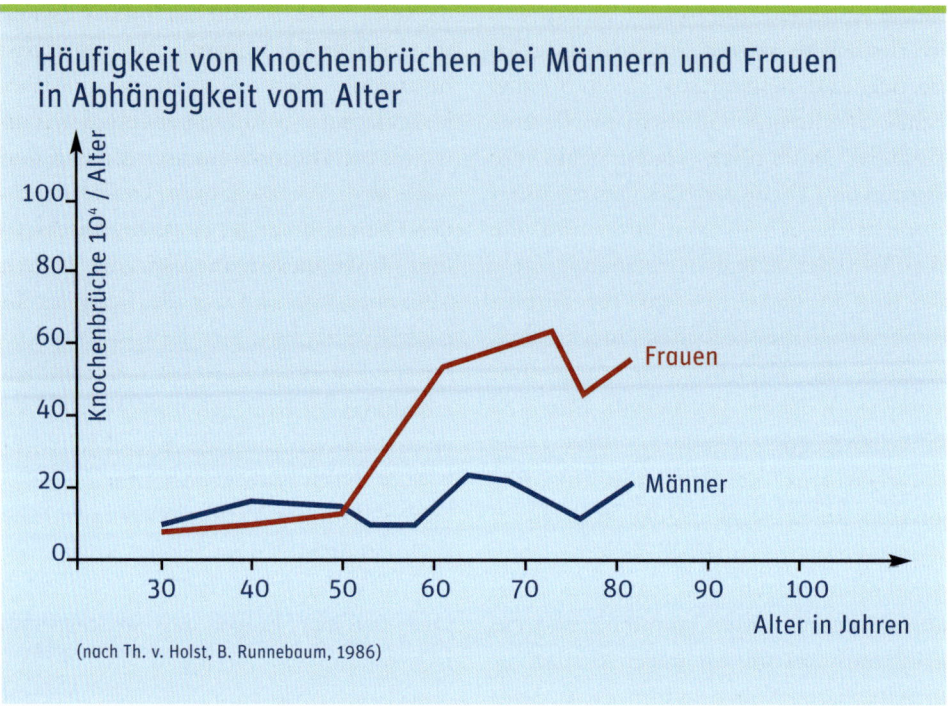

(nach Th. v. Holst, B. Runnebaum, 1986)

davon 6,5 Millionen Frauen (83 Prozent) und 1,3 Millionen Männer (17 Prozent), jeweils mit deutlich ansteigender Häufigkeit in Abhängigkeit vom Lebensalter. Aus der Untersuchung ergab sich die Schätzung, dass 23 Prozent der 50- bis 64-jährigen Frauen eine Osteoporose haben, 47 Prozent der 65- bis 75-Jährigen und 59 Prozent der über 75-Jjährigen. Mit anderen Worten: Jenseits des 75. Lebensjahres hat mehr als die Hälfte der Frauen eine Osteoporose.

Für sich allein betrachtet, hat Osteoporose keinen Krankheitswert und verursacht auch keine Schmerzen oder Beschwerden. Das Problem entsteht erst, wenn es zu Knochenbrüchen kommt. Dies aber wird durch eine Osteoporose in hohem Maße begünstigt, und zwar nicht nur bei einer starken Belastung des Knochens, einem größeren Trauma (wie einem heftiger Sturz), sondern die Osteoporosepatientin erleidet den Knochenbruch bei geringem Anlass (dem sogenannten Bagatelltrauma) oder sogar spontan. Auch sogenannte Mikrofissuren, d.h. kleine Risse in der Knochenstruktur, die insbesondere in der Wirbelsäule vorliegen können, sind von Bedeutung. Die oben angesprochene Untersuchung ergab Folgendes: 2003 erlitten in Deutschland 333.000 Patienten einen osteoporosebedingten Knochenbruch, davon war mit 100.000 Fällen der Hüftbruch der häufigste. Neben der Hüfte werden die meisten Brüche im Bereich der Wirbelkörper und des Unterarmes beobachtet. All diese Knochenbrüche verlaufen für die Männer und Frauen zum

Teil sehr unangenehm und folgenschwer (wer kennt nicht im Bekanntenkreis die ein oder andere alte Dame, die mit einen Schenkelhalsbruch ins Krankenhaus eingeliefert wird, und dann letztlich an einer durch die Bettlägerigkeit ausgelösten Lungenentzündung oder gar Lungenembolie stirbt!).

Witwenbuckel durch Wirbelkörperbrüche

Die neben den Hüftbrüchen auftretenden Wirbelkörperbrüche sind im Volksbewusstsein als mögliche Komplikation einer Osteoporose weniger gegenwärtig, aber mindestens so unangenehm wie die Hüftbrüche und insbesondere immer mit Langzeitfolgen verbunden. Gemeinhin verbinden viele mit dem Begriff »Wirbelsäulenbruch« eine lebensbedrohliche Komplikation. Das ist bei den Wirbelkörperbrüchen der Osteoporosepatienten nicht der Fall. Es kommt zum Einbruch der quaderförmigen Wirbelkörper, ohne dass der Rückenmarkkanal hierdurch beeinträchtigt wird, wohl aber teilweise die seitlich austretenden Nerven. Betroffen ist besonders die mittlere Wirbelsäule und in der Regel kommt es nicht nur an einem einzigen Wirbelkörper zu Brüchen, sondern an mehreren. Hierdurch »sackt« die Wirbelsäule zusammen: Die Patientin wird kleiner, möglicherweise noch, bevor sie durch Schmerzen auf die Krankheit aufmerksam wird. Durch den Einbruch der den Wirbelkörper oben abschließenden Deckplatte erhält der Wirbelkörper eine Keilform oder Fischform. Je mehr übereinanderliegende Wirbel nun keilförmig (statt quaderförmig) sind, desto mehr »kippt« die Wirbelsäule nach vorn: Es entsteht der typische Rundrücken, der starr fixiert und nicht mehr biegsam ist: Die Patientin kann nur noch gebeugt gehen. Im Volksmund hat dies den hässlichen Namen »Witwenbuckel«. Dieser Vorgang ist mit ausgeprägten Schmerzen verbunden und schränkt darüber hinaus die Mobilität der Patientin extrem ein. Fortbewegung außerhalb des Hauses ist irgendwann nur noch mithilfe von Gehwagen möglich, es besteht zunehmende Hilfsbedürftigkeit und Pflegebedürftigkeit, bei abnehmender Selbstständigkeit. Am Ende ist Bewegung nur noch mithilfe eines Rollstuhls möglich.

Dass diese osteoporosebedingten Komplikationen auch volkswirtschaftlich von enormer Bedeutung sind, zeigt die Tatsache, dass hierauf jährlich mehr Krankenhaustage zurückzuführen sind als beispielsweise auf Diabetes, Herzinfarkt oder Brustkrebs (Deutsches Ärzteblatt, September 2006).

Das persönliche Osteoporoserisiko

Woran erkennt man, dass eine Osteoporose vorliegt, wenn man noch gar keine Beschwerden hat? Die einfachste Methode, dies herauszufinden, ist eine sogenannte Knochendichtemessung. Hierbei wird die Dichte des Knochens an verschiedenen Stellen des Skeletts gemessen. Man kann dies mittels Ultraschall oder mittels Röntgen vornehmen. Die Ultra-

DIE GROSSEN FRAGEZEICHEN

schalluntersuchung wird meist am Fersenbein oder am Unterarm bzw. den Fingergliedern durchgeführt. Man geht davon aus, dass diese Stellen repräsentativ für den Zustand der übrigen Knochen sind. Die Ultraschallmessung liefert ein relativ genaues Ergebnis der Knochensituation, und die Geräte für diese Untersuchung haben sich in den letzten zehn bis 15 Jahren stetig verbessert. Zur Verlaufs- oder Therapiekontrolle bei tatsächlicher Osteoporose sind die Ultraschalluntersuchungen aber eher nicht geeignet, da die Messgenauigkeit schwanken kann. Die genauesten Daten liefert eine Schichtaufnahme des Knochens mittels Röntgen, die Quantitative Computertomographie (QCT), die für die Wirbelsäule oder den Oberschenkelhals erstellt wird. Der Nachteil hierbei ist die vergleichsweise hohe Strahlenbelastung. Mit deutlich geringerer Strahlenbelastung und fast ebenso guter Aussagekraft geht die sogenannte DXA-Messung (Dual X-ray Absorptiometry) einher, ebenfalls eine Schichtaufnahme von Oberschenkel und/oder Wirbelsäule. Diese Messmethode wird weltweit wegen ihrer guten Reproduzierbarkeit und Genauigkeit bei einfacher Durchführung und geringer Strahlenbelastung eingesetzt und auch zur Diagnostik von den Leitlinien des Dachverbandes der Deutschsprachigen Wissenschaftlichen Osteologischen Gesellschaften e.V. empfohlen.

Definition »Osteoporose«

Die WHO (Weltgesundheitsorganisation) hat hierfür eine Klassifizierung eingeführt, die auf DXA-Messungen basiert. Man vergleicht die gemessenen DXA-Werte einer Patientin mit Werten, die bei jungen Erwachsenen (dem sogenannten T-Score) gemessen werden, anhand der sogenannten Standardabweichung. Liegt die Knochendichte zwischen 1 und 2,5 Standardabweichungen unterhalb der Werte junger Erwachsener, spricht man von einer Osteopenie, dem Vorstadium der Osteoporose. In diesem Stadium besteht im Allgemeinen noch keine deutlich erhöhte Knochenbruchgefahr. Ist die Knochendichte unterhalb von 2,5 Standardabweichungen der Werte junger Erwachsener angesiedelt, spricht man definitionsgemäß von einer Osteoporose – die Gefahr, dass es innerhalb der nächsten Jahre zu einem Knochenbruch kommt, ist hoch!

Wer ist gefährdet?

Manuela Heinz, 52 Jahre, sitzt wegen starker Hitzewallungen und deutlich

---

Knochendichtemessung: Wann bezahlt die Kasse?

Die Kosten einer Knochendichtemessung werden von den Krankenkassen nicht übernommen, es sei denn, es liegen bereits Knochenbrüche vor und es ist eine manifeste Osteoporose bekannt (je nach Gerät muss man für eine solche Messung zwischen 30 und 70 Euro bezahlen).

reduzierter Leistungsfähigkeit, die sie sich in ihrem Beruf (sie ist Börsenmaklerin) nicht leisten kann, im Sprechzimmer. Sie ist sehr schlank (58 kg bei 173 cm Körpergröße, das entspricht einem BMI von 19,4). Auf Nachfrage der Ärztin, ob dies immer so gewesen sei, berichtet sie:

Manuela Heinz, 52 Jahre

»Als Teenager war ich sogar mal magersüchtig, damals habe ich zwei oder drei Jahre keine Regelblutung gehabt. Nach einem stationären Aufenthalt mit entsprechender Therapie habe ich die Essstörung weitgehend in Griff bekommen und dann auch wieder normale Regelblutungen gehabt. Ich achte aber nach wie vor sehr auf mein Gewicht. Meine Freundinnen haben alle in den letzten Jahren so zugelegt, das finde ich schrecklich. Na ja, wenn ich Hunger kriege, rauche ich einfach eine Zigarette. Ich weiß, dass Rauchen nicht gesund ist, aber ich habe Angst, dass, wenn ich mir das Rauchen abgewöhne, mein Gewicht sofort nach oben geht, das will ich nicht. Und für Sport habe ich in meinem Beruf einfach keine Zeit.«

Manuela Heinz bringt bereits vier Risikofaktoren für eine Osteoporose mit: Rauchen, Untergewicht, Bewegungsmangel und die Tatsache, dass sie in ihrer Jugend jahrelang keine Regelblutung hatte! Um mit dem Letzten anzufangen: Es ist klar, dass es für die Knochendichte im Alter entscheidend ist, wie viel Knochenmasse man in der Jugend aufgebaut hat. Anders ausgedrückt: Je höher die Knochendichtemasse ist, die man bis zum 30. Lebensjahr erreicht hat (Peak-bone-mass), desto geringer ist die Wahrscheinlichkeit, in höherem Lebensalter eine Osteoporose zu entwickeln.

■ Risiko Östrogenmangel

Neben genetischen Faktoren und der Ernährung spielen die weiblichen Hormone eine ganz entscheidende Rolle. Östrogen ist für den Knochenaufbau bei den Frauen essenziell – und wenn es keine Östrogene gibt, kommt es zum Knochenabbau, egal, ob der Östrogenmangel aufgrund der Wechseljahre einsetzt oder ob er Folge einer Magersucht ist. Eine Frau, die sich – aus welchen Gründen auch immer – über Jahre hinweg im Östrogenmangel befindet, unterläuft das Risiko einer späteren Osteoporose. Gleiches gilt übrigens auch für Mädchen, deren Regelblutung erst spät eingesetzt hat, und für Frauen, die vor dem 45. Lebensjahr in die Wechseljahre kommen.

■ Risiko Untergewicht

Auch Untergewicht allein gilt als Risikofaktor für eine Osteoporose. Bei einem Body-Mass-Index von unter 20 ist das Risiko für einen Knochenbruch etwa um das Doppelte erhöht. Übergewicht hingegen senkt das Osteoporoserisiko.

■ Risiko Rauchen

Das Rauchen dürfte sich auf die Knochendichte von Frau Heinz ebenfalls ungünstig auswirken. Dies ließ sich in verschiedenen Studien belegen, die Risikoerhöhung für Knochenbrüche wird mit 1,25- bis 1,8-fach angegeben.

■ Risiko Bewegungsmangel

Dass Frau Heinz eine Couch-Potato ist, macht die Situation beileibe nicht besser. Es konnte in zahllosen Studien nachgewiesen werden, dass sich körperliche Aktivität günstig auf die Knochendichte auswirkt und dass Frauen, die sich regelmäßig körperlich betätigen, sich seltener etwas brechen als Frauen, die keinen Sport treiben oder sich in ihrem Alltag nur wenig bewegen.

Hierzu ist auch die berufliche Tätigkeit zu rechnen: Eine Angestellte, die den ganzen Tag im Büro verbringt und sich nicht vom Schreibtisch wegbewegt, wird sicher ein höheres Osteoporoserisiko haben als beispielsweise eine Schuhverkäuferin, die den ganzen Tag zwischen den Kunden im Verkaufsraum und dem Schuhlager hin und her läuft. Gleiches gilt in noch höherem Maße für Menschen, die aufgrund von chronischen Erkrankungen dauerhaft immobil sind.

■ Risiko Vererbung

Auch genetische Faktoren bestimmen das Osteoporoserisiko. Frauen, deren Eltern einen Schenkelhalsbruch hatten, haben ein deutlich erhöhtes Risiko, ebenfalls einen solchen Bruch zu erleiden.

Alles in allem ist bei Frau Heinz das Osteoporoserisiko deutlich erhöht. Nachdem die Frauenärztin ihr dringend ans Herz gelegt hat, eine Knochendichtemessung machen zu lassen, berichtet Frau Heinz, jetzt doch sehr beunruhigt, dass sie sich an ihre Großmutter nur in ganz gebeugtem Zustand erinnern kann und dass bei ihrer Mutter vor einiger Zeit ebenfalls eine Osteoporose festgestellt wurde, als sie wegen des Bruchs der linken Hüfte ins Krankenhaus musste. Die Mutter nimmt seitdem Medikamente gegen die Osteoporose ein.

Weitere Risikofaktoren

Es gibt noch eine Reihe von weiteren Faktoren, die das Osteoporoserisiko nachhaltig beeinflussen, etwa ein erhöhter Homocysteinspiegel (das ist ein Eiweißstoff im Blut, der auch für das Infarkt-, Schlaganfall- und Thromboserisiko eine Rolle spielt). Auch die chronische Einnahme von Antiepileptika, von Kortison über mehr als sechs Monate, von Aromatasehemmern und einer Reihe weiterer Medikamente wirken sich ungünstig auf die Knochendichte aus.

Auch verschiedene Grunderkrankungen gehen mit einer verminderten Knochendichte einher: Überfunktion der Schilddrüse, schwere chronische Nierenfunktionsstörungen, chronisch entzündliche Darmerkrankung wie Morbus Crohn oder Colitis ulcerosa, Diabetes mellitus, chronische Leukämien, um nur einige zu nennen.

Osteoporose vorbeugen

Die Leitlinien empfehlen regelmäßige Aktivität – mit dem Ziel, Muskelkraft und Koordination zu fördern. In einer Vielzahl von Sportvereinen gibt es mittlerweile spezielle Osteoporose-Gymnastikgruppen, in denen gezielt Muskelübungen zur Prävention des Knochenabbaus eingesetzt werden. Da der Aufbau der Knochen durch mechanische Belastung angekurbelt wird, ist es sinnvoll, bestimmte Muskeln zu trainieren, die an den gefährdeten Skelettstellen (also Wirbelsäule und Hüfte) die Zugkräfte verstärken. Auf diese Weise wird der Knochen selbst stabilisiert. Es ist logisch, dass eine muskulär gut verstärkte Wirbelsäule bei Stürzen weniger anfällig reagiert. Besonders geeignete Sportarten sind Wandern, Gymnastik, (Nordic)Walking, Schwimmen, Radfahren oder einfach nur Spazierengehen. Vorsicht ist geboten bei Sportarten mit schnellen und ruckartigen Bewegungen oder mit hoher Sturzgefahr (z. B. Skifahren).

Eine Immobilisation sollte möglichst vermieden werden. Bei Menschen, die häufig stürzen, sollte man nach den Ursachen fahnden: Besteht eventuell eine Sehschwäche? Hat der Arzt die Einnahme von Medikamenten angeordnet, welche die Koordination oder Wachsamkeit mindern, z. B. Antidepressiva o. Ä.? Gibt es im häuslichen Umfeld gefährliche »Stolpersteine«? Möglicherweise kann man Maßnahmen wie Gehhilfen oder auch sogenannte Hüftprotektoren verwenden, um zum einen die Sturzgefahr zu mindern, zum anderen die Auswirkungen von Stürzen zu mildern.

Ganz wichtig: Kalzium!

Eine ausreichende Kalziumzufuhr ist essenziell. Für Frauen über 50 wird der tägliche Verzehr von mindesten 1.500 mg Kalzium empfohlen. Falls dies nicht durch die Ernährung gelingt, kann man Kalzium auch in Form von Brause- oder Kautabletten zuführen (ob aus der Apotheke oder aus dem Supermarkt, ist letztlich egal!). Gerade ältere Menschen nehmen häufig keine oder wenig Milch und Milchprodukte zu sich. Die täglich über die Nahrung aufgenommene Kalziummenge ist dann zu gering.

Ein kleiner Trick: Achten Sie auf den Kalziumgehalt Ihres Mineralwassers: Die Bandbreite unter den verschiedenen Marken ist riesig! Es lohnt sich, das Kleingedruckte zu lesen. Der Kalziumgehalt der verschiedenen Mineralwässer variiert zwischen deutlich unter 100 mg/l und über 400 mg/l. Trinkt man regelmäßig Mineralwasser, das beispielsweise 400 mg Kalzium pro Liter enthält, hat man mit zwei Litern täglich bereits über die Hälfte des täglichen Kalziumbedarfs gedeckt!

Wenn Knochen Kalzium freisetzen …

Was die Kalziumversorgung anbelangt, stellt allerdings die Frau, deren Eierstöcke gerade zu arbeiten aufgehört haben und die keine Hormone einnimmt, eine Sonderrolle dar: Aufgrund des Östrogenmangels befindet sie sich in einem Status des vermehrten Knochenabbaus. Hierbei wird aus dem Knochen Kalzium freigesetzt und zirkuliert in der Blutbahn. Ein Kalziummangel liegt demnach nicht vor. Die Kalziumeinnahme in dieser Lebensphase wird wenig bringen, wobei man vermutlich auch keinen Schaden damit anrichtet.

Ausreichende Versorgung mit Vitamin D

Genauso wichtig ist die ausreichende Versorgung mit Vitamin D. Das Vitamin wird unter dem Einfluss von Sonnenlicht in der menschlichen Haut gebildet. Eine entsprechende Sonnenexposition ist also Voraussetzung, um ausreichend Vitamin D zu produzieren. Dies ist insbesondere in den Wintermonaten schwierig, übrigens je nördlicher man wohnt, desto problematischer (die Münchner sind da tatsächlich besser dran als die Hamburger, denn im Winter scheint dort zum einen häufiger die Sonne, und zum anderen ist es dort schlicht länger hell als im Norden!). Die von Kindern so verhasste Lebertrangabe ist (leider!) aus der Mode gekommen, im Grunde aber eine für die Knochengesundheit äußerst vernünftige Maßnahme, denn Lebertran enthält große Mengen an Vitamin D. Wem Lebertran nicht behagt, der kann – zumindest in den Wintermonaten – mit Vitamin-D-Tabletten oder Kapseln vorbeugen. Empfohlen wird hierbei eine Tagesration von 800–1.000 IE. Es gibt auch die Möglichkeit, einmal im Monat eine Kapsel Vitamin D, die 20.000 IE enthält, einzunehmen, die gibt es aber nur auf Rezept (und man muss sie selbst bezahlen).

Ein täglicher Spaziergang (schaffen Sie sich einen Hund an!) oder besser Marsch

Täglicher Kalziumbedarf

Altersgruppe	Optimale Kalziumzufuhr (mg/Tag)
Säuglinge	
Geburt bis 6 Monate	400
6 Monate bis 1 Jahr	600
Kinder	
1–5 Jahre	800
6–10 Jahre	800–1200
Jugendliche/junge Erwachsene	
11–24 Jahre	1200–1500
Männer	
25–65 Jahre	1000
Über 65 Jahre	1500
Frauen	
25–50 Jahre	1000
Schwangere und Stillende	1200–1500
Über 50 Jahre	1500
Über 65 Jahre	1500

an der frischen Luft, möglichst bei Tageslicht, und die ausreichende Zufuhr von Kalzium ist das Mindeste, was man zur Osteoporoseprophylaxe tun kann.

Zurück zu Frau Rothermund und Frau Heinz

Bei Frau Rothermund würde man beim jetzigen Stand der Dinge – in Abhängigkeit vom Ausmaß der Knochendichteminderung – in erster Linie Bisphosphonate einsetzen. Falls sie diese nicht verträgt, ist auf jeden Fall auch der Einsatz von niedrig dosiertem transdermalem Östrogen (als Pflaster oder Gel) diskutabel. Die Risiken, die Frau Rothermund damit eingige, sind sehr überschaubar (letztlich allenfalls ein gering erhöhtes Schlaganfallrisiko und ganz gering erhöhtes Brustkrebsrisiko). Es ist zudem denkbar, dass die Richtlinien für die Therapie demnächst dahingehend geändert werden, dass die transdermale Östrogenmonotherapie bei Frauen ohne Gebärmutter wieder die Therapie der ersten Wahl werden wird.

Und wie geht es weiter mit Frau Heinz?

Bei ihr sieht die Situation anders aus: Frau Heinz hat eine Knochendichtemessung mittels DXA machen lassen. Das Ergebnis: Der T-Score, das heißt die Knochendichte im Vergleich zum Wert junger Erwachsener, ist –1,6. Damit liegt eine Osteopenie (= Knochendichteverminderung), aber noch keine Osteoporose vor. Frau Heinz kommt mit dem Ergebnis zu ihrer Frauenärztin und fragt: »Und was soll ich nun tun?« In erster Linie kam sie ja wegen klimakterischer Beschwerden zur Frauenärztin. Nach ausführlicher Risikoaufklärung und Beleuchtung der Vorgeschichte, hat sie sich zur Einleitung einer Hormontherapie entschieden. Da Frau Heinz ihre Gebärmutter noch hat, hat sie von der Frauenärztin eine Kombinationstablette mit Östrogen und Gestagen erhalten. Ihre Wechseljahrsbeschwerden haben sich daraufhin rasch gelegt. Gleichzeitig wird diese Therapie mit großer Wahrscheinlichkeit auch das Fortschreiten ihrer Osteopenie aufhalten. Mit anderen Worten: Wenn man wegen Wechseljahrsbeschwerden Hormone einnimmt, ist gleichzeitig ein knochenschützender Effekt gegeben. Natürlich hat die Frauenärztin Frau Heinz geraten, sich ausreichend mit Kalzium und Vitamin D zu versorgen. Und ein Sportprogramm zu beginnen, das speziell gegen Osteoporose hilft. Wenn Frau Heinz irgendwann die Hormontherapie absetzt, weil sie keine Wechseljahrsbeschwerden mehr hat, wird es sinnvoll sein, die Knochendichte erneut zu überprüfen, um zu entscheiden, ob man eine der alternativen Therapien gegen Osteoporose einsetzt oder ob der Knochen sich sogar so weit stabilisiert hat, dass man abwarten kann. Immerhin ist es so, dass nach Absetzen der Hormone mit einem beschleunigten Knochenabbau zu rechnen ist, wie man ihn bei Frauen findet, die die letzte Regelblutung hinter sich haben und keine Hormone einnehmen.

Individuelle
Hormontherapie

Wenn man sich zu einer Hormontherapie entschließt, gilt es, die individuell optimale Anwendungsform und Dosis herauszufinden und nur so viel Östrogen bzw. Gestagen zuzuführen, wie der Körper benötigt. Die Auswahl an Tabletten, Pflastern, Gels, Salben, Cremes und Spritzen ist groß.

INDIVIDUELLE HORMONTHERAPIE

Fehlende Hormone ersetzen – aber wie?

Zur Behandlung vieler klimakterischer Beschwerden sind Hormone die wirksamste Therapie. Bleiben die Fragen, für welches Hormon überhaupt ein Mangel vorliegt, welche verschiedenen Anwendungsformen für die Hormone es gibt und welche am besten geeignet für welche Frau sind.

Mechthild Auermann, 49 Jahre, sitzt im Sprechzimmer. Gerade haben wir uns entschieden, aufgrund ihrer heftigen Wechseljahrsbeschwerden Hormone einzusetzen. Jetzt geht es um das Wie. *»Frau Doktor, also eine meiner Freundinnen nimmt ja so ein Gel und ist total zufrieden. Die andere hat erzählt, sie bekommt Tabletten, und seitdem geht's ihr wieder gut. Neulich in der Sauna habe ich bei einer Bekannten ein Pflaster gesehen. Als wir dann ins Gespräch kamen, erzählte sie, das sei ein Hormonpflaster! Was soll ich denn nehmen?«* Die Ärztin lehnt sich zurück und holt erst mal weit aus. »Liebe Frau Auermann, Sie haben ganz Recht! Gott sei Dank haben wir inzwischen eine Unmenge an Möglichkeiten der Hormontherapie. Und ich bin sicher, wir werden eine maßgeschneiderte Lösung für Sie finden, vielleicht nicht auf Anhieb, aber doch mit ziemlicher Sicherheit eine, mit der es Ihnen besser geht. Für welche Therapie wir uns entscheiden, hängt zum einen davon ab, was Sie selbst gern möchten. Aber ebenso wichtig ist, dass wir uns genau anschauen, wie Ihre Beschwerden aussehen und was es so in Ihrer Krankheitsgeschichte zu beachten gibt!«

Wann braucht der Körper welches Hormon?

Auch wenn man inzwischen nicht mehr von Hormonersatztherapie, sondern von Hormontherapie spricht, geht es im Prinzip darum, die fehlenden Hormone, deren Produktion in den Wechseljahren versiegt, zu ersetzen, nämlich das Östrogen und das Progesteron. Erinnern Sie sich? Östrogen baut die Gebärmutterschleimhaut auf, Progesteron baut die Schleimhaut um (eigentlich für die Einnistung eines befruchteten Eies!); und wenn keine Schwangerschaft eingetreten ist, kommt es zur Abbruchblutung oder Menstruation.

Zuerst lässt die Wirkung des Progesterons, des Gelbkörperhormons, nach. Dies führt zu Blutungsstörungen und zur Östrogendominanz. In dieser frühen Phase der Wechseljahre wird man in der Regel zunächst nur das Gelbkörperhormon ersetzen.

Die »klassischen« Wechseljahrssymptome wie Hitzewallungen, Schlafstörungen und Stimmungsschwankungen rühren eher von einem Östrogenmangel bzw. von Schwankungen des Östrogenspiegels: Jetzt ist Östrogen gefragt.

Frau Auermann hat ihre Gebärmutter noch, sie muss also – sofern sie regelmäßig ein Östrogen einnimmt – zusätzlich ein Gestagen nehmen, da bei alleiniger Östrogengabe das Risiko eines Gebärmutterschleimhautkrebses auf das Sieben- bis Achtfache erhöht ist (wie an anderer Stelle schon beschrieben). Auch in der Phase der frühen Wechseljahre mit zu viel Östrogen bei fehlendem Progesteron ist eine Gestagengabe als Prophylaxe gegen einen Gebärmutterschleimhautkrebs sinnvoll. Frauen ohne Gebärmutter (etwa 20–25 Prozent der Frauen) werden heute ausschließlich mit Östrogen behandelt, ein Gestagen wird zusätzlich nur in speziellen Ausnahmesituationen verabreicht. Die Basistherapie besteht in der Regel also aus einem Östrogen und gegebenenfalls einem Gestagenzusatz, falls die Gebärmutter noch vorhanden ist.

Die Androgene – die »Männerhormone«

Neben den Östrogenen und Gestagenen gibt es die Androgene, die männlichen Hormone. Sie gehören eigentlich nicht in die Gruppe der Hormone, die zur Behandlung von Wechseljahresbeschwerden eingesetzt werden. Dennoch spielen sie für die Frage, wie therapiert wird, eine Rolle, da sich in den letzten Jahren gezeigt hat, dass Androgene auch für Frauen wichtig sind. Bis heute gibt es allerdings noch keine allgemeingültige, generell akzeptierte Definition eines »Androgenmangelsyndroms« der Frau. Folgende Symptome werden aber mit einem Androgenmangel in Zusammenhang gebracht:

- Libidomangel
- Ständige Müdigkeit unklarer Ursache
- Vermindertes Wohlbefinden und schlechte Lebensqualität
- Abnahme der Schambehaarung, Abnahme der Muskelmasse
- Verminderung der Knochendichte und Entwicklung einer Osteoporose

Ähnlich wie auch die Bestimmung des Östrogen- und Progesteronspiegels im Blut nur bedingt hilfreich ist, um zu klären, was zur Behandlung klimakterischer Beschwerden in den Wechseljahren zu tun ist, lässt sich auch durch eine Bestimmung der männlichen Hormone nicht sicher sagen, ob nun ein behandlungsbedürftiger Mangel vorliegt oder nicht. Einige Frauen haben nämlich ganz niedrige Spiegel und es geht ihnen dabei prächtig, andere haben hohe Spiegel und leiden unter ausgeprägten Beschwerden. Viel hilfreicher ist es oft, sich zu überlegen, ob die Probleme im zeitlichen Zusammenhang mit einem bestimmten Ereignis aufgetreten sind, welches mit einer Abnahme der im Körper verfügbaren männlichen Hormone verbunden sein könnte, wie z. B. einer Entfernung beider Eierstöcke oder etwa einer Erkrankung der Nebennierenrinde.

Östrogene und östrogenwirksame Substanzen

Bei den Östrogenen ist die Situation relativ einfach. Das hauptsächlich im Körper vorkommende Östrogen, das sogenannte 17-ß-Östradiol, lässt sich synthetisch herstellen. Es entspricht in seiner Struktur exakt dem vom Körper produzierten Östrogen und ist mit diesem bioidentisch. Es ist die Substanz, die wir in Deutschland derzeit am häufigsten bei der Hormontherapie einsetzen, in unterschiedlichen Darreichungsformen und verschiedenen chemischen Aufbereitungen.

Es gibt aber noch andere östrogenwirksame Substanzen: Die »Pillenöstrogene« Ethinylöstradiol und Mestranol besitzen eine deutlich stärkere Wirkung auf verschiedene Körperfunktionen (insbesondere auf den Leberstoffwechsel). Dies führt zu unerwünschten Effekten und erhöhten Risiken, die im Rahmen einer Hormontherapie vermieden werden sollten (Ausnahme: einzelne Frauen, die in der Übergangssituation der Wechseljahre noch die klassische Antibabypille nehmen).

Zu Beginn der Hormontherapie-Ära standen im Wesentlichen Pferdeöstrogene zur Verfügung, die aus dem Urin trächtiger Stuten gewonnen werden (konjugierte equine Östrogene). Damals war es noch nicht möglich, das körpereigene 17-ß-Östradiol in großen Mengen herzustellen. Die Pferdeöstrogene gibt es nach wie vor im Handel, und sie sind in manchen Ländern immer noch die am weitesten verbreitete Therapieform.

Noch ein weiteres Östrogen wird verwendet: das Östriol. Es hat seine Domäne bei der Lokaltherapie der Scheide. Man kann davon ausgehen, dass eine lokale Östriolapplikation in den gängigen Dosierungen keine systemischen Wirkungen mit sich bringt und damit auch keine unerwünschten Nebeneffekte wie die klassische Hormontherapie (keine Erhöhung des Mammakarzinomrisikos, keine Auswirkungen auf das Thromboserisiko oder kardiovaskuläre Erkrankungen). Dafür schützt es allerdings auch nicht vor Osteoporose.

Die Gruppe der Gestagene

Die bei der Hormontherapie zur Anwendung kommende Gruppe der Gestagene ist sehr viel größer, uneinheitlicher und vielgestaltiger als die oben beschriebenen Östrogensubstanzen. Der Grund ist folgender: Bei der Entwicklung der Gestagenpräparate waren viele verschiedene »Umwege« nötig, da es lange Zeit nicht möglich war, das »natürliche«, im Körper der Frau vorkommende Gestagen, das Progesteron, stabil und zur klinischen Anwendung geeignet herzustellen. Es zeigte sich, dass der eigentliche »Job« des Progesterons auch mit einer Vielzahl

anderer gestagenartigen Substanzen möglich war: nämlich der Umbau der durch Östrogene aufgebauten Gebärmutterschleimhaut (die Mediziner nennen dies Transformation).
Der Prototyp des Gestagens ist das natürliche Progesteron, alle anderen Gestagene teilen mit ihm die transformatorische, d.h. umbauende Wirkung an der Schleimhaut. Ansonsten wirken die verschiedenen Gestagene sehr unterschiedlich: Manche gleichen in ihrer Wirkung dem männlichen Hormon Testosteron (was man sich bei Störungen der Sexualität zunutze machen kann), andere wirken explizit antiandrogen, d.h., sie wirken männlicher Hormonwirkung entgegen (was wiederum beispielsweise Frauen mit Haarausfall oder Pickeln zugutekommt). Einige wirken entwässernd (hierzu zählt vor allem das natürliche Progesteron). Alle haben sie einen mehr oder minder dämpfenden Effekt auf die Psyche und führen eher zur Appetitsteigerung. Einige wirken wie eine Antibabypille im Sinne der Eisprung- bzw. Eierstockunterdrückung (was insbesondere dann von Bedeutung ist, wenn die Eierstöcke noch eine Restfunktion haben), andere wirken sich kaum auf die Eierstockaktivität aus. Auch der Effekt der Gestagene auf die Bindung des Testosterons ist sehr unterschiedlich: Einige führen zu verstärkter Bindung des Testosterons, welches dann weniger stark im Körper zum Tragen kommt, andere bewirken das Gegenteil. Bei jeder Frau können die Gestagene sehr unterschiedliche Wirkungen entfalten, die sich nicht vorhersagen lässt.

Die Sonderstellung des Tibolon

Eine Sonderposition bei den Gestagenen hat das Tibolon (Liviella®). Es ist ein sogenanntes »Designer-Hormon« und wird in drei hormonal aktive Stoffwechselprodukte umgewandelt, die eine östrogene, gestagene und androgene (= wie männliches Hormon) Teilwirkung haben. Es wird als Einzelsubstanz in Form einer Tablette zur Therapie klimakterischer Beschwerden eingesetzt und ist ausschließlich Frauen vorbehalten, deren Eierstöcke gar nicht mehr arbeiten, d.h. bei Frauen im weit fortgeschrittenen Klimakterium. Wegen seiner Testosteron-ähnlichen Wirkung wird das Tibolon gern bei Frauen eingesetzt, die über eine nachlassende Libido klagen. In Studien konnte diesbezüglich ein günstiger Effekt nachgewiesen werden.
Andere Studien zeigten, dass sich die Dichte der Brust unter der Tibolontherapie im Röntgenbild (Mammographie) nicht verändert, im Gegensatz zu einer Kombinationstherapie mit Östrogen und Gestagen. Daraus wurde von manchen der Rückschluss gezogen, dass Tibolon in Hinblick auf das Brustkrebsrisiko ungefährlicher sei als die Therapie mit »normalen« Hormonen. In der »Million-Frauen-Studie« wurde erstmals an einem größeren Kollektiv der Einfluss einer Tibolontherapie auf das Brustkrebsrisiko untersucht. Hierbei schnitt das Tibolon schlechter ab als die Östrogenmonotherapie (1,45-mal mehr Brustkrebsfälle unter Tibolon, 1,3-mal mehr Brustkrebsfälle mit Östrogen allein), lag damit aber noch deutlich unterhalb des

Risikos bei einer kombinierten Östrogen/Gestagentherapie (2-mal mehr).

Darreichungsformen von Östrogenen

Für das 17-ß-Östradiol, das bioidentische Östradiol, steht eine ganze Palette von Darreichungsformen zur Verfügung. Es gibt die schon lange verwendeten Tabletten in verschiedensten Variationen und Dosierungen (orale Applikationsform). Darüber hinaus hat man in den letzten zehn bis 15 Jahren die transdermale Gabe von Östradiol entwickelt, d. h. die Anwendung über die Haut, entweder über Pflaster oder Gele.

Pflaster

Man unterscheidet Reservoir- und Matrixpflaster. Beim Reservoirpflaster diffundiert das Östradiol kontinuierlich mit Hilfe des im Pflaster enthaltenen Alkohols durch eine Membran in die Oberhaut und gelangt über die Unterhaut ins Blut. Es kommt zu weitgehend gleichmäßigen Östradiolspiegeln im Körper – ohne nennenswerte Schwankungen. Nach drei Tagen sinkt der Östradiolspiegel ab (Verschwinden des Alkohols), aus diesem Grunde müssen die Pflaster zweimal in der Woche gewechselt werden. Beim Matrixpflaster befindet sich das Östradiol in der Klebstoffschicht des Pflasters und diffundiert von dort mit Hilfe von Resorptionsverstärkern in die Haut. Bei dieser Technik wird bis zu sieben Tage eine gleich bleibende Menge an Östrogen abgegeben. Tageszeitliche Schwankungen des Spiegels erklären sich über den unterschiedlichen Durchblutungsstatus der Haut (am Abend beispielsweise ist der Spiegel am höchsten).

Gels

Beim Auftragen östrogenhaltiger Gels dringt das Östradiol aus dem Alkohol-Wasser-Gemisch ebenfalls in die oberen Hautschichten. Es wird in der Hornschicht der Haut gespeichert, gelangt über Diffusion zu den Blutgefäßen der Unterhaut und von dort in die Blutbahn. Die zur Verfügung stehenden Gele unterscheiden sich in der Konzentration, Konsistenz und den chemischen Eigenschaften der verwendeten Alkohole. Dies kommt in der Aufnahmezeit und der erforderlichen zu applizierenden Gel-Menge zum Ausdruck. Sehr praktische Dosierflaschen machen eine genaue und individuelle Dosierung möglich. Auch hier erzielt man nur gering schwankende Östradiolspiegel. Man trägt das Gel einmal täglich großflächig auf, ist es eingezogen (dauert etwa zwei bis drei Minuten), kann man bedenkenlos schwimmen, in die Sauna gehen, duschen etc.: Das Reservoir in der Haut bleibt unangetastet. Gleiches gilt übrigens auch für die Pflaster, hier ergibt sich nur gelegentlich das Problem, dass die Pflaster beim Duschen oder Baden abgehen, und man dann ein neues aufkleben muss. Die moderneren Matrixpflaster sind diesbezüglich stabiler als die älteren Reservoirpflaster. Auch Pflasterallergien sind mit den Matrixpflastern seltener geworden, sind aber häufig der Grund, zum Gel zu wechseln.

Weitere Formen der Östrogenanwendung

Gerade in der Anfangszeit der Hormonersatztherapie waren Hormonspritzen sehr beliebt. Diese haben allerdings den Nachteil, dass unmittelbar nach der Injektion ein unnatürlich hoher Östrogenspiegel vorliegt, der mit entsprechenden Nebenwirkungen einhergehen kann. Die Hormontherapie mittels Spritze spielt aus diesem Grund heutzutage praktisch keine Rolle mehr. Als Neuerung wurde vor einigen Jahren ein östrogenhaltiges Nasenspray eingeführt. Auch dieses hat sich wenig durchgesetzt, zumal das Therapieprinzip des Nasensprays, nämlich kurzfristig für einige Stunden extrem hohe Östrogenspiegel zu erzeugen, die dann wieder gegen null gehen, gar nicht den natürlichen Verhältnissen entspricht. Bis vor einiger Zeit konnte man auch Östradioltropfen sublingual (unter die Zunge) verwenden, diese Form des Östradiols ist aber mittlerweile nicht mehr erhältlich, obwohl sie von einigen Ärzten und Frauen sehr geschätzt wurde.

Vaginale Östrogengabe

Vaginal kann man Östradiol und Östriol auch in Form von Zäpfchen, Tabletten und Cremes applizieren. Es gibt auch einen Vaginalring aus Silikon, der über drei Monate in der Scheide verbleibt und täglich geringe Mengen Östradiol abgibt. Diese Art der Therapie eignet sich besonders für Frauen, die nur Beschwerden im Bereich von Scheide, Blase und Schamlippen haben, wie z. B. Trockenheit, ständig wiederkehrende Entzündungen von Blase und Scheide oder/und Schmerzen beim Geschlechtsverkehr. Diese Form der Hormontherapie wirkt in erster Linie vor Ort. Deshalb müssen Sie nach dem heutigen Stand des Wissens auch wenig Angst vor den bei einer Hormonbehandlung sonst zur Diskussion stehenden Nebenwirkungen haben. Es spricht vieles dafür, dass Sie diese Form der Hormonbehandlung der Scheide über Jahre hinweg durchführen können, ohne dass Sie mit nennenswerten Nebenwirkungen rechnen müssen.

Darreichungsformen von Gestagenen

Natürliches Progesteron gibt es als Kapseln und als Gel. Es wird bei oraler An-

Lokale Behandlung

Östrogenmangelerscheinungen im Bereich der Scheide und der ableitenden Harnwege können sehr wirkungsvoll lokal behandelt werden, ohne dass Sie vor systematischen Nebenwirkungen Angst haben müssen. Viele Frauen scheuen sich allerdings, ihren Arzt oder ihre Ärztin darauf anzusprechen, dass sie seit den Wechseljahren zunehmend Schmerzen beim Verkehr haben oder häufig plötzlichen unhaltbaren Harndrang verspüren. Beides kann sehr gut über eine Lokaltherapie der Scheide beseitigt werden.

wendung sehr schnell verstoffwechselt, sodass es gelegentlich sinnvoll sein kann, die Kapseln vaginal einzuführen, was ohne Weiteres möglich ist. In der Apotheke können Sie sich speziell rezeptierte Zäpfchen, die Progesteron enthalten und in die Scheide oder den Enddarm eingeführt werden, herstellen lassen. Das als Gel erhältliche Progesteron wird unterschiedlich gut resorbiert, sodass es für die systemische Therapie nicht in Betracht kommt. Es wird zur lokalen Anwendung bei hormonbedingten Brustschmerzen empfohlen.

Die synthetischen Gestagene sind chemisch stabiler als das Progesteron und werden nach dem Schlucken im Magen-Darm-Trakt nicht so schnell abgebaut. Synthetische Gestagene werden im Wesentlichen als Tabletten eingesetzt. Im Gegensatz zur praktikablen Anwendung des Östradiols über die Haut ist dies bei den Gestagenen technisch sehr viel schwieriger. Ein verlässliches Gestagengel gibt es bislang nicht, und es sind nur zwei Gestagene in Kombination mit Östrogen als Pflaster erhältlich.

Die intramuskuläre Injektion von Gestagenen ist mit Zurückhaltung zu bewerten und vermutlich mit erhöhten Risiken für Thrombose, Infarkt oder Schlaganfällen verknüpft. Bleibt noch die Applikation von Gestagenen in Form einer hormonhaltigen Spirale, deren eigentlicher Zweck die Empfängnisverhütung ist. Die Hormonspirale ist aber auch zur Therapie von Blutungsstörungen im Klimakterium zugelassen (und wird im Einzelfall dann auch von den Krankenkassen bezahlt) mit der Überlegung, durch sicher ausreichende lokale Gestagenwirkung einem durch Östrogene verursachten zu starken Aufbau der Gebärmutterschleimhaut entgegenzuwirken. Im Grunde ist die Hormonspirale eine sehr elegante Methode, das Gestagen zum Umbau der Schleimhaut direkt »vor Ort« anzubringen – mit einer (vermutlich) nur geringen Auswirkung auf den Gesamtorganismus. Um dies auch langfristig (jenseits des »Verhütungsalters«) zu erreichen, wird derzeit an der Entwicklung sogenannter »Mini-Spiralen« gearbeitet, die auch zur Verwendung bei der (kleineren!) Gebärmutter der eindeutig postmenopausalen Frau geeignet wäre. Ob solche »Mini-Spiralen« in Zukunft zur Verfügung stehen werden, ist allerdings offen.

Mono- und Kombinationspräparate

Die genannten Wirkstoffe werden in den verschiedensten Varianten auf dem Markt angeboten: Insbesondere die Östrogene gibt es praktisch in jeder Form als Einzelpräparat ohne Gestagenzusatz. Die Gestagene gibt es nur zum Teil als Monopräparat, zum Teil auch nur in fester Kombination mit einem Östrogen. Es hängt von der einzelnen Patientin ab, ob man sich für ein (kombiniertes) Standardpräparat entscheidet oder ob man nach dem Baukastenprinzip einzelne Östrogen- und Gestagenpräparate kombiniert.

Phasengerechte Hormontherapie

Wenn unregelmäßige Blutungen im Vordergrund stehen, setzt man zur Regulierung in der zweiten Zyklushälfte meist Gestagene ein. Treten zunehmend Symptome des Östrogenmangels auf, gibt man zusätzlich ein Östrogen, entweder durchgehend oder nur in Phasen von Mangelerscheinungen.

Erst zu viel, dann zu wenig Östrogen

Denken Sie an Regina Müller: Bei ihr sind die Blutungen ganz unregelmäßig, und sie hat immer wieder Symptome, die auf ein Zuviel an Östrogen hindeuten. Frau Müller erhielt zunächst vom zwölften Zyklustag an zwölf bis 14 Tage lang ein Gestagen. Wir haben ihr zu natürlichem Progesteron geraten, da ihr insbesondere die Wassereinlagerungen zu schaffen machten, und das natürliche Progesteron einen entwässernden Effekt hat. Auf die Blutung hatte dies einen stabilisierenden Effekt. Trotzdem hatte Frau Müller immer wieder Phasen mit starken Brustbeschwerden. Wir haben ihr dann ein Gestagen verschrieben, das die eigene Eierstocksaktivität stärker drosselt, als es das Progesteron tut, sodass die vorübergehenden zu hohen Östrogenspiegel gesenkt wurden.

Damit ging es Frau Müller eine Zeit lang prima, aber nach einem halben Jahr tauchen plötzlich immer wieder Hitzewallungen auf, und sie beklagt sich über schlechten Schlaf und Dünnhäutigkeit. Ein beginnender (zeitweiliger) Östrogenmangel macht sich bemerkbar! Zusätzlich zum Gestagen haben wir ihr daraufhin ein Östrogenpräparat verschrieben. Da ihr die Möglichkeit der Gelanwendung sehr gut gefiel, hat sie sich dafür entschieden. Ein eindeutiger Vorteil dieses Vorgehens ist, dass man in Phasen, in denen keine Hitzewallungen bestehen und dafür wieder mehr Brustspannen vorherrscht, das Gel auch wieder weglassen oder niedriger dosieren kann.

Alternative für Frau Müller wäre jetzt ein sogenanntes Sequenzpräparat in

Form von Tabletten oder auch als Pflaster, beide enthalten durchgehend ein Östrogen und in der zweiten Hälfte der Packung zusätzlich ein Gestagen. Früher waren die Sequenzpräparate so konzipiert, dass es eine Einnahmepause gab, wie bei der Antibabypille. Die Frauen hatten dann häufig in der Pause Hormonmangelerscheinungen (Hitzewallungen, Kopfschmerzen etc.). Aus diesem Grund hat man die Einnahmepause bei den meisten Präparaten weggelassen und dafür die reine Östrogenphase verlängert.

Örtliche Therapie mit Cremes und Zäpfchen

Erinnern Sie sich noch an Kathrin Laas? Sie hatte kaum Probleme mit Hitzewallungen, dafür aber ständig Schmerzen beim Geschlechtsverkehr und häufig Blasenentzündungen. In diesem Fall wird man zuerst versuchen, die örtlich begrenzt auftretenden Probleme auch örtlich begrenzt zu behandeln, z. B. mit östriolhaltigen Zäpfchen oder Cremes. In vielen Fällen sind die Probleme damit gelöst. Setzt man die Therapie ab, kommen die Beschwerden aber in der Regel wieder, sodass diese Form der örtlichen Hormonbehandlung oft über viele Jahre fortgeführt wird, um erneute Beschwerden zu verhindern. Es kann passieren, dass eine Frau mit Östrogentabletten oder einer Östrogentherapie über die Haut behandelt wird, sie aber dennoch Probleme mit der Scheide hat. Dies passiert besonders häufig, wenn zur Behandlung der klimakterischen Beschwerden nur noch eine sehr gering dosierte Hormonbehandlung notwendig ist. Die Therapie reicht dann zwar aus, um z. B. die Hitzewallungen unter Kontrolle zu bringen, sie reicht aber nicht mehr aus, um das äußere Genitale ausreichend mit Hormonen zu versorgen. Um dieses Problem zu lösen, bietet es sich an, die Therapie mit Tabletten, Pflastern oder Gelen um eine örtliche Therapie mit Cremes oder Zäpfchen zu erweitern.

Wie hoch dosieren?

Die angewandte Östrogendosis macht man abhängig vom Ausmaß der Östrogenmangelerscheinungen. Früher waren die Tabletten-Standardpräparate durchweg relativ hoch dosiert (und enthielten meist zwei oder gar 4 mg Östradiol bzw. 0,6–1,25 konjugierte Pferdeöstrogene). Inzwischen weiß man, dass in den meisten Fällen eine geringere Dosis ausreicht. Die niedrigste derzeit in Tabletten enthaltene Dosis sind 1 mg Östradiol bzw. 0,3 mg Pferdeöstrogen. Leider kann man die Tabletten häufig schlecht teilen, sodass eine niedrigere Dosis in Tablettenform schwer zu erzielen ist. Wenn man das Östrogen niedriger dosieren möchte, empfiehlt es sich, auf die Pflaster- und Gel-Variante umzustellen. Nimmt man Östrogen als Gel, muss man bei noch vorhandener Gebärmutter das Gestagen zusätzlich zuführen, meist geschieht dies oral als Tablette. Wie schon erwähnt, besteht auch die Möglichkeit, natürliches Progesteron vaginal oder rektal einzuführen. Bei den Pflastern besteht immerhin die Möglichkeit eines Kombinationspflasters, das sowohl Östrogen als auch

Gestagen enthält. Wenn eine Hormonspirale liegt, braucht man sich über die Gestagenapplikation nicht mehr den Kopf zu zerbrechen, der Gebärmutterschleimhautschutz ist dann auf jeden Fall gewährleistet, egal wie viele Östrogene Frau verwendet.

Tabletten oder Pflaster und Gele?

Birte Wippmann, 52 Jahre, hat massive Wechseljahrsprobleme. *»Am meisten stört mich die deutlich reduzierte Leistungsfähigkeit. Na ja, wenn man keine Nacht mehr schläft, ist das ja kein Wunder. Ich muss irgendwas tun, damit es mir wieder besser geht, und will jetzt doch Hormone nehmen.«* Bei der Besprechung ihrer Risiken kommt heraus, dass Frau Wippmann sehr unter Krampfadern leidet, die sich auch gelegentlich entzünden. Zudem ist sie mit einem Body-Mass-Index von 30 deutlich übergewichtig. Damit hat Frau Wippmann ein etwa fünf- bis sechsfach erhöhtes Thromboserisiko. Aus diesem Grunde sollte Frau Wippmann unbedingt einer transdermalen (über die Haut) Hormontherapie mit Pflaster oder Gel den Vorzug geben. Auf diesen Ratschlag hin sagt sie: *»Ach, ich würde ja lieber Tabletten nehmen, das mit dem Pflaster oder Gel ist so umständlich, und ich hab doch früher auch die Pille genommen, und es ist nichts passiert. Und warum ist es denn ein Unterschied, ob ich Tabletten schlucke oder Pflaster klebe?«*
Dass Frau Wippmann jahrelang die Pille genommen hat, ohne eine Thrombose zu erleiden, sagt gar nichts. Ein erhöhtes

Durchgehende Kombination

Es gibt auch die Möglichkeit der durchgehenden Kombination von Östrogen und Gestagen. Dies ist vor allem dann sinnvoll, wenn Frauen gleichzeitig einen Empfängnisschutz benötigen oder wenn sie nicht mehr bluten möchten. Letzteres gelingt bei der durchgehenden Kombinationstherapie nicht immer, aber doch weitgehend, zumindest in den fortgeschrittenen Wechseljahren.

Thromboserisiko heißt ja nicht, dass man zwingend eine Thrombose kriegen muss, aber dass man immerhin ein erhöhtes Risiko dafür hat. Solche Situationen gibt es im Leben viele. Ein Beispiel: Es ist wenig wahrscheinlich, dass man einen Autounfall hat. Trotzdem hat man immer eine Haftpflichtversicherung und schnallt sich an, weil dann zumindest die Folgen eines Unfalls gemildert wären. Und man hört auch nicht auf, sich anzuschnallen, wenn man zehn Jahre unfallfrei gefahren ist. Gleiches gilt für das Thromboserisiko von Frau Wippmann: Vermeidung zusätzlicher Risiken!

Orale oder transdermale Therapie?

Wenn man eine Östrogentablette schluckt, passiert Folgendes: Die Tablette kommt in Magen und Darm an, und ihr Inhalt, nämlich das Östrogen, gelangt zunächst über das sogenannte Pfortadersystem komplett in die Leber. Dort flutet in einem gewissen zeitlichen Abstand zur Tabletteneinnahme eine große Menge Hormon auf einmal an, und die Leber beginnt fieberhaft zu arbeiten, um die Hormone zu verstoffwechseln. Im Rahmen dieses Aktivitätsschubs der Leber werden auch andere Stoffwechselwege angeregt, z. B. solche, die zur Senkung des Cholesterinspiegels führen (ein erwünschter Effekt), aber leider auch solche, die zur vermehrten Bildung gerinnungsfördernder Substanzen führen (ein unerwünschter Effekt!). Dies nennt man den »first-pass-Effekt« der Leber. Letzteres resultiert in einer erhöhten Gerinnungsneigung: Das Thromboserisiko ist zwei- bis vierfach erhöht! Erst nach der Leberpassage gelangen dann die zum Teil verstoffwechselten Hormone in die Blutbahn des Gesamtkörpers.

»Ja, aber wenn ich ein Pflaster nehme, kommen die Hormone doch auch in der Leber an, was ist der Unterschied?«, fragt Frau Wippmann. Stimmt, auch dann kommen die Hormone in der Leber an, dies passiert aber deutlich verzögerter und über einen längeren Zeitraum gestreckt: Von der Haut werden die Hormone über die Blutbahn erst mal zum Herzen transportiert. Von dort werden sie mit jedem Herzschlag im gesamten Körper verteilt und erreichen die Leber nur peu à peu in kleinen Fraktionen. Diese kleinen Hormonmengen führen zu keinem nennenswerten Aktionismus der Leber: Die dort produzierten Gerinnungsparameter steigen nicht an. Dies hat man sorgfältig im Vergleich untersucht. Unter Pflastertherapie waren einzelne Gerinnungsstoffe im Blut unverändert, während sie bei Tablettentherapie signifikant höher lagen. Mittlerweile gibt es auch eine klinische Untersuchung hierzu. Es konnte belegt werden, dass bei Pflaster- oder Gel-Anwendung kein erhöhtes Thromboserisiko vorlag, im Gegensatz zur Tablettentherapie. Man kann es auch anders ausdrücken: Die Gabe der Hormone über die Haut lässt sich damit vergleichen, wie der Eierstock Hormone in die Blutbahn abgibt, denn auch von hier erfolgt die Verteilung zunächst über den venösen Rückstrom zum Herzen, und von da über den Gesamtkreislauf. Eine thrombosegefährdete Frau sollte also unbedingt die Hormone über die Haut verwenden.

Dauerbrenner: Migräne und Hormone

In der medizinischen Literatur zeigt sich, dass Migräne bei Frauen sehr viel häufiger vorkommt als bei Männern (was für sich betrachtet indirekt einen Zusammenhang mit Hormonen nahelegt!). Maren Ritter, 51 Jahre, leidet bereits seit vielen Jahren an migräneartigem Kopfschmerz. Sie erzählt uns:

Maren Ritter, 51 Jahre

»Die Anfälle traten früher meist während der Regelblutung auf, manchmal schon einen Tag vorher. Wenn ich erste Anzeichen der Migräne bemerkte, wusste ich schon, jetzt kann die Blutung jeden Moment losgehen. Als ich

noch die Antibabypille nahm, kam die Migräne in der Einnahmepause. Mein Frauenarzt hat mir damals geraten, die Pille ohne Pause zu schlucken. Das hat auch ganz gut geholfen. Komischerweise hatte ich während meiner beiden Schwangerschaften keine einzige Migräneattacke! Nach den Schwangerschaften, als ich dann mit der Spirale verhütet habe, ging es dann mit der Migräne während der Periode los. Seit einem halben Jahr ist mein Zyklus sehr unregelmäßig geworden, und damit meine Migräne völlig unberechenbar. Manchmal dauern die Attacken tagelang. Eine Freundin hat unter Migräne immer Ausfallserscheinungen und sieht nicht mehr richtig. Das geht mir nicht so. Aber ich bin jetzt manchmal länger nicht mehr arbeitsfähig wegen dieser schrecklichen Kopfschmerzen.«

Maren Ritter ist beileibe kein Einzelfall. Knapp ein Fünftel aller Frauen leidet an Migräne und gut die Hälfte davon hat die Schmerzattacken in Zusammenhang mit ihrer Menstruation. Mit anderen Worten: Jede zehnte Frau hat ein zyklusabhängiges Migräneproblem. Der genaue Mechanismus dieses Vorgangs ist noch nicht entschlüsselt, aber man vermutet, dass insbesondere der rapide Abfall eines hohen Östrogenspiegels (ein »Östrogenloch«) durch einen direkten Effekt auf Hirngefäße die Anfälle auslöst. Dass Maren Ritter in der Schwangerschaft beschwerdefrei war, verwundert nicht, denn hier steigt die Östrogenproduktion stetig an und fällt erst nach der Entbindung ab. Dass jetzt, wo Maren Ritter in die Wechseljahre gekommen ist, die Migräneattacken in ihrer Frequenz und Stärke entgleisen, verwundert ebenfalls nicht, wenn man die stark schwankenden Spiegel, insbesondere des Östrogens, in dieser Lebensphase bedenkt. Die Therapie muss hier darin bestehen, einerseits die Eierstocksfunktion etwas zu drosseln, solange noch Eibläschen reifen, und gleichzeitig das fehlende Östrogen durchgehend zu ersetzen.

Bei Migräne – Östrogene transdermal

Vorzugsweise sollte dies bei Migränepatientinnen ebenfalls mit einer Anwendung über die Haut (transdermal) geschehen, um möglichst Schwankungen des Östrogenspiegels zu vermeiden. Gleichzeitig erreichen die Östrogenspiegel, die man mit einer transdermalen Therapie erzielt, selten die Spitzen, wie sie bei Tablettentherapie zustande kommen. Zum anderen weiß man, dass Migränepatientinnen häufiger als andere Frauen eine (verdeckte) Thromboseneigung haben, ein zusätzlicher Grund, hier bevorzugt transdermal zu therapieren.
Wir empfehlen dies ebenfalls für Frauen, die ein erhöhtes Infarkt- oder Schlaganfallrisiko haben, wobei es diesbezüglich noch keine entsprechenden Daten gibt.

Wie lange sollte therapiert werden?

Wie lange eine Hormonbehandlung durchgeführt wird, hängt vor allem vom

Ausmaß der subjektiv empfundenen Beschwerden, aber auch von äußeren Faktoren ab. Das kann für die eine Frau bedeuten, dass sie schon nach relativ kurzer Zeit versucht, die Hormone wieder abzusetzen, für eine andere aber, dass sie die Behandlung über viele Jahre fortführt, weil es ohne einfach nicht geht. Generell sollte man natürlich versuchen, mit der niedrigstmöglichen Dosierung auszukommen. Viele Frauen benötigen am Anfang der Wechseljahre eine sehr viel höhere Dosis als im weiteren Verlauf. Wenn Sie mit einer bestimmten Östrogendosierung über einen längeren Zeitraum gut klargekommen sind, besprechen Sie doch einfach einmal mit Ihrer Ärztin oder Ihrem Arzt, ob Sie die Dosis nicht etwas reduzieren können und welche Möglichkeiten Sie haben, dies auch praktisch umzusetzen. Wenn Sie ein Östrogengel anwenden, ist das in der Regel ganz einfach: Sie nehmen ein bisschen weniger Gel pro Tag. Nehmen Sie Tabletten oder Pflaster, muss dafür eventuell das Präparat gewechselt werden oder das gleiche Präparat in einer niedrigeren Dosierung verordnet werden. Wenn Sie nach der Reduzierung der Dosis merken, dass die Beschwerden wieder mit Macht und in für Sie nicht tolerierbarer Stärke zurückkommen, werden Sie möglicherweise noch einmal auf die alte Dosierung zurückgehen müssen. Das Prinzip ist also immer: so wenig wie möglich und so viel wie nötig.

Androgene für Frauen

Nachdem sich in den letzten Jahren immer mehr herauskristallisiert hat, dass Androgene für Frauen auch ihr Gutes haben können, stellt sich die Frage, welche Medikamente überhaupt für diesen Zweck auf dem Markt sind.

DHEA

DHEA (Dehyrdoepiandrosteron) ist ein Hormon, das im Köper vor allem in der Nebennierenrinde gebildet wird und in viele andere Hormone, u. a. das männli-

Therapie langsam ausschleichen

Da sich der Bedarf mit der Zeit ändert und nach und nach immer weniger Hormone erforderlich sind, schleichen Sie die Therapie langsam aus. Bei der einen Frau ist dieses Ziel schon mit Mitte 50 erreicht, andere haben noch mit 70 Jahren Beschwerden und schaffen es nicht, ohne eine kleine Restmenge an Hormonen auszukommen. Bei der Frage, wie lange eine Hormontherapie durchgeführt werden kann, spielt es natürlich auch eine Rolle, was sonst noch in Ihrem Leben passiert und welche neuen Probleme möglicherweise aufgetreten sind, die eine Therapie mit Hormonen plötzlich so riskant machen, dass Sie diese besser absetzen sollten. Ein typisches Beispiel für eine solche Situation wäre eine unter der Hormontherapie neu aufgetretene Brustkrebserkrankung.

che Hormon Testosteron umgebaut werden kann. Den höchsten DHEA-Spiegel hat man in der Jugend, danach fällt er stark ab. Im hohen Alter hat man nur noch einen Bruchteil dessen zu Verfügung, was in jungen Jahren im Blut zirkulierte. Dieser dramatische Abfall hat gemeinsam mit einer Reihe von tierexperimentellen Untersuchungen, die positive Effekte einer DHEA-Therapie auf Immun- und Gefäßsystem, Muskulatur und Hirnfunktionen und sogar eine Verlängerung des Lebens gezeigt haben, der DHEA-Therapie den Ruf einer »Anti-Aging-Therapie« eingebracht. DHEA gibt es in den USA und vielen anderen Ländern als Nahrungsmittelergänzung im Supermarkt oder über das Internet zu kaufen. In Deutschland können Sie DHEA nicht in der Apotheke oder anderen Geschäften kaufen. Die im Ausland oder im Internet erhältlichen DHEA-Produkte enthalten oft nicht die Menge an DHEA, die außen auf der Packung deklariert ist: von zu viel DHEA bis völlig frei von DHEA ist alles möglich.

Viele der im Tierexperiment beobachteten Ergebnisse sind beim Menschen aber bisher nicht oder nur zum Teil bestätigt worden. Ob DHEA tatsächlich eine lebensverlängernde Wirkung beim Menschen hat, kann man heute noch nicht sagen. Auch was das Nebenwirkungsprofil angeht, ist noch vieles unklar. Da DHEA aber zu Testosteron umgebaut werden kann, muss man besonders bei höheren Dosierungen damit rechnen, dass z. B. Akne oder Haarausfall auftritt oder sich plötzlich ein unerwünschter Haarwuchs einstellt.

Auch zu den Effekten von DHEA bei Frauen in den Wechseljahren fehlen gute Studien. Eine Behandlung mit DHEA sollte deshalb nicht einfach unreflektiert, »nur so«, ohne ärztlichen Rat und ohne ärztliche Kontrolle in der Hoffnung begonnen werden, »sich damit etwas Gutes zu tun«. In Einzelfällen kann eine Therapie mit DHEA aber durchaus ihre Berechtigung haben. Dennoch sollten, genauso wie bei einer klassischen Hormontherapie mit Östrogenen und Gestagenen, potenzielle Nutzen und Risken einer DHEA-Behandlung genau gegeneinander abgewogen werden. Und sie sollte nur unter ärztlicher Betreuung durchgeführt werden.

Testosteron

Was die Behandlung mit Testosteron angeht, war die Situation bis vor kurzem in Deutschland sehr schwierig. Obwohl seit Mitte der 80er Jahre eine Vielzahl von Studien veröffentlicht wurde, die positive Effekte der Androgentherapie auf eine ganze Reihe von Faktoren, wie z. B. die Libido, die Stimmung, die Knochen etc. nachweisen konnten, stand in Deutschland kein Testosteronpräparat für Frauen zu Verfügung.

Wollte man eine Frau mit Androgenen behandeln, musste man auf Präparate aus dem Ausland ausweichen, wie z. B. auf aus England importierte Testosteronimplantate oder aus den USA stammendes Methyl-Testosteron, ein chemisch modifiziertes, nicht »natürliches« bzw. nicht bioidentisches Testosteronpräparat. Die für Männer entwickelten und auch nur für die Therapie beim Mann zugelassenen Testosteronpräparate sind bei Frauen nicht so einfach einsetzbar, da sie viel zu hoch dosiert sind. Frauen benötigen etwa ein Zehntel der Dosis, die normalerweise bei Männern verordnet wird. Werden solche, für die Therapie beim Mann zugelassenen Medikamente Frauen verordnet, ist die Gefahr immer groß, dass unerwünschte Nebenwirkungen durch eine Überdosierung auftreten, die zum Teil auch irreversibel sein können (wie z. B. eine tiefer werdende Stimme).

Behandlung mit Testosteronpflaster

Im Sommer 2006 wurde nun das erste speziell für Frauen entwickelte Testosteronpflaster zugelassen. Seit Frühjahr 2007 ist es unter dem Namen »Intrinsa®« auf dem Markt. Bei diesem Testosteronpflaster handelt es sich um ein durchsichtiges Pflaster, das auf den Bauch geklebt und zweimal wöchentlich gewechselt wird.
Es ist zur Behandlung einer nach einer beidseitigen Eierstocksentfernung aufgetretenen Libidominderung, die bei der betroffenen Frau zu Problemen führt, zugelassen. Diese Konstellation wird im Englischen mit HSDD = Hypoactive Sexual Desire Disorder bezeichnet. Die für die Zulassung erforderlichen Studien haben gezeigt, dass sich die Libido durch die Behandlung eindeutig verbessern lässt und die mit dem Pflaster behandelten Frauen auch wieder mehr für sie befriedigende (!) sexuelle Kontakte haben. Voraussetzung für eine Behandlung mit diesem Testosteronpflaster ist allerdings, dass parallel dazu eine Östrogentherapie durchgeführt wird. Diese sollte bevorzugt über die Haut erfolgen. Zunächst wurden die Effekte des Pflasters nur bei Frauen untersucht, bei denen nicht nur die Eierstöcke, sondern auch die Gebärmutter entfernt wurde. Deshalb ist das Pflaster im Augenblick auch nur zur Behandlung von Frauen zugelassen, die keine Gebärmutter mehr besitzen. Es läuft derzeit aber eine ganze Reihe weiterer Untersuchungen, die prüfen sollen, ob das Pflaster auch in anderen Situationen zur Behandlung einer Libidominderung eingesetzt werden kann, wie z. B. bei Frauen, die natürlich in die Wechseljahre gekommen sind. Außerdem wird untersucht, ob das Pflaster auch ohne die zusätzliche Gabe von Östrogenen hilfreich ist. Bei den bisher mit diesem Pflaster durchgeführten Untersuchungen sind keine nennenswerten Nebenwirkungen aufgetreten. Das gilt auch für Vermännlichungssymptome, wie Akne oder unerwünschte Haare am Körper. Bisher gibt es allerdings noch keine Langzeitstudien, die eine eindeutige Aussage über möglicherweise erst nach Jahren auftretende Nebenwirkungen zulassen. Neben »Intrinsa®« gibt es zurzeit noch keine anderen speziell für Frauen entwickelten und zugelassenen Testosteronpräparate auf dem deutschen Markt. Viele Firmen arbeiten aber an entsprechenden Medikamenten, sodass damit gerechnet werden kann, dass bald auch andere Anwendungsformen, wie z. B. Gele oder Sprays, zur Verfügung stehen werden.

Nicht hormonelle Alternativen

Seit bekannt ist, dass die Hormontherapie nicht so harmlos ist, wie lange Zeit geglaubt (und auch gehofft), wird in zunehmendem Maße nach anderen Behandlungsmethoden gesucht, die bei möglichst hohem Nutzen geringere Nebenwirkungen mit sich bringen als Hormone.

Im Blickpunkt: pflanzliche Therapien

Es gibt verschiedene hilfreiche Therapieansätze, u. a. pflanzliche Alternativen. Da immer mehr Frauen ohne Hormone auskommen wollen oder aus medizinischen Gründen auskommen müssen, ist ihr Einsatz sinnvoll, um den Leidensdruck dieser Frauen zu mindern.

Christina Schulenburg, 49 Jahre

»Ich habe auch häufiger mal Schweißausbrüche und merke einfach mehr Hitze in mir. Ich bin wohl jetzt in den Wechseljahren. Alles in allem komme ich ganz gut damit zurecht, aber ich bin manchmal durch die Hitzewallungen doch ganz schön eingeschränkt. Ich hab's jetzt eine Weile mit Entspannungsübungen und Yoga versucht. Das hilft auch ein bisschen. Aber neulich hab ich in der Zeitung davon gelesen, dass es leichte pflanzliche Mittel gibt, die helfen können. Kann ich nicht mal so was Natürliches versuchen? Hormone möchte ich einfach nicht nehmen!«

Um die Frage vorwegzunehmen: Sind pflanzliche Mittel wirklich »natürlich«? Wenn man damit meint, dass sie in der Natur vorkommen, stimmt das. Wenn man aber meint, dass es für den Körper einer Frau natürlich vorkommende Stoffe sind, stimmt dies in der Tat nicht, denn Pflanzenstoffe kommen im menschlichen Organismus nun einmal nicht vor. Auch ist es ein Irrglaube, dass Substanzen, die aus der Natur, also aus Pflanzen hergestellt werden, für den Menschen unschädlich sind. Jedem, der darüber nachdenkt, fallen sofort ein Reihe von hochgiftigen

INDIVIDUELLE HORMONTHERAPIE

Substanzen ein, mit denen man sich »ganz natürlich« Schaden zufügen kann – es muss nicht gleich der Knollenblätterpilz sein, man denke nur an Fingerhut, Maiglöckchen, Goldregen, Vogelbeeren etc. Und doch steckt in uns allen der Gedanke: »Ach, das ist doch ›nur‹ pflanzlich, das kann doch nicht schaden!« In der Vergangenheit ist es immer wieder vorgekommen, dass vermeintlich völlig harmlose, rezeptfrei erhältliche pflanzliche Substanzen und Präparate sich als wesentlich schädlicher erwiesen haben, als man es erwartet hätte.

Was wirkt, hat auch Nebenwirkungen

Für aus Pflanzen gewonnene Medikamente gilt in aller Regel das Gleiche wie für chemisch oder künstlich hergestellte Arzneien: Was wirkt, hat auch Nebenwirkungen. Wie zum Beispiel das Kava Kava, eine Wurzel aus dem Südpazifik, das man gern zu Beruhigung einsetzte, bis einzelne Fälle von Leberzerfallskoma mit Todesfolge bekannt wurden (das Medikament wurde deshalb 2002 in Deutschland vom Markt genommen). Ein vielleicht noch besseres Beispiel ist das Johanniskraut, das immer wieder zur Behebung leichter depressiver Stimmungen empfohlen wird und das sich großer Beliebtheit erfreut. Man weiß aber inzwischen, dass das Johanniskraut die Wirkung anderer Medikamente, die gleichzeitig eingenommen werden, verändern kann, entweder im Sinne einer Verstärkung oder im Sinne einer Abschwächung. So ist irgendwann aufgefallen, dass Patienten, die Johanniskraut verwendeten, nach Nierentransplantationen überraschend ihre neue Niere wieder abstießen. Warum? Diese Patienten nahmen allesamt Medikamente ein, die die körpereigene Immunabwehr unterdrücken sollten, um eine Abstoßung des Transplantats zu verhindern. Das zusätzlich gegebene Johanniskraut verhinderte jedoch diesen Effekt, und es kam zur Abstoßungsreaktion. Nun befinden sich glücklicherweise nur wenige Menschen in der Situation mit einer frisch verpflanzten Niere, aber man hat daraus gelernt, dass das Johanniskraut auch mit einer Reihe von anderen Medikamenten Wechselwirkungen hat. Und dass wir letztlich häufig über einige Wirkungen von pflanzlichen Stoffen relativ wenig wissen, nicht zuletzt, weil es zum Teil schwierig ist, diese exakt zu erforschen.
Damit soll keinesfalls der Einsatz pflanzlicher Wirkstoffe verteufelt werden, man muss sich nur im Klaren darüber sein, dass bei langfristiger und möglicherweise hoch dosierter Anwendung auch ernsthafte Nebenwirkungen auftreten können, ähnlich wie bei den sogenannten »schulmedizinischen« Präparaten. Ein sorgsamer Umgang ist hier genauso angezeigt wie beim Einsatz von Hormonen. Problem ist, dass diese Pflanzenmittel nicht als Medikamente gelten, sondern meist als Nahrungsergänzungsmittel und damit anders als rezeptpflichtige Medikamente weniger strengen Auflagen des Gesetzgebers unterliegen, was Studien zur Untersuchung von Langzeiteffekten und Nebenwirkungen anbelangt. Zudem ist die Erforschung der Einzelsubstanzen

häufig schwierig, da es sich in vielen Fällen um Extrakte aus ganzen Pflanzenteilen handelt, die mal mehr oder weniger Wirkstoff enthalten können. Damit ist ein standardisiertes Vorgehen bei Studien problematisch. Und wenn man die vorhandenen Studien unter die Lupe nimmt, sind die Daten untereinander meist nicht vergleichbar, und in den wenigsten Fällen handelt es sich um prospektive, randomisierte Placebo-kontrollierte Untersuchungen, ein Vorgehen das eigentlich zu fordern ist, wenn man die Wirksamkeit einer Substanz unter Beweis stellen will.

Hilft bei Hitzewallungen: Traubensilberkerze

Von allen auf dem Markt befindlichen pflanzlichen Produkten ist die Traubensilberkerze oder Cimicifuga racemosa (im englischen Sprachgebrauch Black cohosh genannt) das am besten erforschte und vermutlich auch am besten wirkende Medikament. Es gibt diesen Wirkstoff in zahllosen Darreichungsformen und Präparaten auf dem Markt, sowohl als Flüssigkeit in alkoholischer Lösung als auch in Tabletten- und Drageeform. Verwendet werden Extrakte des Traubensilberkerzenwurzelstocks, wobei bis heute nicht eindeutig entschlüsselt ist, welches die eigentlich wirksame Substanz ist. Möglicherweise machen im Cimicifuga-Extrakt enthaltene Phytoöstrogene die Wirkung aus. Andererseits gibt es Überlegungen, dass es gerade nicht eine östrogene Wirkung ist, die hier zum Tragen kommt, sondern eine Stoffwechselwirkung über andere Wege. Daraus ersieht man bereits ein weiteres Problem: In jeder der unterschiedlichen Darreichungsformen können – je nach chemischer Aufbereitung – unterschiedliche Mengen der eigentlichen Wirksubstanz enthalten sein.

Immerhin ist die Traubensilberkerze als einziges der pflanzlichen Präparate zur Behandlung von Wechseljahrsbeschwerden vom Gesetzgeber zugelassen. Die Idealvorstellung ist, dass es sich bei dem Präparat um ein natürliches SERM handelt (Selektiver-Estrogen-Rezeptor-Modulator,), der in einigen Geweben wie ein Östrogen wirkt (z. B. an den Knochen, an den im Gehirn sitzenden Temperaturregulationszentren, die für die Hitzewallungen zuständig sind), in anderen Geweben aber Wirkungen wie ein Antiöstrogen hat (z. B. an der Brust im Sinne

Traubensilberkerze

Das beliebte Pflanzenheilmittel gegen klimakterische Beschwerden ist auch als Schlangenwurzel, Christophskraut, Frauenwurzel oder Wanzenkraut bekannt. Es stammt aus den USA und wächst heute in vielen heimischen Gärten. Vermutlich sind es die in seinen Wurzeln enthaltenen Triterpenglykoside, die eine östrogenartige Wirkung entfalten. Die Forschung arbeitet zurzeit fieberhaft daran, den genauen Wirkmechanismus zu entschlüsseln. Auch ist noch nicht klar, ob es nennenswerte negative Langzeitwirkungen gibt.

einer Krebsprophylaxe) oder einfach neutral wirkt. Es gibt durchaus Hinweise darauf, dass das Cimicifuga solche Eigenschaften besitzt. So konnte in mehreren Placebo kontrollierten Studien die Wirksamkeit des Präparates auf klimakterische Beschwerden wie Hitzewallungen eindeutig belegt werden und die Wirksamkeit kam der von niedrig dosierten Östrogenen nahezu gleich. Auch wurden in Studien günstige Auswirkungen auf den Knochenstoffwechsel und auf die Vaginalschleimhaut festgestellt. Bisher fanden sich keine Hinweise auf einen stimulierenden Effekt der Brust – Langzeitdaten, wie wir sie für die Hormontherapie haben, fehlen diesbezüglich. Ganz ohne Nebenwirkungen ist das Präparat definitiv nicht: Es gibt einzelne Berichte über eine leberschädigende Wirkung. Bei höher dosierter Langzeittherapie und bei Frauen mit entsprechender Vorgeschichte sollte man dies im Blick haben.

Östrogenartige Eigenschaften: Phytoöstrogene

Die Erkenntnis, dass Japanerinnen und andere Asiatinnen kaum klimakterische Beschwerden kennen und deutlich seltener an Brustkrebs, Osteoporose und Herzinfarkten erkranken als westliche Frauen, wird gern auf die besonderen Ernährungsgewohnheiten zurückgeführt, die sich grundlegend von unseren unterscheiden.

Was essen Japanerinnen anderes als wir? Sie essen mehr Fisch und mehr Soja. Insbesondere Letzteres hat eine Menge Aufruhr verursacht. Die Strukturähnlichkeiten der in Soja enthaltenen Isoflavone mit Östrogenen führten zur Annahme, dass dies den klinischen Effekt bei den Japanerinnen erklärt. Die Isoflavone gehören zu den sogenannten Phyto(= Pflanzen)-östrogenen. Als solche bezeichnet man eine Gruppe von Stoffen, die in Pflanzen

Mönchspfeffer (Agnus castus)

Extrakte aus den Früchten des Mönchspfeffers werden beim prämenstruellen Syndrom, zur Normalisierung von Zyklusunregelmäßigkeiten und bei schmerzhaftem Spannungsgefühl in den Brüsten eingesetzt. Die Wirksamkeit setzt allerdings langsam ein und kann erst nach etwa drei Monatszyklen beurteilt werden. Forschungen belegen eine Wirkung, die mit dem körpereigenen Botenstoff Dopamin verwandt ist. Dopamin reguliert u. a. die Ausschüttung von Prolaktin, ein Hormon, das für das Wachstum der Brustdrüse und die Milchsekretion verantwortlich ist. Eine Überproduktion führt häufig zu Spannungsgefühlen in den Brüsten (Mastodynie). Es wird außerdem vermutet, dass Mönchspfeffer Einfluss auf die Ausschüttung von FSH (Follikel stimulierendes Hormon) und LH (Luteinisierendes Hormon) hat, zwei Hormonen der Hypophyse, die den Menstruationszyklus regulieren. Mönchspfeffer hilft möglicherweise in der Anfangsphase der Wechseljahre, wenn der Zyklus »außer Tritt« geraten ist.

vorkommen und östrogenartige Eigenschaften besitzen, zum Teil aber auch anti-östrogen wirken. Dass die bessere Gesundheit der Japanerinnen vermutlich nicht allein vom Sojakonsum herrührt, sondern in der Kombination der Gesamternährung begründet liegt und auch etwas mit Genetik und der Tatsache zu tun hat, dass sich die Japanerinnen ja von frühester Kindheit an komplett anders ernähren, hat dem Soja-Boom in der westlichen Welt keinen Abbruch getan. Sojaprodukte sind ein stetig wachsender Markt, im Jahr 2000 betrug der europäische Marktwert für Soja ca. 106 Millionen Euro. Die Tendenz ist steigend.

Die wichtigsten Isoflavone in Soja sind das Genistein und das Daidzein. Genistein wird im Darm in Equol verstoffwechselt, von dem man annimmt, dass es die eigentlich phytoöstrogen wirksame Substanz ist. In diesem Zusammenhang ist pikant, dass nur ein Drittel der westlichen Bevölkerung diese Stoffwechselleistung vollbringen kann, der Rest profitiert vermutlich nicht. Dies beweist einmal mehr, wie vielschichtig das Thema Phytoöstrogene ist. Auch hängt der Phytoöstrogengehalt von Soja unter anderem von Anbau, Ernte und Verarbeitung ab. Ebenfalls entscheidend für eine Phytoöstrogenwirkung ist der östrogene Status, in dem sich die Frau befindet. Bei hohem Östrogenspiegel beispielsweise wirken die Phytoöstrogene anti-östrogen, im Östrogenmangelstatus (wie nach den Wechseljahren) wirken sie eher östrogen!

Als weitere Phytoöstrogene sind die Lignane und die Coumestane bekannt, denen man ebenfalls eine schützende Funktion in Hinblick auf die Entstehung hormonabhängiger Tumoren nachsagt. Die Forschungsergebnisse hierzu sind allerdings widersprüchlich, und es kann beim Verzehr großer Mengen ein gegenteiliger Effekt nicht ausgeschlossen werden. Rotklee wird als sehr potenter Lieferant für Phytoöstrogene gehandelt, und auch Hopfen und die Rhabarberwurzel enthalten sogenannte Flavonoide. Man sagt den Phytoöstrogenen auch eine antioxidative und eine gefäßbildungshemmende Wirkung nach – beides Mechanismen, die vor der Entstehung von Karzinomen schützen.

Phytoöstrogene gegen Beschwerden?

Die Studienlage ist schlecht – das Problem der Ungenauigkeit und schlechten Vergleichbarkeit von Studien besteht hier in noch höherem Maße wie bei der Traubensilberkerze. Gute Placebo-kontrollierte, randomisierte Studien gibt es kaum, und die wenigen, die es gibt, kommen zu sehr widersprüchlichen Ergebnissen. Ein signifikanter Effekt auf Hitzewallungen und die allgemeine Befindlichkeit ließ sich im Großteil der Studien nicht nachweisen.

Wenn man bedenkt, dass beispielsweise das Genistein nur ein Hunderstel der östrogenen Wirkung vom körpereigenen Östradiol besitzt, könnte man hergehen und einfach höhere Mengen von Phytoöstrogenen einsetzen. Das wiederum hätte aber möglicherweise unerwünschte Nebenwirkungen zur Folge. So gibt es

INDIVIDUELLE HORMONTHERAPIE

beispielsweise eine Einzelfallbeobachtung, wo es nach Höchstdosen von Rotkleepräparaten zur Entstehung eines Gebärmutterschleimhautkrebses gekommen ist. Generell kann man davon ausgehen, dass nahrungstypische Mengen von Phytoöstrogenen für den Menschen unschädlich sind. Wie viel Sinn es macht, wenn eine bislang westlich ernährte Frau mit einem Mal Sojaprodukte oder andere Phytoöstrogene zu sich nimmt, kann letztlich nicht beantwortet werden. Und wenn man sich ansieht, welche Nahrungsmittel Phytoöstrogene enthalten, dann sieht das alles rundum wie ein genereller Ratgeber zur gesunden Ernährung aus, die sicher sinnvoll ist, aber vielleicht nicht nur etwas mit Phytoöstrogenen zu tun hat.

Antidepressiva gegen Hitzewallungen

Bis heute ist der Mechanismus, wie Hitzewallungen entstehen, nicht genau entschlüsselt. Neben den Östrogenen und Gestagenen scheinen auch bestimmte Botenstoffe im Gehirn, die sogenannten Neurotransmitter, wie Noradrenalin, Serotonin und Dopamin, an der Entstehung von Hitzewallungen beteiligt zu sein. Es ist deshalb nicht verwunderlich, dass man auf der Suche nach Alternativen zur Hormontherapie in den Wechseljahren auch Medikamente wie Antidepressiva untersucht hat, die auf diese Neurotransmitter-Systeme wirken.

Das Serotonin-System

Es ist schon länger bekannt, dass Östrogene Einfluss auf das Serotonin-System haben: Mit Abfall der Östrogene in den Wechseljahren kommt es zu einer Verminderung des Serotoninspiegels im Blut. Wird mit einer Östrogentherapie begonnen, steigt dieser wieder an. Östrogene und Gestagene haben aber auch eine Vielzahl von direkten Auswirkungen auf das zentrale Nervensystem. Sie können die Bildung, Freisetzung, Rezeptorbindung, Wiederaufnahme und den Abbau von Neurotransmittern, wie z. B. Serotonin, beeinflussen.
Auch die in den Wechseljahren von vielen Frauen beklagte depressive Verstimmung wird u. a. auf eine durch einen

Phytoöstrogene in der Nahrung

Phytoöstrogene stecken nicht nur in der Sojabohne. Bedeutende Lieferanten sind: Linsen, Erbsen, Leinsamen, Spargel, Haferflocken, Knoblauch, Beeren, Sprossen. Wichtiger Lieferant für die Phytoöstrogene in der asiatischen Küche ist der Tofu. Tofu wird aus Sojabohnen hergestellt und ist geschmacksneutral. Damit Phytoöstrogene in der Nahrung eine Wirkung entfalten können, müssen sie langfristig und in ausreichender Menge in die Ernährung integriert werden. Ob dies tatsächlich bei einer Europäerin die gleichen Effekte hat wie bei einer seit frühester Kindheit anders ernährten Asiatin ist unklar!

Mangel an Östrogenen ausgelöste Veränderung im Serotonin-System zurückgeführt. Wird in den Wechseljahren mit einer Östrogentherapie begonnen, bessern sich nicht nur die Hitzewallungen, sondern auch die Stimmung hebt sich. Hierbei muss allerdings angemerkt werden, dass sich nur die perimenopausalen Stimmungsschwankungen gut mit Östrogenen beeinflussen lassen. Wenn jemand unter einer schweren Depression leidet, sind Östrogene nicht wirksam! Hier bedarf es in der Regel einer Behandlung mit Antidepressiva, deren Wirkung auf die Neurotransmitter ungleich stärker ist als die von Östrogenen.

Keine echte Alternative

Mittlerweile ist bei einer ganzen Reihe von Antidepressiva überprüft worden, ob sie gegen Hitzewallungen helfen. Dazu gehören in erster Linie die Selektiven Serotonin-Wiederaufnahme-Hemmer – SSRI – (z. B. Fluoxetin, Paroxetin), welche die Menge an im Gehirn zur Verfügung stehendem Serotonin erhöhen, und die Selektiven Noradrenalin-Wiederaufnahme-Hemmer – SNRI – (z. B. Venlafaxin), die nicht nur den Serotonin-, sondern auch noch den Adrenalinstoffwechsel beeinflussen. In den meisten Untersuchungen konnte tatsächlich gezeigt werden, dass die SSRI und SNRI eindeutig besser gegen Hitzewallungen wirken als ein Placebo, also ein wirkstofffreies Scheinmedikament. Je nach Studie, Substanz und Dosierung wird die Häufigkeit von Hitzewallungen um bis zu 60 Prozent reduziert.

> **Hormone und Neurotransmitter**
>
> Mit den Folgen der Auswirkungen von Hormonen auf die Neurotransmitter bzw. die Hirnfunktion haben viele Frauen schon vor den Wechseljahren leidvolle Erfahrungen gemacht. Typische Beispiele sind das PMS, das Prämenstruelle Syndrom (Stimmungsprobleme in der Zeit vor der Regel) oder der »Baby Blues« (»Heultage« nach der Entbindung), aber auch eine immer wieder zum Zeitpunkt der Regelblutung auftretende Migräne.

Von den bisher untersuchten Substanzen scheint das Venlafaxin am besten bei Hitzewallungen zu helfen, wobei es allerdings keinen direkten Vergleich mit den anderen Substanzen gibt. Auch wenn diese Zahlen ganz ermutigend wirken, so können sie dennoch nicht darüber hinwegtäuschen, dass Antidepressiva keine wirkliche Alternative zur Östrogentherapie darstellen. Die Erfahrung lehrt, dass sie die Situation zwar in einem gewissen Rahmen verbessern können, aber dass sie im Vergleich zu einer Östrogentherapie bei den meisten Frauen dennoch deutlich schlechter wirksam sind.

Eingesetzt werden können etwa 37,7 bis 75 mg (maximal 150 mg) Venlafaxin, 10 bis 20 mg Paroxetin oder 20 bis 30 mg Fluoxetin. Anders als bei der Depressionsbehandlung, wo mit einem Wirkungseintritt erst nach mehreren Wochen zu

INDIVIDUELLE HORMONTHERAPIE

rechnen ist, stellte sich die Wirkung auf die Hitzewallungen meist schon nach ein bis zwei Wochen ein. Hauptnebenwirkungen der Therapie sind Magen- und Darmprobleme, wie Übelkeit und Erbrechen, die sich aber häufig im Verlauf der Behandlung abschwächen oder völlig verschwinden. Manchmal wird auch über Müdigkeit, Mundtrockenheit oder Appetitlosigkeit geklagt. Werden noch andere Medikamente, insbesondere Psychopharmaka eingenommen, sollte immer genau geprüft werden, ob sich die Medikamente miteinander vertragen oder ob es zu Wechselwirkungen kommen kann, die die Wirkung der einzelnen Medikamente entweder (möglicherweise sogar in gefährlichem Ausmaß) verstärken oder abschwächen können. Eine solche Medikamenteninteraktion ist z. B. auch für die gleichzeitige Anwendung von SSRI und Tamoxifen bekannt.

Zum Schluss bleibt noch zu sagen, dass die Behandlung von Wechseljahrsbeschwerden mit Antidepressiva ein sogenannter »Off-Label-Use« ist, d. h., dass diese Medikamente nicht zur Behandlung klimakterischer Beschwerden zugelassen wurden.

SSRI und SNRI

Venlafoxin:	37,5–75µg/Tag
Paroxetin:	10–20
Fluoxetin:	20–30
Gabapentin:	3 x 300

Antiepileptika oder Clonidin gegen Hitzewallungen?

Gabapentin wurde ursprünglich als Antiepileptikum entwickelt. Mittlerweile wird es aber nicht nur zur Behandlung von Epilepsien, sondern auch zur Therapie von Schmerzerkrankungen eingesetzt. Erste Studien zeigen, dass auch Gabapentin die Häufigkeit und Intensität von Hitzewallungen reduzieren kann. Im Vergleich zu Placebos schnitt es eindeutig besser ab. Bei einer Dosierung von 900 mg pro Tag traten etwa 40 bis 45 Prozent weniger Hitzewallungen auf. An Nebenwirkungen klagen die Frauen vor allem zu Beginn der Therapie über Müdigkeit. Dieses Problem lässt sich aber reduzieren, wenn die tägliche Dosis nur langsam gesteigert wird. Auch für die Anwendung von Gabapentin zur Behandlung von Hitzewallungen gilt, dass es sich um einen »Off-Label-Use« handelt, also nicht zur Behandlung klimakterischer Beschwerden zugelassen ist.

Clonidin wurde ursprünglich zur Blutdrucksenkung entwickelt. Es wirkt am Zentralnervensystem. Obwohl Clonidin über viele Jahre bei Frauen eingesetzt wurde, die aus irgendwelchen Gründen keine Hormone zur Behandlung ihrer klimakterischen Beschwerden nehmen sollten oder wollten, ist seine Wirksamkeit sehr umstritten. Einzelne Studien zeigen, dass es im Vergleich zu einem im Rahmen der Studie eingesetzten Scheinmedikament minimal besser wirksam ist, andere zeigen überhaupt keinen Nutzen. Seit es die deutlich besser wirksamen Alternativen, wie Antidepressiva und

Gabapentin, gibt, wird Clonidin heute zur Behandlung von Hitzewallungen kaum mehr verordnet.

Was kann man sonst tun?

■ **Die Akupunktur,** mit der Fluss und Gleichgewicht der Lebensenergie Chi wiederhergestellt werden soll, ist ein Element aus der Traditionellen Chinesischen Medizin. Das Chi fließt durch sichtbare Kanäle des Körpers, die man Meridiane nennt. Behandelt wird bei der Akupunktur mit sehr feinen Nadeln, die man in Akupunkturpunkte auf der Haut entlang der Meridiane ansetzt. Die meisten Patienten empfinden die Nadelstiche nicht als schmerzhaft. Zur Wirksamkeit von Akupunktur in den Wechseljahren gibt es bis heute nur wenige Studien. Diese zeigen zumindest teilweise eine Reduktion von Stärke und Häufigkeit der Hitzewallungen.

■ **Homöopathische Heilmittel** sollen das körpereigene Heilsystem kräftigen. Die Homöopathie, im 19. Jahrhundert von Dr. Samuel Hahnemann entwickelt, geht von dem Grundgedanken aus, dass alles, was krank machen, auch heilen kann. Konkret bedeutet das: Eine Substanz, die Beschwerden auslöst, kann dieselben Symptome auch heilen, wenn diese Ausdruck einer Krankheit sind. Lachesis, Pulsatilla und Amylium sollen gegen starke Blutungen, Hitzewellen, Schweißausbrüche und Stimmungsschwankungen helfen. Wissenschaftliche Studien, die die Wirksamkeit dieser Homöopathiker belegen, gibt es allerdings nicht.

Und nochmal: das Allheilmittel Bewegung!

Unter der Überschrift »Mehr Schwung und Lebensqualität« haben wir schon in den ersten Kapiteln dieses Buches versucht, Sie zu mehr körperlicher Bewegung zu ermuntern. Tatsächlich mehren sich die Daten, dass dies nicht nur Ihrer allgemeinen Gesundheit und Fitness zuträglich ist. Frauen, die regelmäßig (Ausdauer-)Sport treiben, scheinen weniger unter ihren Wechseljahresbeschwerden zu leiden. Auch Yoga und andere Formen der Gymnastik und Entspannung können – sofern sie häufig und regelmäßig genug praktiziert werden – Erleichterung bringen. Zudem ist nachgewiesen, dass sich Sport (besonders an der frischen Luft) günstig auf depressive Verstimmungen auswirkt und auch die Schlafqualität verbessert. Ganz zu schweigen vom Effekt auf das Körpergewicht! Da depressive Verstimmungen, Schlafstörungen und Gewichtszunahme auch Spitzenreiter bei den Symptomen der Wechseljahre sind, schlägt man gleich mehrere Fliegen mit einer Klappe, wenn man sich beispielsweise einer Walking-Gruppe anschließt.

INDIVIDUELLE HORMONTHERAPIE

Top Twenty: Das sollten Sie wissen

1.
Das Ende der Fruchtbarkeit

Die Wechseljahre markieren **das Ende der Fruchtbarkeit** und können das Leben einer Frau erheblich durcheinanderbringen. Der Körper muss sich an die hormonellen Veränderungen erst mal gewöhnen. Manchmal spielt auch die Seele verrückt. Die Beschwerden können zu einem sehr belastenden Problem werden.

2.
Verändertes Frauenbild

Heutzutage haben sich das Frauenbild und insbesondere die Erwartungshaltung der Frauen an »das Leben nach dem Eisprung« im Vergleich zu früher stark verändert.

3.
Tradiertes Frauenbild, nein danke

Die Frauen sind heute weniger bereit, Einschränkungen ihrer Lebensqualität zu akzeptieren, als früher.

4.
Symptome des Älterwerdens

Neben den Symptomen und Beschwerden der Wechseljahre und dem Bewusstsein der eigenen Endlichkeit rücken in dieser Lebensphase auch allgemeine Symptome des Älterwerdens in den Vordergrund. Die Sehkraft lässt nach, und die erste Lesebrille muss her, und auch der Körper kann nicht mehr mit 20-Jährigen mithalten.

5.
Der Eizellvorrat ist erschöpft

Die Wechseljahre werden eingeleitet durch Erschöpfung des Eizellvorrats im Eierstock, der uns von Geburt an mitgegeben ist. Das ist von Frau zu Frau unterschiedlich. Einige sind mit 45 mit allem durch, andere haben noch mit 60 starke Beschwerden.

6.
Achterbahn der Hormone

Die Übergangsphase bis zum endgültigen Versiegen der Hormonproduktion ist gekennzeichnet von ausgeprägten hormonellen Schwankungen, bei denen Phasen von zu viel Hormonen und zu wenig Hormonen abwechseln können. Dieses Auf und Ab der Hormone kann mehr oder weniger starke Beschwerden auslösen. **Das variiert von Frau zu Frau.**

7.

Mögliche Beschwerden

Die Symptome dieser hormonellen Schwankungen **sind vielfältig und verändern sich im Laufe der Jahre.** Während am Anfang Blutungsstörungen, Brustspannen, Wassereinlagerungen, Kopfschmerzen und Stimmungsschwankungen im Vordergrund stehen, treten im weiteren Verlauf vermehrt Hitzewallungen, Schweißausbrüche, Gelenkschmerzen und trockene Schleimhäute auf.

8.

Empfängnisverhütung

Solange Frauen noch Blutungen haben, sollte an Empfängnisverhütung gedacht werden. Auch wenn die Chance einer Schwangerschaft bei über 45-Jährigen gering ist: Sie kommt gar nicht so selten vor. **Zur Verhütung gibt es neben der Antibabypille eine Reihe von Alternativen, die mit wenigen Risiken belastet sind.**

9.

Libidoverlust

Störungen der Sexualität können in den Wechseljahren zusätzliche Probleme bereiten und die Partnerschaft belasten. Warten Sie nicht darauf, dass die Lust vom Himmel fällt, sondern arbeiten Sie aktiv daran, dass sie am Leben bleibt. **Wenn Sie Probleme mit der Sexualität haben, trauen Sie sich, dies anzusprechen und sich Hilfe zu holen.**

10.

Prophylaxe gibt es nicht

Vorbeugende Maßnahmen gibt es leider nicht, die Wechseljahre kommen – so oder so. Was es gibt, ist **eine Vielzahl von Behandlungsmöglichkeiten, die individuell auf die Bedürfnisse der Frau zugeschnitten** werden können.

11.

Jahrelang weit verbreitet: die Hormontherapie

Bis vor einigen Jahren **war es allgemein üblich, allen Frauen in den Wechseljahren zur Hormoneinnahme zu raten,** um einerseits die Wechseljahresbeschwerden zu beseitigen und andererseits Alterserkrankungen wie Herzinfarkt, Schlaganfall, Alzheimer-Demenz und Osteoporose vorzubeugen. Dies geschah in der Überzeugung, nur zu nutzen und nicht zu schaden.

INDIVIDUELLE HORMONTHERAPIE

12.
Nicht ohne Risiken
Mehrere Studien der vergangen zehn Jahre haben allerdings gezeigt, dass die Hormontherapie keineswegs so harmlos ist, wie anfangs vermutet, sondern eine Reihe von Risiken und Gefahren mit sich bringt. Die Darstellung der Risiken in der Laienpresse führte bei vielen Frauen und Ärzten zu großer Verunsicherung.

13.
Angst vor Nebenwirkungen
Viele Frauen haben aus Angst vor den Nebenwirkungen und Langzeitfolgen ihre Hormontherapie abgesetzt, um bald darauf festzustellen, dass es häufig zu einer deutlichen Lebensqualitätseinschränkung kam. Häufig lässt sich die Angst vor den Nebenwirkungen durch eine detaillierte Information über die tatsächlichen Risiken in Absolutzahlen mindern

14.
Wirkungsvoll bei klimakterischen Beschwerden
Die Gabe von Hormonen ist bis heute unumstritten die wirkungsvollste Therapie zur Linderung und Behandlung ausgeprägter klimakterischer Beschwerden und allen Alternativen überlegen. Die Wirkung tritt in der Regel meist nach wenigen Tagen ein, viele Frauen sind nach einigen Wochen Therapie nahezu beschwerdefrei.

15.
Nutzen-Risiko-Abwägung
Bei der einzelnen Frau muss eine sorgfältige Nutzen-Risiko-Abwägung erfolgen, um zu entscheiden, wie man bei der Behandlung am besten vorgeht. Hierzu muss das Ausmaß ihrer Beschwerden sowie das persönliche Risikoprofil berücksichtigt werden.

16.
Unterschiedliche Therapien
Was die Nebenwirkungen anbetrifft, muss generell unterschieden werden zwischen einer Östrogenmonotherapie und einer Kombinationstherapie aus Östrogen und Gestagen. Der Gestagenzusatz ist bei Frauen mit vorhandener Gebärmutter zum Schutz vor einem durch Östrogene verursachten Gebärmutterschleimhautkrebs unbedingt notwendig. Generell ist die Kombinationstherapie mit deutlich mehr Risiken verknüpft als die Östrogenmonotherapie.

17.
Kombinations- und Monotherapie
Die Kombinationstherapie führt bei langfristiger Einnahme zu einer kontinuierlich leicht steigenden Erhöhung des Brustkrebsrisikos. Eine Östrogenmonotherapie erhöht das Brustkrebsrisiko (wenn überhaupt) nur geringfügig und nur bei langer Einnahmedauer. Das Herzinfarktrisiko ist

bei der Kombitherapie ebenfalls leicht erhöht, zumindest dann, wenn ein bereits geschädigtes Gefäßsystem vorliegt. Ob es möglicherweise bei frühzeitigem Beginn der Hormontherapie doch einen Schutz vor Herz-Kreislauf-Erkrankungen gibt, ist Gegenstand intensiver Forschung, kann aber noch nicht abschließend beurteilt werden. **Eine Östrogenmonotherapie erhöht das Risiko für einen Herzinfarkt nicht.** Sowohl die kombinierte als auch die Monotherapie erhöhen das Schlaganfallrisiko, insbesondere bei gefährdeten Frauen. **Generell ist aber die Häufigkeit von Herzinfarkten und Schlaganfall in der Altersgruppe der unter 60-Jährigen sehr gering.**

18.

Thromboserisiko

Das Thromboserisiko wird durch eine in Tablettenform verabreichte Östrogenmono- und Kombinationstherapie um das Zwei- bis Vierfache erhöht. **Durch Applikation der Hormone über die Haut (Pflaster oder Gel) lässt sich dieses Risiko nahezu eliminieren.**

19.

Schutz vor Osteoporose

Eine Hormontherapie schützt nachgewiesenermaßen vor osteoporosebedingten Knochenbrüchen. **Auch wenn eine Hormontherapie aktuell zur Behandlung und Prophylaxe der Osteoporose nicht mehr primär empfohlen wird,** wird sich dies – zumindest was die Östrogenmonotherapie anbelangt – in Zukunft möglicherweise wieder ändern. Hierbei ist zu bedenken, dass aufgrund der zunehmenden Lebenserwartung das Thema Osteoporose eine immer größere medizinische und volkswirtschaftliche Bedeutung haben wird.

20.

Alternative Therapien

Alternative Therapien sind nicht so gut wirksam wie Hormone, **können aber in einzelnen Fällen durchaus hilfreich sein.** Hierzu gehören: Präparate der Traubensilberkerze und sogenannte Phytoöstrogene, bestimmte Antidepressiva (SSRI und SNRI) sowie das Gabapentin. **Auch eine Veränderung des Lebensstils kann bis zu einem gewissen Maß positive Auswirkungen haben (körperliche Betätigung, Yoga, Ausdauersport, Vermeidung von Genussmitteln)**

Vorbereitung für den Arztbesuch

Machen Sie sich eine »Hitliste« Ihrer Symptome und überlegen Sie genau, welche Erkrankungen Sie bislang hatten, welche Beschwerden Sie am meisten stören und wie stark diese Ihr persönliches Leben einschränken. Für den Arzt oder die Ärztin ist es manchmal schwierig zu erkennen, welches Ihr Hauptproblem ist.

VORBEREITUNG FÜR DEN ARZTBESUCH

Richtige Vorbereitung

Um Sie optimal beraten zu können, ob und wenn ja, welche Hormontherapie in Frage kommt, muss genau abgewogen werden, welchen Nutzen und welche Risiken die Hormontherapie für Sie hat. Für dieses Gespräch mit Ihrem Arzt/Ihrer Ärztin ist eine gute Vorbereitung wichtig.

Wir fragen unsere Patientinnen gelegentlich: »Wenn ich eine Fee mit einem Zauberstab wäre und Sie drei Wünsche frei hätten, was sollte ich dann wegzaubern?«, um klarzusehen. Schauen Sie vor dem Arztbesuch unbedingt in den Kalender und notieren Sie die genauen Daten Ihrer Blutungen im letzten halben Jahr, auch die Blutungsdauer und Stärke sind wichtig. Falls Sie schon einmal Hormone genommen haben, notieren Sie sich die Namen (eventuell auch beim früheren Gynäkologen anrufen und nachfragen!) und überlegen Sie sich, wie lange und weshalb Sie diese genommen haben und warum die Therapie vielleicht umgestellt wurde. Versuchen Sie herauszufinden, wann oder ob die folgenden Untersuchungen durchgeführt wurden (möglichst mit der Information, ob diese in Ordnung waren):

- Letzte Krebsvorsorge (Krebsabstrich vom Muttermund)
- Letzte gynäkologische Untersuchung einschließlich Abtastung der Brust und Ultraschall von Gebärmutter und Eierstöcken
- Letzte Mammographie und/oder der letzte Brustultraschall
- Koloskopie (Darmspiegelung)
- Knochendichtemessung (Befund? Welche Methode?)
- Letzter Gesundheitscheck beim Hausarzt (Blutwerte mitbringen!)

Um Ihr persönliches Risikoprofil genau einschätzen zu können, ist es für die Ärztin bzw. den Arzt enorm wichtig, nicht nur Ihre aktuellen Lebensumstände gut zu kennen, sondern auch genau über Ihre Vorerkrankungen Bescheid zu wissen. Von besonderer Bedeutung sind hierbei:

Richtige Vorbereitung

- Krebserkrankungen
- Herz-Kreislauf-Erkrankungen (z. B. Bluthochdruck, Angina pectoris, Herzinfarkt, Schlaganfall etc.)
- Migräne oder andere neurologische Erkrankungen
- Stoffwechselerkrankungen (z. B. Diabetes mellitus, erhöhter Cholesterinspiegel, Schilddrüsenüber- oder Unterfunktion, Gallensteine, Lebererkrankungen etc.
- Thrombosen, Embolie oder Venenprobleme
- Seelische Erkrankungen (z. B. Depression, Essstörung, Angststörung etc.)

Notieren Sie sich auch die Namen und die Dosierungen der Medikamente, die Sie wegen der oben angegebenen Erkrankungen einnehmen (Ihre Ärztin kann wenig damit anfangen, wenn Sie sagen: »Ich nehme da so eine kleine blaue Tablette fürs Herz!«).

Neben Ihrer eigenen Krankengeschichte sind auch die Erkrankungen in Ihrer Familie von hohem Interesse. Dies gilt ganz besonders für alle oben genannten Erkrankungen. Auch wenn Sie selbst noch nicht betroffen sind, könnte es sein, dass Sie die Veranlagung für eine dieser Erkrankungen geerbt haben und deshalb besondere Vorsicht geboten ist.

Sicher haben Sie auch schon Vorstellungen davon, wie es weitergehen soll. Ihre persönlichen Wünsche, Ängste und Befürchtungen sollten Sie der Ärztin oder dem Arzt mitteilen. Es kann auch hier hilfreich sein, sich eine persönliche Liste zu machen, damit man nichts Wichtiges vergisst.

Der Therapieplan

Mit all diesen Informationen hat Ihr Arzt jetzt eine Menge in der Hand, um gemeinsam mit Ihnen einen Therapieplan zu entwerfen. Vielleicht sind vorher noch weitere Untersuchungen notwendig (z. B. gynäkologische Untersuchung mit Ultraschall, Vervollständigung der oben angegebenen Untersuchungen, Blutuntersuchungen etc.).

Am Ende des Beratungsgesprächs sollten alle Ihre Fragen beantwortet sein. Zu Hause können Sie dann noch einmal all Ihre Hitlisten durchgehen, ob doch etwas vergessen wurde.

Vorsorgeuntersuchungen

Folgende Vorsorgeuntersuchungen sollten Sie möglichst durchführen:
- Einmal jährlich einen Abstrich vom Muttermund (Kosten übernimmt die Krankenkasse)
- Möglichst ab 40 Jahren eine jährliche Ultraschalluntersuchung der Beckenorgane (Kosten übernimmt die Krankenkasse nicht)
- Ab 40 alle ein bis zwei Jahre eine Mammographie und/oder Sonographie der Brust (ebenfalls keine Kassenleistung)
- Ab 50 Jahren Untersuchung des Stuhls auf Blut (Hinweis auf Darmkrebs)
- Ab 55 Jahren Darmspiegelung (alle zehn Jahre, Kassenleistung)

VORBEREITUNG FÜR DEN ARZTBESUCH

Auch die beste Beratung ist keine Garantie dafür, dass auf Anhieb die richtige Behandlungsmethode gefunden wird. Es kann durchaus sein, dass die Medikamente gewechselt oder die Dosierung geändert werden muss, bis diese perfekt zu Ihnen und Ihren Bedürfnissen passen. Gerade im Verlauf der Wechseljahre ändern sich die Rahmenbedingungen immer wieder, sodass eine Therapie, die eine Zeit lang perfekt funktioniert hat, nach einer Weile neu überdacht und umgestellt werden muss.

Während einer Hormontherapie sollten Sie den Arzt regelmäßig (alle drei bis sechs Monate) aufsuchen, um Veränderungen zu besprechen, die sich in der Zwischenzeit vielleicht bei Ihnen ergeben haben. Das könnte beispielsweise auch ein veränderter Blutdruck sein. Auch über neu aufgetretene Erkrankungen sollten Sie Ihren Arzt umgehend informieren, sogar dann, wenn Sie selbst keinen unmittelbaren Zusammenhang mit der Hormontherapie oder Ihrer gynäkologischen Situation vermuten. Darüber hinaus geben Ihnen diese Kontrolltermine die Möglichkeit, sich bei Ihrem Arzt über mögliche neue Forschungsergebnisse zu erkundigen.

Es gibt immer Situationen, die so komplex sind, dass es für Ihren Arzt schwierig ist, für Sie eine maßgeschneiderte Lösung zu finden. Vielleicht stehen Risiken, die Sie mitbringen, einer ansonsten wünschenswerten Therapie im Wege. Oder bislang gut erprobte Behandlungskonzepte greifen bei Ihnen nicht. Es gibt auch Situationen, wo es nicht gelingt, durch eine Therapie umfassend alle Beschwerden in den Griff zu bekommen. In solchen Situationen kann es erforderlich sein, dass Ihre Ärztin oder Ihr Arzt Sie zu einem Hormonspezialisten überweist. Dies wird aber in der Regel Spezialfällen vorbehalten sein.

»Hitlisten vorm Arztbesuch«

Bevor Sie Ihren Frauenarzt oder Ihre Frauenärztin aufsuchen, sollten Sie sich die Zeit nehmen, in sich zu gehen und zu überlegen, was genau Sie eigentlich an Hilfestellung erwarten. Arbeiten Sie die Checklisten durch, damit Sie auf alle Fragen, die an Sie gerichtet werden könnten, eine Antwort parat haben. Machen Sie sich Notizen, z. B. zu folgenden Fragen (die Liste lässt sich natürlich beliebig verlängern ...):

- Welche Beschwerden beeinträchtigen Sie am meisten (erstens, zweitens, drittens ...)?
- Welche Ängste beschäftigen Sie in Hinblick auf die Hormontherapie?
- Vor welchen möglichen Nebenwirkungen einer Hormontherapie haben Sie Angst?
- Möchten Sie lieber pflanzliche Mittel ausprobieren?
- Haben Sie Probleme mit der Sexualität?
- Wie stark ist Ihre Lebensqualität durch die Wechseljahrsbeschwerden tatsächlich beeinträchtigt (Wie war es früher? Wie ist es jetzt?)

Checkliste Wechseljahrsbeschwerden

Sind Sie von einigen der folgenden Beschwerden besonders betroffen?
0 = keine Beschwerden bis 4 = sehr starke Beschwerden

Beschwerden	Intensität
Wallungen, Schwitzen (aufsteigende Hitze, Schweißausbrüche)	0 1 2 3 4
Herzbeschwerden (Herzklopfen, Herzrasen, Herzstolpern, Herzbeklemmungen)	0 1 2 3 4
Schlafstörungen (Einschlafstörungen, Durchschlafstörungen, zu frühes Aufwachen)	0 1 2 3 4
Depressive Verstimmung (Mutlosigkeit, Traurigkeit, Weinerlichkeit, Antriebslosigkeit, Stimmungsschwankungen, Dünnhäutigkeit)	0 1 2 3 4
Reizbarkeit (Nervosität, innere Anspannung, Aggressivität)	0 1 2 3 4
Ängstlichkeit (innere Unruhe, Panik)	0 1 2 3 4
Kopfschmerzen, Schwindel	0 1 2 3 4
Sexualprobleme (Veränderung des sexuellen Verlangens, der sexuellen Betätigung und Befriedigung)	0 1 2 3 4
Harnwegsbeschwerden (Probleme beim Wasserlassen, häufiger Harndrang, unwillkürlicher Harnabgang)	0 1 2 3 4
Trockenheit der Scheide (Trockenheitsgefühl oder Brennen der Scheide, Beschwerden beim Geschlechtsverkehr)	0 1 2 3 4
Gelenk- und Muskelbeschwerden (Schmerzen im Bereich der Gelenke, rheumaartige Beschwerden)	0 1 2 3 4

Die Selbstbeurteilungsskala für Wechseljahrsbeschwerden
(adaptiert nach Hauser und nach Kuppermann)

VORBEREITUNG FÜR DEN ARZTBESUCH

Checkliste Osteoporose

Haben Sie Anzeichen für eine Osteoporose?   Ja   Nein

Haben Sie in den letzten Jahren mehr als 4 cm an Größe verloren? ☐ ☐

Hatten Sie nach dem 40. Lebensjahr einen Knochenbruch aus geringfügigem Anlass oder bei einem leichten Sturz? ☐ ☐

Leiden Sie häufig an Rückenschmerzen, ohne dass eine Wirbelsäulenerkrankung bekannt ist? ☐ ☐

Haben Sie Risiken für die Entstehung einer Osteoporose?   Ja   Nein

Hatten oder haben Ihre Großeltern, Eltern oder Geschwister eine erwiesene Osteoporose, einen Rundrücken, einen Wirbelkörper- oder Schenkelhalsbruch? ☐ ☐

Treiben Sie wenig oder gar keinen Sport? ☐ ☐

Hatten Sie nach dem 40. Lebensjahr einen Knochenbruch aus geringfügigem Anlass oder bei einem leichten Sturz? ☐ ☐

Rauchen Sie stark? ☐ ☐

Hatten oder haben Sie eine Überfunktion der Schilddrüse oder nehmen Sie Schilddrüsenmedikamente ein? ☐ ☐

Nehmen Sie Antiepileptika? ☐ ☐

Werden oder wurden Sie mit Medikamenten behandelt, die die körpereigene Östrogenaktivität hemmen (z. B. bei Endometriose oder bei Karzinomerkrankungen) ☐ ☐

Sind Sie untergewichtig?

Sind Sie oder waren Sie länger als sechs Monate an das Bett gefesselt? ☐ ☐

Sind Sie auf einen Rollstuhl bzw. eine Gehhilfe angewiesen? ☐ ☐

Ist Ihre Ernährung kalziumarm, d. h., haben Sie wenig Milch oder Milchprodukte oder grünes Gemüse auf dem Speiseplan oder eine Milchunverträglichkeit? ☐ ☐

Haben Sie länger als sechs Monate ein Kortisonpräparat genommen? ☐ ☐

Hatten Sie spät Ihre erste Regelblutung, und/oder kamen Sie vor dem 45. Lebensjahr in die Wechseljahre? ☐ ☐

Hatten Sie früher schon mal längere Zeit keine Regelblutung (z. B. im Rahmen einer Essstörung)? ☐ ☐

Haben Sie nur eine Frage mit Ja beantwortet, sollten Sie Ihren Arzt kontaktieren und ihn auf Osteoporose ansprechen!

Glossar

Adnexe: Eierstock und Eileiter.

AIDS: Die Abkürzung AIDS bedeutet Aquired Immunodefiency Syndrom. AIDS ist eine Folge der Infektion mit dem sogenannten Human Immunodefiency Virus (HIV).
Das Virus wird durch ungeschützten Geschlechtsverkehr oder Blut-Blut-Kontakte übertragen.

Anti-Östrogene: Medikamente zur Ausschaltung der Wirkung von körpereigenen Östrogenen. Sie blockieren die Östrogen-Rezeptoren durch strukturelle Ähnlichkeiten mit dem echten Hormon.

Aromatasehemmer: Substanzen, welche die Östrogenproduktion vermindern.

BRCA 1 und 2: Englische Abkürzung für Brustkrebs (Breast Cancer); BRCA 1 und 2 sind zwei wachstumsregulierende Gene. Defekte dieser Gene werden für die meisten Fälle von erblichem Brustkrebs verantwortlich gemacht.

Burnout-Syndrom: Chronisches Müdigkeits- und Erschöpfungssyndrom mit Krankheitsgefühl, das über sechs Monate anhält. Durch die Erschöpfung kommt es zu einer verminderten Leistungsfähigkeit und zu körperlichen Beschwerden, die von Kopfschmerzen über Schlafstörungen bis hin zu Verdauungsproblemen reichen.

DXA-Messung: Mit Hilfe der DXA-Dual X-ray Absorptionsmessung lässt sich mit relativ geringer Strahlenbelastung eine Aussage über die Knochendichte und damit das individuelle Osteoporoserisiko einer Frau machen.

Endometriose: Krankheit, bei der sich die Gebärmutterschleimhaut außerhalb der Gebärmutterhöhle angesiedelt hat, z. B. an den Eierstöcken oder an anderen Stellen in der Bauchhöhle, etwa am Darm oder der Blase. Eine Endometriose geht oft mit starken Unterbauchschmerzen einher, die schon an den Tagen vor der Regel schier unerträglich werden können. Die Behandlung erfolgt mit Hilfe von Hormonen, indem die Endometrioseherde ausgetrocknet werden und / oder durch eine operative Entfernung der Endometrioseherde.

Endometrium: Gebärmutterschleimhaut.

Enzyme: Proteine, die im Körper chemische Reaktionen bewirken.

Exposition: Der Einwirkung von äußeren Bedingungen ausgesetzt sein, z. B. gegenüber Strahlen, Krankheitserregern oder Chemikalien, aber auch Sonnenstrahlen.

Fertiliät: Fruchtbarkeit.

GLOSSAR

FSH: Follikel stimulierendes Hormon. FSH wird wie LH aus der Hirnanhangdrüse, der Hypophyse, freigesetzt. Es steuert zusammen mit LH die Follikel = Eibläschenentwicklung.

Gelbkörperhormon: Gelbkörperhormon wird im natürlichen Menstruationszyklus in der zweiten Zyklushälfte nach dem Eisprung im Gelbkörper (»Corpus luteum«) und in der Schwangerschaft im Mutterkuchen (»Plazenta«) gebildet. Das von der Frau gebildete natürliche Gelbkörperhormon heißt Progesteron (siehe Progesteron).

Gen: Ein Gen wird oft auch als Erbanlage bezeichnet. Es handelt sich dabei um einen bestimmten Abschnitt der DNA (Desoxyribonukleinsäure), aus der die Chromosomen aufgebaut sind. Chromosomen enthalten bestimmte Erbinformationen, z. B. darüber, wie ein Eiweiß aufgebaut ist. In jeder Köperzelle sind die gleichen Gene enthalten. Je nachdem, welche Aufgabe eine Zelle im Körper hat, sind aber immer nur bestimmte Gene aktiv.

Genitale: Es wird zwischen äußerem und innerem Genitale unterschieden: Zum äußeren Genitale gehören z. B. die großen und die kleinen Schamlippen, die Klitoris und die Scheide, zum inneren Genitale gehören Gebärmutter, Eileiter und Eierstöcke.

Gestagen: Das wichtigste natürliche Gestagen ist das Progesteron. Davon abzugrenzen sind die verschiedenen synthetischen Gestagene, die sich in ihrem Wirkungs- und Nebenwirkungsspektrum sowohl untereinander als auch vom Progesteron unterscheiden. Dies kann man bei der Behandlung von Wechseljahrsbeschwerden ausnutzen. Je nach individuellem Problem und Risikoprofil wird man eher dem einen oder dem anderen Gestagen den Vorzug geben.

Herzinfarkt: Bei einem Herzinfarkt (Myokardinfarkt) wird ein Teil des Herzmuskels durch den Verschluss eines Herzkranzgefäßes nicht mehr durchblutet und stirbt ab.

Hormon: In geringsten Konzentrationen wirksamer Botenstoff, der sich nach Ausschüttung durch eine Hormondrüse oder durch Zellen (Zellhormone) im Körper verteilt. Für seine Signale sind nur die Organe empfänglich, deren Zellen entsprechende Empfänger (Hormonrezeptoren) tragen.

HRT: Hormonersatztherapie.

Hypophyse: Die Hypophyse (Hirnanhangdrüse) spielt im Ablauf des Zyklus der Frau eine entscheidende Rolle. Sie bildet auf »Befehl« des Zwischenhirns (Hypothalamus) das Follikel stimulierende Hormon FSH und das luteinisierende Hormon LH.

Hypothalamus: Der Hypothalamus (Zwischenhirn) ist ein Verbindungsstück zwischen dem Körper und den übrigen Regionen des Gehirns. Er ist bei der Steuerung vieler körperlicher und psychischer Vorgänge von lebensnotwendiger Bedeutung, u. a. bei der Regulierung des Hormonhaushaltes.

IE: Internationale Einheit.

Immunsuppression: Unterdrückung oder Abschwächung von Immunreaktionen.

Karzinom: Bösartiger Tumor.

Kcal: Kilokalorie (kcal, 1.000 Kalorien): In der Umgangssprache hat sich eingebürgert, von einer Kalorie zu sprechen, obwohl eigentlich eine Kilokalorie (kcal) gemeint ist. 1 kcal ist definiert als die Energiemenge, die benötigt wird, um die Temperatur von 1 kg Wasser bei einem Atmosphärendruck von 760 mm Hg von 14,5 auf 15,5 °C zu erhöhen. Die in unserer Nahrung enthaltene Energie stammt aus Eiweiß, Fett, Kohlenhydraten und Alkohol:
1 g Eiweiß enthält 4,1 kcal
1 g Kohlenhydrate enthält 4,1 kcal
1 g Fett enthält 9,3 kcal
1 g Alkohol enthält 7,1 kcal

Klitoris: Kitzler.

Konjugierte Östrogene: Konjugierte Östrogene werden auch als Pferdeöstrogene bezeichnet. Es sind Östrogengemische, die aus dem Urin schwangerer Stuten stammen. Diese Östrogengemische enthalten viele Östrogene, die im menschlichen Organismus gar nicht vorkommen.

Koronare Herzkrankheit: Durchblutungsstörung der Herzmuskulatur aufgrund von Veränderungen in den Herzkranzarterien.

Krampfadern: Krampfadern (Varizen) sind erweiterte, verlängerte und geschlungene Venen. Durch einen lang andauernden Blutstau in den Venen werden die Gefäße immer durchlässiger, und Flüssigkeit, Eiweiße und Blutpigmente werden in das Gewebe abgepresst. Die Folge sind zunächst abendliche, dann ständige Wasseransammlungen (Ödeme) in den Beinen, vor allem in der Knöchelgegend. Im weiteren Verlauf können Hautverfärbungen entstehen.

LH: Luteinisierendes Hormon. LH wird wie FSH aus der Hirnanhangdrüse, der Hypophyse, freigesetzt. Es steuert zusammen mit FSH die Follikel = Eibläschenentwicklung.

Libido: Sexuelle Lust, sexuelles Verlangen.

Mammakarzinom: Brustkrebs.

Menopause: Letzte natürliche Menstruationsblutung, der ein Jahr keine weitere natürliche Blutung folgt.

Menstruation: Monats- oder Regelblutung.

µg: 1 Mikrogramm = 1µg = 0,000001 g = 1 Millionstel Gramm.
1.000 µg = 1 mg.

GLOSSAR

mg: 1 Milligramm = 1 mg = 0,001 g = 1 Tausendstel Gramm.
1.000 mg = 1 g.

Multiple Sklerose: Chronisch entzündliche Erkrankung des Nervensystems.

ng: 1 Nanogramm = 1 ng = 0,000000001g = 1 Milliardstel Gramm.
1.000 ng = 1 µg.

Östrogene: Wichtigste Gruppe der weiblichen Geschlechtshormone; werden in den Eierstöcken gebildet.

Ovar: Eierstock.

Ovulation: Eisprung.

Perimenopause: Übergangsphase zwischen Prä- und Postmenopause, die gekennzeichnet ist durch hormonelle Veränderungen und die typischen »Wechseljahrsbeschwerden«, wird umgangssprachlich auch als Klimakterium bezeichnet.

pg: 1 Pikogramm = 1pg = 0,000000000001g = 1 Tausendstel Nanogramm = 1 Tausendstel Milliardstel Gramm.
1.000 ng = 1 pg.

Placebo: Scheinmedikament ohne Wirkstoff.

Postmenopause: Zeitraum nach Eintritt der Menopause.

Prämenopause: Zeitraum vor Eintritt der Menopause, in dem aber bereits hormonelle Veränderungen stattfinden.

Prämenstruelles Syndrom (PMS): Ein Komplex von körperlichen und psychischen Beschwerden, der in der zweiten Zyklushälfte auftreten kann und mit Einsetzen der Regelblutung wieder verschwindet. Typische Beschwerden sind: Stimmungsschwankungen, Reizbarkeit, Heißhungerattacken, Wassereinlagerungen, Kopfschmerzen, Spannungsgefühl in den Brüsten und Schlafstörungen.

Progesteron: Progesteron ist das natürliche Gelbkörperhormon der Frau. Nachdem die Gebärmutterschleimhaut in der ersten Zyklushälfte durch den Einfluss von Östrogenen aufgebaut wird (»Hausbauphase«), bewirkt das in der zweiten Zyklushälfte nach dem Eisprung im Gelbkörper gebildete Progesteron die Vorbereitung der Gebärmutterschleimhaut auf eine Schwangerschaft (»Einrichtung des Hauses«). Wird die Eizelle befruchtet und kommt es zu einer Schwangerschaft, übernimmt der Mutterkuchen (»Plazenta«) die Progesteronbildung. Wie der lateinische Name Progesteron, d.h. »für die Schwangerschaft«, schon vermuten lässt, ist Progesteron also entscheidend für die Vorbereitung und den Erhalt einer Schwangerschaft. Zusätzlich bewirkt Progesteron eine Erhöhung der Körpertemperatur um 0,4–0,6 °C. Dies lässt sich zum Nachweis eines Eisprungs nutzen, indem man morgens die Temperatur misst.

Q-CT: Quantitative Computertomographie. Ein Röntgenverfahren zur Bestimmung der Knochendichte mit einer vergleichsweise hohen Strahlenbelastung.

Schlaganfall: Beim Schlaganfall (Gehirnschlag, Apoplex, apoplektischer Insult) handelt es sich um eine akut auftretende Funktionsstörung des Gehirns, deren Ursache eine plötzliche Durchblutungsstörung oder eine plötzlich auftretende Blutung im Gehirn ist.

Serotonin: Wichtiger Botenstoff im Gehirn, der Einfluss auf Stimmung, Schlaf-Wach-Rhythmus, Nahrungsaufnahme, Schmerzwahrnehmung und Körpertemperatur nimmt.

Testosteron: Männliches Geschlechtshormon, das die Ausbildung der männlichen Geschlechtsorgane, -merkmale und -funktionen, die Samenbildung und auch die Prostataentwicklung reguliert.

Thrombose: Blutgerinnsel. Eine Thrombose kann in den Venen oder in den Arterien auftreten. Wenn sich in den tiefen Venen von Beinen und Becken eine solche Thrombose bildet, besteht die Gefahr, dass sie durch den Blutstrom mitgeschleppt wird und in den Lungengefäßen hängen bleibt. Man spricht dann von einer Embolie. Eine Thrombose der tiefen Venen in Beinen und Becken kann sich durch Schmerzen, Schwellungen oder Blauverfärbung der Beine bemerkbar machen. Eine Lungenembolie kann zu Atemnot und Schmerzen in der Brust, schlimmstenfalls sogar zum Tod führen. Risikofaktoren für das Auftreten von Thrombosen sind eine ererbte Gerinnungsneigung des Blutes (z. B. eine Mutation des Faktor-V-Leyden Gens), aber auch Übergewicht, Rauchen, fehlende Bewegung der Beine bei längeren Flugreisen oder Bettlägerigkeit.

Toxisch: Giftig.

Tube: Eileiter.

Tumor: Geschwulst durch Wucherung von Zellen, die der normalen Wachstumskontrolle entzogen sind; gutartig oder bösartig.

Ultraschalluntersuchung: Sonographie, bildgebendes Verfahren, bei dem mit Schallwellen unhörbar hoher Frequenz innere Organe auf einem Bildschirm sichtbar gemacht werden können.

Uterus: Gebärmutter.

Vagina: Scheide.

Zum Weiterlesen

Bamberger, Christoph: *Besser leben – länger leben,* München 2006.

Barbach, Lonnie: *Die dritte Weiblichkeit. Frauen in den Wechseljahren,* Berlin 2000.

Barth, Volker und Andrea: *Brustkrebs: schnell verstehen – richtig behandeln,* Stuttgart 2004.

Bartl, Reiner, Mittermaier, Rosi: *Starke Knochen – mobiles Leben. Osteoporose muss nicht sein: verhindern, heilen und beweglich bleiben,* München 2005.

Berg, Lilo: *Brustkrebs. Wissen gegen Angst,* München 2000.

Bopp, Anette: *Von Herzinfarkt bis Schlaganfall. Risiken und Vorboten erkennen,* Stiftung Warentest 2006.

Bührer-Lucke, Gisa: *Wechseljahre ohne Hormone. Alternativen bei Hitzewallungen und Co.,* Berlin 2004.

Gohen, Gene: *Vital und kreativ. Geistige Fitness im Alter,* 2006.

Engelbrecht, Sigrid: *Heiße Jahre. Voller Energie durch die Wechseljahre,* München 2006.

Frohn, Birgit: *Gute Fette schützen Leben,* München 2004.

Hamm, Michael: *Knaurs Handbuch Ernährung,* München 2003.

Hellmiss, Margot: *Mit Soja durch die Wechseljahre. Natürliche Phytoöstrogene gegen typische Beschwerden,* München 2005.

Jessel, Christian: *Aktiv gegen Osteoporose. Übungen zum Vorbeugen und Lindern,* München 2005.

Kleine-Gunk, Bernd: *Phyto-Östrogene: Die sanfte Alternative während der Wechseljahre,* Stuttgart 2003.

Klessmann, Edda: *Wenn die Eltern Kinder werden und doch die Eltern bleiben,* Bern 2006.

Klepzig, Harald und Eve-Brigitte: *Ratgeber Herzerkrankungen,* Stuttgart 2002.

Kosack, Godula, Krasberg, Ulrike (Hrsg.): *Regel-lose Frauen. Wechseljahre im Kulturvergleich (aktuelle Frauenforschung),* Königstein 2002.

Maelicke, Alfred, Weichel, Claus, Förstl, Hans: *Demenz,* Stuttgart 2005.

Pape, Detlef, Schwarz, Rudolf: *Satt – schlank – gesund,* 2002.

Rahn-Huber, Ulla: *Kursbuch Wechseljahre,* München 2001.

Römmler, Alexander: *Die Wahrheit über Hormone. Wie Hormone sinnvoll eingesetzt werden und wann sie schaden,* München 2006.

Schneider, Sylvia: *Tatort Frau,* Wien 2003.

Stoppard, Miriam: *Menopause. Problemlos durch die Wechseljahre,* 2002.

Vollmer, Helga: *Arteriosklerose. Das vermeidbare Risiko. Wer ist gefährdet? Wie kann ich mich schützen? Wo erhalte ich Hilfe?,* Stuttgart 2003.

Wissenschaftliche Literatur

Wissenschaftliche Literatur zum Thema Studien

- Grodstein F. et al. Hormone therapy and coronary heart disease: the role of time since menopause and age at hormone initiation. J Womens Health (Larchmt). 2006 Jan–Feb;15(1): 35–44

- Hsia J. et al. Conjugated Equine estrogens and coronary heart disease. Arch Intern Med. 2006;166: 357–365

- Hulley S. et al. Randomized trial of estrogen plus progestin for secondary prevention of coronary heart disease in postmenopausal women. Heart and Estrogen/Progestin Replacement Study (HERS) research group. JAMA 1998; 280: 605–13

- Hulley S. et al. Noncardiovascular disease outcomes during 6.8 years of hormone therapy: Heart and Estrogen/progestin Replacement Study follow-up (HERS II). JAMA. 2002 Jul 3; 288(1): 58–66. JAMA 2002; 288: 58–66

- Lethaby A. et al. Hormone replacement therapy in postmenopausal women: endometrial hyperplasia and irregular bleeding. (Cochrane review) Cochrane Database Syst Rev 2000 (2): CD 000402

- Manson J. E. et al. Estrogen plus progestin and the risk of coronary heart disease. N Engl J Med. 2003 Aug 7; 349(6): 523–34

- Million women study collaborators. Breast cancer and hormone replacement therapy in the Million Women Study. Lancet 2003; 362: 419–27

- Smith D. C. et al. Association of exogenous estrogen and endometrial carcinoma. N Engl J Med. 1975 Dec 4; 293(23): 1164–7

- The Women's Health Initiative Steering Committee. Effects of Conjugated Equine Estrogen in Postmenopausal Women with Hysterectomy. JAMA 2004; 291: 1701–12

- Wilson R. A., Wilson T. A. The fate of the nontreated postmenopausal woman: a plea for the maintenance of adequate estrogen from puberty to the grave. J Am Geriatr Soc. 1963 Apr; 11: 347–62

- Wilson R. A. The obsolete Menopause. Conn Med. 1963 Dec; 27: 735–6

WISSENSCHAFTLICHE LITERATUR

- Wilson, R. Feminine Forever, 1966, M. Evans & Co., N.Y.

- Writing Group for the Women's Health Initiative Investigators Risks and benefits of Estrogen plus Progestin in Healthy postmenopausal women. JAMA 2002; 288: 321–33

- Ziel H. K., Finkle W. D. Increased risk of endometrial carcinoma among users of conjugated estrogens. N Engl J Med. 1975 Dec 4; 293(23): 1167–70

Wissenschaftliche Literatur zum Thema Brustkrebs

- Chen W. Y. et al. Unopposed estrogen therapy and the risk of invasive breast cancer. Arch Intern Med. 2006 May 8; 166(9): 1027–32

- Chlebowski R. T. et al. Influence of estrogen plus progestin on breast cancer and mammography in healthy postmenopausal women: the Women's Health Initiative Randomized Trial. JAMA. 2003 Jun 25; 289(24): 3243–53

- Collaborative Group on Hormonal Factors in Breast Cancer. Breast cancer and hormone replacement therapy: collaborative reanalysis of data from 51 epidemiological studies of 52 705 women with breast cancer and 108 411 women without breast cancer. Lancet 1997; 350: 1047–59

- Fournier A. et al. Breast cancer risk in relation to different types of hormone replacement therapy in the E3N-EPIC-Cohort. Int. J. Cancer 2005; 114: 448–54

- Million women study collaborators. Breast cancer and hormone replacement therapy in the Million Women Study. Lancet 2003; 362: 419–27

- Shah N. R. et al. Postmenopausal hormone therapy and breast cancer: a systematic review and meta-analysis. Menopause. 2005 Nov–Dec; 12(6): 668–78

- Smith D. C. et al. Association of exogenous estrogen and endometrial carcinoma. N Engl J Med. 1975 Dec 4; 293(23): 1164–67

- Stefanick M. L. et al. Effects of conjugated equine estrogens on breast cancer and mammography screening in postmenopausal women with hysterectomy. JAMA. 2006 Apr 12; 295(14): 1647–57

- The Women's Health Initiative Steering Committee. Effects of Conjugated Equine Estrogen in Postmenopausal Women with Hysterectomy. JAMA 2004; 291: 1701–12

- Writing Group for the Women's Health Initiative Investigators Risks and benefits of Estrogen plus Progestin in Healthy postmenopausal women. JAMA 2002; 288: 321–33

Wissenschaftliche Literatur zum Thema Thromsose und Embolie

- Canonico M. et al. EStrogen and THromboEmbolism Risk (ESTHER) Study Group. Obesity and risk of venous thromboembolism among postmenopausal women: differential impact of hormone therapy by route of estrogen administration. The ESTHER Study. J Thromb Haemost. 2006 Jun; 4(6): 1259–65

- Daly E. et al. Risk of venous thromboembolism in users of hormone replacement therapy. Lancet 1996; 348(9033): 977–80

- Grady D. et al. Postmenopausal Hormone Therapy Increases Risk for Venous Thromboembolic Disease. The Heart and Estrogen/progestin Replacement Study. Ann Intern Med 2000; 132: 689–96

- Grodstein F. et al. Postmenopausal hormone therapy and the risk of colorectal cancer: a review and meta-analysis. Am J Med. 1999; 106(5): 574–82

- Jick H. et al. Risk of hospital admission for idiopathic venous thromboembolism among users of postmenopausal oestrogens. Lancet 1996; 348: 981–3

- Nelson H. D. et al. Postmenopausal hormone replacement therapy: scientific review. JAMA. 2002 Aug 21; 288(7): 872–81

- Scarabin P. E. et al. (for the ESTHER study group). Differential association of oral and transdermal oestrogen-replacement therapy with venous thromboembolism risk. Lancet 2003; 362: 428–32

- Simon T. et al. EStrogen and ThromboEmbolism Risk (ESTHER) Study Group. Indicators of lifetime endogenous estrogen exposure and risk of venous thromboembolism. J Thromb Haemost. 2006 Jan; 4(1): 71–6

- Straczek C. et al. Estrogen and Thromboembolism Risk (ESTHER) Study Group. Prothrombotic mutations, hormone therapy, and venous thromboembolism among postmenopausal women: impact of the route of estrogen administration. Circulation. 2005 Nov 29; 112(22): 3495–500

- Writing Group for the Women's Health Initiative Investigators. Risks and benefits of Estrogen plus Progestin in Healthy postmenopausal women. JAMA 2002; 288: 321–33

- The Women's Health Initiative Steering Committee. Effects of Conjugated Equine Estrogen in Postmenopausal Women with Hysterectomy. JAMA 2004; 291: 1701–12

Wissenschaftliche Literatur zum Thema Herz-Kreislauf

- Bakken et al. Side Effects of hormone replacement therapy and influence on pattern use among women 45–64 years. The Norwegian Women and Cancer (NOWAC) study. Acta Obstet Gynekol Scand 2004; 83(9): 850–6

- Grodstein F. et al. Hormone therapy and coronary heart disease: the role of time since menopause and age at hormone initiation. J Womens Health (Larchmt). 2006 Jan–Feb; 15(1): 35–44

WISSENSCHAFTLICHE LITERATUR

- Hulley S. et al. Randomized trial of estrogen plus progestin for secondary prevention of coronary heart disease in postmenopausal women. Heart and Estrogen/Progestin Replacement Study (HERS) research group. JAMA 1998; 280: 605–13

- Hsia J. et al. Women's Health Initiative Investigators. Conjugated equine estrogens and coronary heart disease: the Women's Health Initiative. Arch Intern Med. 2006 Feb 13; 166(3): 357–65. Erratum in: Arch Intern Med. 2006 Apr 10; 166(7): 759

- Knoops K. T. et al. Mediterranean diet, life-style factors and 10-year-mortality in elderly european men and women – The HALE Project. JAMA 2004; 292: 1433–39

- Manson J. E. et al. Women's Health Initiative Investigators. Estrogen plus progestin and the risk of coronary heart disease. N Engl J Med. 2003 Aug 7; 349(6): 523–34

- Mathes P. et al. Die Rolle des Lipidstoffwechsels in der Prävention der koronaren Herzerkrankung. Z Kardiol 2005; 94: Suppl 3, III/43–III/55

- Mikkola T. S. et al. Estrogen replacement therapy, atherosclerosis, and vascular function. Cardiovasc Res. 2002 Feb 15; 53(3): 605–19

- Mosca L. et al. Evidence-Based Guidelines for Cardiovascular Disease Prevention in Women. Circulation 2004; 109: 672–93

- Ouyang P. et al. Hormone Replacement Therapy and the Cardiovascular System: Lessons Learned and Unanswered Question J Am Coll Cardiol 2006; 47(9): 1741–53

- Pilote L., Hlatky M. A. Attitudes of women toward hormone therapy and prevention of heart disease. Am Heart J 1995; 129: 1237–8

- Teo K. K. et al. INTERHEART Study Investigators. Tobacco use and risk of myocardial infarction in 52 countries in the INTERHEART study: a case-control study. Lancet. 2006 Aug 19; 368(9536): 647–58

- The Women's Health Initiative Steering Committee. Effects of Conjugated Equine Estrogen in Postmenopausal Women with Hysterectomy. JAMA 2004; 291: 1701–12

- Writing Group for the Women's Health Initiative Investigators Risks and benefits of Estrogen plus Progestin in Healthy postmenopausal women. JAMA 2002; 288: 321–33

- Yusuf S., INTERHEART Study Investigators. Effect of potentially modifiable risk factors associated with myocardial infarction in 52 countries (the INTERHEART study): case-control study. Lancet. 2004 Sep 11–17; 364(9438): 937–52 Yusuf S. et al. INTERHEART Study Investigators. Obesity and the risk of myocardial infarction in 27,000 participants from 52 countries: a case-control study. Lancet. 2005 Nov 5; 366(9497): 1640–49

Wissenschaftliche Literatur zum Thema Demenz

- Espeland M. A. et al. Women's Health Initiative Memory Study. Conjugated equine estrogens and global cognitive function in postmenopausal women: Women's Health Initiative Memory Study. JAMA. 2004 Jun 23; 291(24): 2959–68

- Farquhar C. M. et al.: Long term hormone therapy for perimenopausal and postmenopausal women. The Cochrane Library, Volume (4). 2005

- Henderson V. W. et al. Estrogen for Alzheimer's disease in women: randomized, double-blind, placebo-controlled trial. Neurology. 2000 Jan 25; 54(2): 295–301

- Henderson V. W. et al. Postmenopausal hormone therapy and Alzheimer's disease risk: interaction with age. J Neurol Neurosurg Psychiatry. 2005 Jan; 76(1): 103–5

- Mulnard R. A. et al. Estrogen replacement therapy for treatment of mild to moderate Alzheimer disease: a randomized controlled trial. Alzheimer's Disease Cooperative Study. JAMA. 2000 Feb 23; 283(8): 1007–15. Erratum in: JAMA 2000 Nov 22–29; 284(20): 2597

- Rapp S. R. et al. WHIMS Investigators. Effect of estrogen plus progestin on global cognitive function in postmenopausal women: the Women's Health Initiative Memory Study: a randomised controlled trial. JAMA. 2003 May 28; 289(20): 2663–72

- Resnick S. M. et al. Women's Health Initiative Study of Cognitive Aging Investigators. Effects of combination estrogen plus progestin hormone treatment on cognition and affect. J Clin Endocrinol Metab. 2006 May; 91(5): 1802–10

- Shumaker S. A. et al. Conjugated equine estrogens and incidence of probable dementia and mild cognitive impairment in postmenopausal women: Women's Health Initiative Memory Study. JAMA. 2004 Jun 23; 291(24): 2947–58

- Shumaker S. A. et al. WHIMS Investigators. Estrogen plus progestin and the incidence of dementia and mild cognitive impairment in postmenopausal women: the Women's Health Initiative Memory Study: a randomized controlled trial. JAMA. 2003 May 28; 289(20): 2651–62

- Zandi P. P. et al. Cache County Memory Study Investigators. Hormone replacement therapy and incidence of Alzheimer disease in older women: the Cache County Study. JAMA. 2002 Nov 6; 288(17): 2123–29

WISSENSCHAFTLICHE LITERATUR

Wissenschaftliche Literatur zum Thema Osteoporose

■ Dachverband Deutschsprachiger Wissenschaftlicher Gesellschaften für Osteologie. Evidenz-basierte Konsensus-Leitlinie zur Osteoporose. http://www.lutherhaus-essen.de/osteo/leitlinien-dvo/index.php

■ Häussler, Gothe, Mangiapane, Glaeske, Felsenberg. Versorgung von Osteoporosepatienten in Deutschland – Ergebnisse der BoneEVA-Studie Deutsches Ärzteblatt 2006; 103(39): A 2542–8

Wissenschaftliche Literatur zum Thema Hormontherapie

■ Arlt W. Androgen therapy in women. Eur J Endocrinol. 2006 Jan; 154(1): 1–11

■ Bachmann G. et al. Female androgen insufficiency: the Princeton consensus statement on definition, classification, and assessment. Fertil Steril. 2002 Apr; 77(4): 660–5

■ Bell R. J. et al. Endogenous androgen levels and well-being: differences between premenopausal and postmenopausal women. Menopause. 2006 Jan–Feb; 13(1): 65–71

■ Buster J. E., et al. Testosterone patch for low sexual desire in surgically menopausal women: a randomized trial. Obstet Gynecol. 2005 May; 105(5 Pt 1): 944–52

■ Davis S. R. et al. Circulating androgen levels and self-reported sexual function in women. JAMA. 2005 Jul 6; 294(1): 91–6

■ Davis S. R. et al. Efficacy and safety of a testosterone patch for the treatment of hypoactive sexual desire disorder in surgically menopausal women: a randomized, placebo-controlled trial. Menopause. 2006 May–Jun; 13(3): 387–96. Erratum in: Menopause. 2006 Sep–Oct; 13(5): 850

■ adult females: changes with age, menopause, and oophorectomy. J Clin Endocrinol Metab. 2005 Jul; 90(7): 3847–53

■ Grimley Evans J. et al. Dehydroepiandrosterone (DHEA) supplementation for cognitive function in healthy elderly people. Cochrane Database Syst Rev. 2006 Oct 18; (4): CD 006221

■ Laughlin G. A. et al. Hysterectomy, oophorectomy, and endogenous sex hormone levels in older women: the Rancho Bernardo Study. J Clin Endocrinol Metab. 2000 Feb; 85(2): 645–51

■ Lobo R. A. Androgens in postmenopausal women: production, possible role, and replacement options. Obstet Gynecol Surv. 2001 Jun; 56(6): 361–76

■ Nair K. S. et al. DHEA in elderly women and DHEA or testosterone in elderly men. N Engl J Med. 2006 Oct 19; 355(16): 1647–59

■ North American Menopause Society: Position Statement: The role of testosterone therapy in postmenopausal women:

position statement of The North American Menopause Society. Menopause. 2005: 12 (Vol 5): 497–511

- Saltzman E. et al. Dehydroepiandrosterone therapy as female androgen replacement. Semin Reprod Med. 2006 Apr; 24(2): 97–105

- Simon J. et al. Testosterone patch increases sexual activity and desire in surgically menopausal women with hypoactive sexual desire disorder. J Clin Endocrinol Metab. 2005 Sep; 90(9): 5226–33

- Somboonporn et al. Testosterone for peri- and postmenopausal women. Cochrane Database Syst Rev. 2005 Oct 19; (4): CD 004509

- Wierman M. E. et al. Androgen therapy in women: an endocrine society clinical practice guideline. J Clin Endocrinol Metab. 2006 Oct; 91(10): 3697–710

- North American Menopause Society: Position Statement: The role of testosterone therapy in postmenopausal women: position statement of The North American Menopause Society. Menopause. 2005: 12 (Vol 5): 497–511

- Saltzman E et al. Dehydroepiandrosterone therapy as female androgen replacement. Semin Reprod Med. 2006 Apr;24(2):97–105

- Simon J et al. Testosterone patch increases sexual activity and desire in surgically menopausal women with hypoactive sexual desire disorder.
J Clin Endocrinol Metab. 2005 Sep; 90(9):5226–33

- Somboonporn et al. Testosterone for peri- and postmenopausal women. Cochrane Database Syst Rev. 2005 Oct 19;(4):CD004509

- Wierman ME et al. Androgen therapy in women: an endocrine society clinical practice guideline. J Clin Endocrinol Metab. 2006 Oct;91(10):3697–710

Wissenschaftliche Literatur zum Thema Pflanzen

- Albertazzi P. Alternatives to estrogen to manage hot flushes. Gynecological Endocrinology, January 2005; 20(1): 13–21

- Nappi R. E. et al. Efficacy of Cimicifuga racemosa on climacteric complaints: a randomized study versus low-dose transdermal estradiol. Gynecol Endocrinol. 2005 Jan; 20(1): 30–5

- Nedrow A. et al. Complementary and Alternative Therapies for the Management of Menopause-Related Symptoms – A Systematic Evidence Review. Arch Intern Med. 2006; 166: 1453–65

- Nelson H. D. et al. Nonhormonal Therapies for Menopausal Hot Flushes. JAMA 2006; 295 (17): 2057–71

- Osmers R. et al. Efficacy and safety of isopropanolic black cohosh extract for climacteric symptoms. Obstet Gynecol. 2005 May; 105(5 Pt 1): 1074–83

Register

A

Abgeschlagenheit 27
Acomplia® 68
Actonel® 137
Adipositas 120
Adrenalinstoffwechsel 171
Aerobic 61
AIDS 129
Akne 43, 50f., 163f.
Aktivität, körperliche, 58
Alkohol 57, 70, 73, 119
Alkoholkonsum 71
Alkoholmissbrauch 129
Alkoholproblem 72
Alter 20, 48, 58, 89, 99, 114, 119
- gefühltes Alter 20
Altersdiabetes 122
Altersflecken 22
Altersstruktur 22
Älterwerden 22, 174
Alzheimer-Demenz 78, 127f., 131ff., 175
Alzheimer-Demenz-Risiko 130
Androgene 50, 151, 162f.
Androgeniserungssymptome 43f.
Androgenmangel 151
Androgenmangelsyndrom 151
Androgenspiegel 50
Angina Pectoris 181
Ängste 14, 30, 52
Angststörungen 119, 181
Anti-Aging 58
Anti-Aging-Therapie 163
Antibabypille 40f., 42f., 106ff., 152f., 158, 161
Antidepressiva 30, 52, 52, 170ff., 177
Antiepileptika 144, 172
Antiöstrogen 167f.
Antioxidanzien 69
APC-Resistenz 108
Appetitlosigkeit 172
Appetitsteigerung 64, 153

Appetitzügler 68
Ärger 70
Aromatasehemmer 97, 144
Arthrose 52
Ästhetik 23
Atherosklerose 113, 115, 118
Atkins 66
Attraktivität 14, 22, 77
Aufregung 70
Ausdauersport 71, 125, 177
Ausdauertraining 58f., 62
Autoimmunerkrankungen 57

B

Baby Blues 171
Ballaststoffe 68
Befruchtung 26
Behandlungsalternativen 165ff.
Belastungs-EKG 124
Beratungsgespräch 181
Beruf 19
Better Aging 58
Bettlägerigkeit 107
Bewegung 65, 124
Bewegungsmangel 58, 65, 122, 143f.
Beziehungen 48
Bier 71
Bisphosphonate 135ff., 146
Blase 55, 111
Blasenentzündung 49, 158
Blaseninfektion 32
Blasenkrebs 72
Blutdruck 90, 115, 120, 123f., 126, 132f., 182
Blutdrucksenker 82
Blutfette 60, 64, 82, 115, 117ff., 121, 124, 126, 132f.
Blutfettspiegel 119
Bluthochdruck 40, 58, 64, 82, 89, 113, 117, 119ff., 181
Blutungen 24, 30, 34, 39, 41f., 134, 180
Blutungsdauer 27
Blutungsstörungen 33, 43, 156, 175
Blutuntersuchung 181

Blutzucker 66, 123f., 126
Blutzuckerspiegel 66f., 121, 126
BMI (Body-Mass-Index) 64, 82, 120, 143
Bone-peak-mass 139, 143
BRCA-Gene 101f.
Brigitte-Diät 66
Brustbeschwerden 157
Brustkrebs 79, 85ff., 88, 94ff., 100, 103f., 113, 137, 168
Brustkrebsdiagnosen 99
Brustkrebsfälle 84, 88, 153
Brustkrebsfamilien 101
Brustkrebsfrüherkennung 103ff.
Brustkrebshäufigkeit 81
Brustkrebsoperation 52
Brustkrebsrisiko 81, 86ff., 91, 95ff., 98ff., 102, 152f., 176
- erblich bedingtes, 101
Brustoperation 52
Brustschmerzen 125, 155
Brustspannen 24, 28f., 168, 175
Brustwarze 52
Burnout-Syndrom 9

C

Cache-County-Studie 130f.
Cerazette® 42f.
Checklisten 183ff.
- Herz-Kreislauf-Erkrankungen, Thrombosen und Diabetes 184
- Osteoporose 186
- Sexualprobleme 188
- Verhütung 187
- Wechseljahrsbeschwerden 183
Chemotherapie 57
Cholesterin 117f.
Cholesterinspiegel 181
Cimicifuga racemosa 167f.
Climacterium präcox 57
Clonidin 172f.
Colitis ulcerosa 144
Coloskopie 180
Coumestane 169
Crosstrainer 61

D

Darmerkrankung 144
Darmkrebs 81, 85, 88
Darmkrebsrisiko 81
Darmoperation 52
Darmprobleme 172
Demenz 89, 129, 132f.
- toxische 129
- vaskuläre 129
Demenzerkrankungen 127ff.
Demenzprävention 133
Demenzrisiko 60, 129
Depression 34, 52, 60, 119, 171, 181
Designer-Hormon 153
Designer-Östrogen 86
DHEA (Dehydroepiandrosteron) 162f.
DHES (Dehydroepiandrosteronsulfat) 50
Diabetes mellitus 52, 58, 89f., 117, 119, 121ff., 144, 181
Diabetesrisiko 121
Diät 64, 66ff.
Dopamin 168, 170
Doppelblindstudien, kontrollierte, 79f.
Doppleruntersuchung 124
Dreimonatsspritze 43f.
Dünnhäutigkeit, psychische, 17, 33, 157
Durchbruchsblutungen 28
Durst 123
DXA-Messung (Dual X-ray Absorptiometry) 142, 146

E

Eibläschen 26ff., 30, 37, 39
Eierstock 25ff., 30, 34, 36, 39, 51, 56f., 77, 82, 153, 164
Eierstockserschöpfung 25, 37, 57
Eierstocksfunktion 43, 130, 139
Eileiter 56
Eisprung 19, 26, 28, 35, 42
Eiweiß 70f.
Eizellen 25, 27, 30, 39
Eizellenvorrat 30, 37, 56, 174
EKG 124

REGISTER

ELITE (Early Versus Late Intervention Trial with Estraddiol) 117
Embolie 85, 88, 106ff., 108, 181
Embryo 27, 56
Empfängnisverhütung 14, 38ff., 43, 156, 175
Empty-Nest-Syndrom 17
Endorphine 60
Energie 65f.
Entspannungsübungen 62
Equines Östrogen s. Pferdeöstrogen
Erbrechen 172
Erektion 53
Ernährung 63, 65, 67ff., 70, 124
Erschöpfung 9
Essstörungen 181
Essverhalten 63
Evista® 137

F

Faktor-V-Leiden-Mutation 108f., 111
Falten 22
Familiengründung 17
Fehlernährung 122
Fehlgeburten 39, 109
Fett 66, 69f., 121, 124
Fettblocker 68
Fettreserven 65
Fettstoffwechsel 117
Fettstoffwechselstörung 82
Figur 58, 64
first-pass-Effekt 160
Fitnessstudio 61f.
Flavonoide 169
Fluoxetin 171
Fosamax® 137
Frauenbild 174
Freizeit 19
Fruchtbarkeit 14, 19f., 174
Früchtetee 71
Fruktose 67f.
FSH (follikelstimulierendes Hormon) 168
FSH-Spiegel 35ff.
Funktionalität, körperliche 23

G

Gabapentin 172f., 177
Gallensteine 181
Gebärmutter 26f., 34, 56, 164
Gebärmutterentfernung 51f.
Gebärmutterschleimhaut 28, 41f., 81, 98, 104, 135, 150f., 153, 156
Gebärmutterschleimhautkrebs 81, 97f., 137, 151, 170, 176,
Gebärmutterschleimhautkrebsrisiko 81
Gefäße 72, 113ff., 119
Gefäßerkrankungen 116, 121
Gefäßrisiko 42
Gefäßschäden 133
Gefäßsystem 90, 115, 124
Gefäßverkalkung 113
Gehirn 132
Gelbkörperhormon s. Gestagen bzw. Progesteron
Gelbkörperschwäche 28, 35
Gelenkbeschwerden 33, 61, 126
Gelenkerkrankungen 120
Gelenkschmerzen 32, 175
Gemüse 69, 124
Gene 132
Genetische Faktoren 101, 119, 144
Genetische Störungen 57
Genussmittel 57, 70, 177
Gerinnung 116f.
Gerinnungsneigung 108f.
Gerinnungsstörung 111
Geschlechtsverkehr 32, 155, 158
Gesellschaft 20, 22
Gestagen 17, 25, 28, 30, 41, 43, 52, 80f., 82, 84, 96, 98, 104, 107, 114, 116, 126, 130, 135f., 152f., 155, 157, 176
Gestagen, synthetisches,155
Gestagengel 155
Gestageninjektion 156
Gestagenpille 42f.
Gestagentabletten 155f.
Gestagenzäpfchen 155
Gesundheit 58, 77

Gesundheitscheck 180
Gewicht 63
Gewichtsabnahme 125
Gewichtskontrolle 60
Gewichtsprobleme 58
Gewichtsverlust 123
Gewichtszunahme 42, 64, 68
Gicht 120
Gleitgel 49
Glukose 68
Glykämische Last 66f.
Glykämischer Index 66f.
Glyx-Diät 67
Goldstandardstudien 79f., 89, 107, 130
Golf 62
Großfamilie 20
Grundumsatz 63, 65
Gymnastik 144

H

Haarausfall 42f., 50f., 163
Haare 50
Haarprobleme 58
Haut 32, 70
- trockene 32
Hautprobleme 58
HDL-Cholesterin 79, 118, 123
Healthy User Bias 78f.
HERS-Studie (Heart and Estrogen/Progestin Replacement) 80f., 90, 107, 113, 115f.
Herzbeschwerden 34
Herzerkrankungen 113, 116
Herzinfarkt 9, 40, 43, 58, 78ff., 81ff., 84, 87, 91, 112ff., 116, 120, 123ff., 126, 137, 168, 175f., 181
Herzinfarktrisiko 60, 87, 114, 117ff., 119
Herzklopfen 34
Herzkrankheit 67, 117
Herzkrankheit, koronare 119
Herz-Kreislauf- Erkrankung 79, 82f., 89f., 91, 113, 117, 119f., 123ff., 137, 176, 181
Herz-Kreislauf-Risiken 40, 42, 64, 71, 121, 124f.
Herz-Kreislauf-System 61, 90, 117
Herzschmerzen 34

HFCS (High Fructose Corn Syrup) 67f.
Hirnanhangdrüse 36
Hitzewallungen 9, 14, 16, 27, 29, 31, 32f., 38, 40f., 45, 50f., 58, 60, 64, 76, 91, 102, 111, 134, 142, 151, 157f., 165, 167f., 170, 172f.
Hobbys 125
Homocysteinspiegel 144
Hopfen 169
Hormonbehandlung 94f., 102f., 106, 161f.
Hormonbildung 29
Hormone 24, 35, 39, 46, 72, 74ff., 77ff., 80, 83f., 87, 89, 91, 93ff., 100, 102, 104, 107f., 117, 122, 122f., 128f., 132, 136, 147, 150ff., 162, 171, 173f., 180
- Nebenwirkungen 78
Hormoneinnahme 9, 87
Hormonersatztherapie 10, 85, 150, 155
Hormonhaushalt 119
Hormongel 176
Hormonmangelerscheinungen 158
Hormonmenge 26
Hormonpflaster 126, 150, 176
Hormonpräparate 81, 83
Hormonproduktion 25, 27
Hormonspiegel 35
Hormonspirale 41f., 156, 158
Hormonspritzen 155
Hormonstatus 35
Hormontherapie 10f., 17, 43, 49f., 63, 75ff., 78f., 81, 83ff., 86, 89f., 94ff., 99f., 104f., 110f., 112ff., 115ff., 122, 124f., 128f., 131f., 148ff., 155, 159, 170, 176f., 182
- Studien 78ff.
HSDD (Hypoactive Sexual Desire Disorder) 164
Hüftbruch 81, 84f., 88, 135, 140, 144
Hüftprotektoren 145
Hypophyse 26, 35ff., 168
Hypothalamus 36

I/J

Immobilität 107
Immunabwehr 166
Infarktrisiko 156, 161

REGISTER

Infektanfälligkeit 32
Instabilität, psychische 9
Insulin 121f.
Insulinanstieg 68
Insulinresistenz 67, 122
Insulinspiegel 66
Intimität 47
Intrinsa® 51, 164
Isoflavone 168f.
Joggen 60f.
Johanniskraut 166
Jo-Jo-Effekt 64f.
Juckreiz 107
Jugend 22
Jugendlichkeit 77

K

Kaffee 57, 70f.
Kalzium 70, 138, 145
Kalziumbedarf 145
Kalziummangel 145
Kava Kava 166
KEEPS (Kronos Early Estrogen Protection Study) 117
Kehlkopfkrebs 72
KHK s. Koronare Herzkrankheit
Kinderfrage 18
Kinderwunsch 46
Klimakterium 9, 17, 27, 42, 44, 50, 56f., 135, 153, 156, 168
Klitoris 48
Knochen 50, 134, 138f., 163
Knochenabbau 137
Knochenbrüche 62, 81, 135, 137ff., 177
Knochenbruchrisiko 138
Knochendichte 135, 137, 139, 142f., 144, 151
Knochendichtemessung 134, 141f., 144, 146, 180
Knochenmasse 44, 143
Knochen-Spitzen-Masse s. Bone-peak-mass
Kohlenhydrate 67, 70
Kombinationsbehandlung 106f., 115f., 176

Kombinationspflaster 158f.
Kombinationspräparate 43, 156
Kombinationstherapie 90f., 95, 135, 153
Kompressionsstrümpfe 110
Konflikte 46
Koordination 62
Kopfschmerzen 27, 158, 175
Koronare Herzkrankheit 79, 85, 88
Kortisol 118
Kortison 144
Krafttraining 61f.
Krampfadern 107
Krämpfe 107
Krankenkassen 70, 142, 156
Krankenschwesternstudie (NHS) 78f., 89f., 114
Krebserkrankungen 107, 120, 181
Krebsrisiko 60
Krebsvorsorge 126, 180
Kreislauferkrankungen 81
Kupferspirale 41

L

Labordiagnostik 35
Langstreckenflüge 107f.
Langzeit-EKG 124
Laufband 61
Laufschuhe 61
Lauftraining 61
LDL-Cholesterin 79, 118f., 123
Lebenserwartung 18
Lebensqualität 50, 58f.
Lebensstil 78, 100, 122, 124f., 133, 177
Lebensweisheit 19
Lebensziele 23
Leber 160
Lebererkrankungen 181
Leberstoffwechsel 116
Lebertran 145f.
Leberzerfallskoma 166
Leistungsfähigkeit 142, 159
Leistungsschwäche 9
LH (luteinisierendes Hormon) 26, 36f., 168
LH-Gipfel 37

Libido 48, 50, 52, 153, 163
Libidomangel 151
Libidominderung 164
Libidostörungen 42
Libidoverlust 52, 175
Liebe 47, 125
Light-Produkte 67
Lignane 169
Lipidsenker 123
Liviella® 153
LOGI-(Low-Glycemic-Index-)Methode 67
Low Carb 66
Low Fat 66
Low-Glycemic-Index-Methode
   s. LOGI-Methode
Lungenembolie 84
Lungenkrebs 72, 117
Lust 45ff., 48, 50
Lustlosigkeit 45, 47f., 51f.

M

Magenprobleme 172
Magersucht 143
Mammakarzinomrisiko s. Brustkrebsrisiko
Mammographie 103, 104f. 126, 153, 180
Mastodynie 168
Matrixpflaster 154
Matrone 19
Medien 22, 83
Menopause 14, 30, 32f., 51, 56, 77, 97, 115, 130, 134, 138, 174
- Begleiterscheinungen und Folgen 33
Menstruation 26, 28, 151, 161
Menstruationszyklus 81, 168
Methyl-Testosteron 163
Migräne 42, 60, 160f., 171, 181
Mikrofissuren 139f.
Milchprodukte 70
Milchsäurebakterien 32
Millionen-Frauen-Studie 86f., 98, 101, 153
Mini-Spirale 156
MIRAGE-Studie 130f.
Mirena® 41
Mönchspfeffer 168

Monopräparate 156
Morbus Crohn 144
MPA (MedroxyProgesteronAcetat) 116
Müdigkeit 52, 151, 172
Multiple Sklerose 52
Mumps 57
Mundtrockenheit 172
Muskelabbau 61f., 66
Muskelaufbau 66
Muskelmasse 65f., 151
Myome 34, 52

N

Nachelterliche Gefährtenschaft 17
Nachtschweiß 51
Nebenwirkungen 176
Nervensystem 119
Neuorientierung 19
Neuroprotektive Effekte 129
Neurotransmitter 170f.
Nierenfunktionsstörung 144
Nierentransplantation 166
Nikotin 57, 72
Noradrenalin 170
Nordic Walking 58f., 61, 126, 144
Nurses Health Study s. Krankenschwesternstudie
Nuvaring® 40

O

Obst 68, 69, 124
Off-Label-Use 172
Omega-3-Fettsäuren 70
Omega-6-Fettsäuren 70
Operationen 51, 56, 107
Orgasmus 48, 52
Orlistat® 68
Osteoblasten 139
Osteoklasten 139
Osteopenie 138f., 142, 146f.
Osteoporose 44, 62, 78f., 81, 89, 91, 134ff., 138ff., 141ff., 143, 151, 168, 175, 177
Osteoporosegymnastik 144
Osteoporoseprophylaxe 62, 146

REGISTER

Osteoporoserisiko 60, 84f., 134, 141f.
Osteoporoseschutz 40
Östradiol 76f., 82, 106, 118, 136, 152, 154, 158, 169f.
Östradiolpräparate 76
Östradioltropfen 155
Östriol 152, 155
Östrogen 25f., 27f., 32, 37, 41ff., 44, 50f., 63, 72, 76f., 80f., 84, 86, 88, 96, 107, 114f., 129f., 132, 135, 137, 150, 152ff., 157, 164, 168, 170, 176
- transdermale 160f.
Östrogenbehandlung 81, 90f., 94ff., 97
Östrogencreme 58
Östrogendosierung 162
Östrogengel 41, 104f., 110f., 158ff.
Östrogen-Gestagen-Behandlung 95f.
Östrogen-Gestagen-Kombination 114
Östrogen-Gestagen-Präparat 95
Östrogenhaltiges Nasenspray 155
Östrogenmangel 28, 32, 40, 44, 49f., 57, 77, 126, 135, 139, 143, 151, 157
Östrogenmonotherapie 135f., 176
Östrogenpflaster 41, 110f., 136, 158ff., 162
Östrogenpräparate 43, 76
Östrogenproduktion 30, 90
Östrogenspiegel 26ff., 35, 49, 51, 77, 151, 155, 161, 169
Östrogentabletten 41, 158ff., 162
Östrogentherapie 104, 164, 171
Östrogenwirksame Substanzen 152
Östrogenzäpfchen 158

P

Parathormon 135
Paroxetin 171
Partnerschaft 14, 17, 46f., 52f., 175
Pferdeöstrogene 76f., 115, 130, 152, 155, 158
Pflanzenstoffe 165f.
- sekundäre 69
Phytoöstrogene 167ff., 177
- Lieferanten 170
Pickel 42

Placebo 10, 79ff., 83, 129, 135, 171
Placeboeffekt 83
Plaques 113, 115f., 129
Polypen 34
Postmenopause 139
Potenzstörung 52f.
Power-Walking 61
Prämenstruelles Syndrom (PMS) 168, 171
Premarin® 77, 82
Prempro® 82
Presomen® 77
PROCAM-Risiko-Rechner 123
Progesteron 25f., 27ff., 35, 118, 150f., 153, 157
Progesteronmangel 28
Progesteronproduktion 28
Progesteronspiegel 151
Progressive Muskelentspannung 58
Progynova® 77
Progynova mite® 77
Prolaktin 168
Prophylaxe 57, 175
Proteine 70
Psychopharmaka 172
Pubertät 8f., 17, 25, 57
Pulsuhr 61

Q/R

QCT (Quantitative Computertomografie) 142
Radfahren 60f., 144
Raloxifen 135, 138
Rauchen 40, 56, 73, 107f., 117, 119, 123, 125, 132f., 143
Reductil® 68
Regelblutung 14, 16, 42, 143
Reizbarkeit 9
Reservoirpflaster 154
Rhabarberwurzel 169
Risiken 175
Risikofaktoren 64, 124

Risikoprofil 176, 180
Röntgen 141
Rotklee 169f.

S

Saccharose 68
Salat 69
Samenzellen 25
Schädel-Hirn-Verletzungen 129
Schambehaarung 151
Schamlippen 49f., 155
Scheide 32, 49f., 111, 155
Scheidenentzündung 49
Scheidenhaut 49
Scheideninfektion 32
Schenkelhalsbruch 140, 144
Schilddrüse 35
Schilddrüsenüberfunktion 144, 181
Schilddrüsenunterfunktion 119, 12
Schlafstörungen 9, 16, 27, 33, 38, 50, 52, 151
Schlaganfall 40, 43, 58, 72, 78f., 81ff., 85, 88, 91, 112ff., 114, 116, 120, 123f., 137, 175f., 181
Schlaganfallrisiko 60, 88, 90, 95, 113, 117ff., 156, 161
Schlankheitspillen 64
Schleimhäute, trockene, 175
Schmerzen 52, 158
Schmierblutungen 24, 42
Schönheit 22, 64
Schönheitsideale 22
Schönheitsoperation 52
Schuldgefühle 46
Schwangerschaft 26, 38f., 56, 108, 121, 151, 161
Schweißausbrüche 31, 50, 165, 175
Schwimmen 61, 144
Schwindel 168
Schwitzen 168
Selbstbewusstsein 19
Seniorenpubertät 17
Sequenzpräparat 157f.

SERM (Selektiver Estrogen-Rezeptor-Modulator) 136, 167
Serotonin 170
Serotoninspiegel 170
Sexualität 14, 45ff., 48ff., 51f., 77, 125, 153, 175
Sexualerziehung 46
Skifahren 62, 144
SNRI (Selektive Noradrenalin-Wiederaufnahmehemmer) 171, 177
Soja 168f.
Spazierengehen 144
Spirale 98, 161
Sport 60, 63, 101, 124f.
Sprachvermögen 132
SSRI (Selektive Serotonin-Wiederaufnahmehemmer) 52, 171f., 177
Statine 117
Sterilisation 42, 44
Stillzeit 121
Stimmung 50, 58, 60, 163
Stimmungsschwankungen 14, 50f., 151, 175
Stimulation 50
Stoffwechsel 119, 122
Stoffwechselerkrankungen 57, 181
Stoffwechselprozesse 91
Stress 119
- psychosozialer 119
Stressmanagement 125
Stürze 62
Subgruppenanalysen 90
Sucht 72f.
Süßungsmittel 68

T

Taillen-Hüft-Quotient 121, 122, 125
Tamoxifen 97, 172
Tanzen 62
Tee, grüner, 71
Tennis 62
Teriparatid 138
Testosteron 25, 51, 118, 153, 163

REGISTER

Testosteronimplantate 163
Testosteronpflaster 51, 164
Testosteronpräparate 163
Testosteronspiegel 51
Therapien
- alternative 177
- pflanzliche 165ff.
Therapieplan 181
Thrombose 40, 43, 79, 82, 85, 88, 91, 106ff., 109, 159, 181
Thrombosegefährdung 42
Thromboseneigung 108
Thromboserisiko 106ff., 109f., 124, 137, 156, 159f., 176
Thyroxin 36
Tibolon 86
Tibolontherapie 153
Tofu 170
Trainingsplan 62
Traubensilberkerze 167, 177
TRH (Thyrosin Releasing Hormon) 36
Triglyzeride 117f., 123
Trimmrad 61
T-Score 142, 146
TSH (Thyreoidea-stimulierendes Hormon) 36
Tumorsuppressorgene 102
Tumorwachstum 102
Turner-Syndrom 57
Typ-1-Diabetes 122f.
Typ-2-Diabetes 67, 122f.
- Symptome 123

U/V

Übelkeit 172
Überernährung 122
Übergewicht 58, 64f., 67f., 89, 100, 107, 119ff., 126
Ultraschall 28, 98, 180f.
Ultraschalluntersuchung 104, 124, 141f.
Unausgeglichenheit 33
Untergewicht 143
Vaginalring 40, 155
Venenoperation 110

Venlafaxin 171
Vererbung 56, 144
Vergesslichkeit 58
Verhütung s. Empfängnisverhütung
Virusinfektionen 57
Vitamin D 138, 145f.
Vitamine 68
Vollkornprodukte 69

W

Wandern 144
Wassereinlagerungen 28, 32, 62, 157, 175
Wasserlassen, vermehrtes, 123
Wechseljahre 8ff., 13ff., 16, 18, 20, 24f., 30, 34f., 45f., 48, 50, 54ff., 57ff., 60, 63, 68, 72, 77, 86, 94, 97, 99, 115, 128, 138f., 143, 149ff., 157ff., 161f., 169f., 182
Wechseljahrsbeschwerden 10, 17, 34, 41, 43, 50, 58, 75ff., 89, 91, 98, 126, 135, 137, 147, 167, 172
Wechseljahrssymptome 151
Weiblichkeit 8
Weight-Watchers-Programm 66
Wein 71f.
WHI-Studie (Women's-Health-Initiative) 80f., 83, 86f., 89f., 91, 94f., 101, 114ff., 130, 135
WHO (Weltgesundheitsorganisation) 121, 142
Wirbelkörperbrüche 135, 138, 140f.
Witwenbuckel 141

Y/Z

Yoga 62, 177
Zärtlichkeit 14
Zucker 68, 115
Zuckerbelastungstest 124
Zuckerstoffwechsel 60
Zwischenblutungen 41
Zyklus 9, 25ff., 35, 103, 161
Zysten 29, 34

Für Ihre Gesundheit

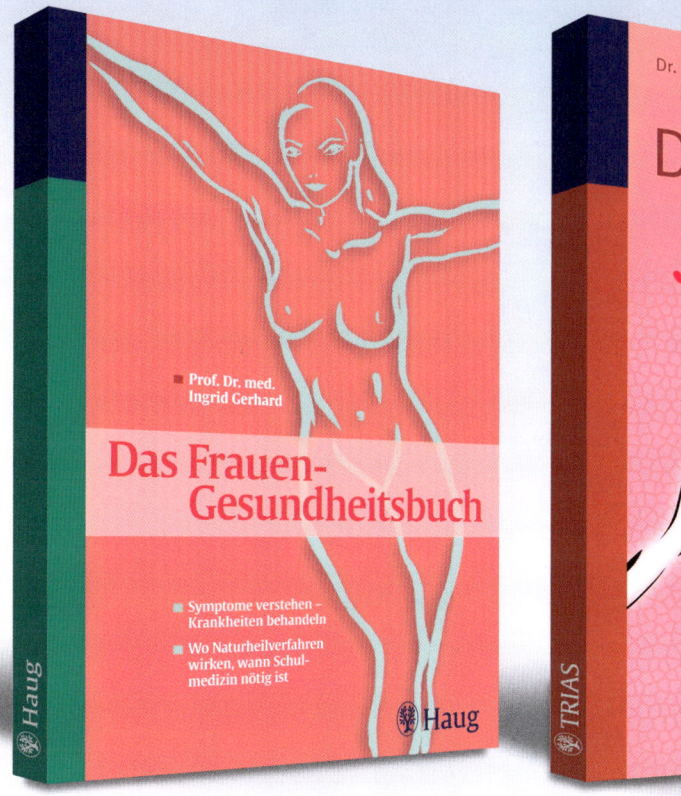
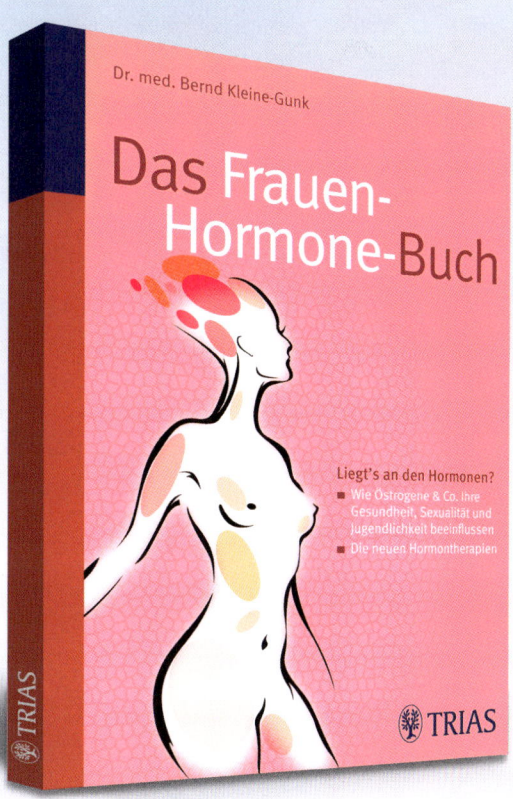

Ingrid Gerhard
Das Frauen-Gesundheitsbuch
352 Seiten, 30 Abbildungen
€ 29,95 [D] / € 30,80 [A] / 50,90 CHF
ISBN 978-3-8304-2261-7

Bernd Kleine-Gunk
Das Frauen-Hormone-Buch
140 Seiten, 25 Abbildungen
€ 14,95 [D] / € 15,40 [A] / CHF 27,50
ISBN 978-3-8304-3498-6

In Ihrer Buchhandlung

Weitere Bücher zum Thema:
www.trias-gesundheit.de

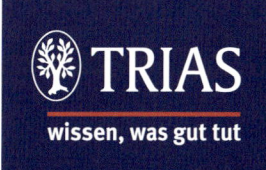

Impressum

Wichtiger Hinweis

Die im Buch veröffentlichten Ratschläge wurden mit größter Sorgfalt von Verfasserinnen und Verlag erarbeitet und geprüft. Eine Garantie kann jedoch nicht übernommen werden. Ebenso ist eine Haftung der Verfasserinnen bzw. des Verlages und seiner Beauftragten für Personen-, Sach- oder Vermögensschäden ausgeschlossen.

Bildnachweis
Umschlag und Innenteil:
Corbis/Robert McIntosh

Bibliografische Information der Deutschen Nationalbibliothek
Die Deutsche Nationalbibliothek verzeichnet diese Publikation in der Deutschen Nationalbibliografie; detaillierte bibliografische Daten sind im Internet über http://dnb.d-nb.de abrufbar.

2007 Knaur Ratgeber Verlag, München
Alle Rechte vorbehalten

© 2009 TRIAS Verlag in MVS Medizinverlage Stuttgart GmbH & Co KG
Oswald-Hesse-Straße 50, 70469 Stuttgart

Das Werk einschließlich aller seiner Teile ist urheberrechtlich geschützt. Jede Verwertung außerhalb des Urhebergesetzes ist ohne Zustimmung des Verlages unzulässig und strafbar. Das gilt insbesondere für Vervielfältigungen, Übersetzungen, Mikroverfilmungen und die Einspeicherung und Verarbeitung in elektronischen Systemen. Es ist deshalb nicht gestattet, Abbildungen dieses Buches zu scannen, in PCs oder auf CDs zu speichern oder in Computern zu verändern oder einzeln oder zusammen mit anderen Bildvorlagen zu manipulieren, es sei denn mit schriftlicher Genehmigung des Verlages. Bei der Anwendung in Beratungsgesprächen, im Unterricht und in Kursen ist auf dieses Buch hinzuweisen.

Projektleitung: Franz Leipold
Redaktion: Annerose Sieck, Neumünster
Herstellung: Veronika Preisler
Umschlagkonzeption, Layoutkonzeption und Satz: griesbeckdesign, München
Reproduktion: Repro Ludwig, Zell am See
Druck und Bindung: Grafisches Centrum Cuno GmbH & Co. KG, Calbe
Printed in Germany

ISBN: 978-3-8304-3647-8

5   4

Liebe Leserin, lieber Leser,
hat Ihnen dieses Buch weitergeholfen? Für Anregungen, Kritik, aber auch für Lob sind wir offen. So können wir in Zukunft noch besser auf Ihre Wünsche eingehen. Schreiben Sie uns, denn Ihre Meinung zählt!

Ihr Trias Verlag

E-Mail Leserservice:
heike.schmid@medizinverlage.de

Adresse: Lektorat TRIAS Verlag, Postfach 30 05 04, 70445 Stuttgart, Fax: 0711-8931-748